穴位贴敷治百病

郭长青　郭　妍　谢占国　主编

中国科学技术出版社
·北　京·

图书在版编目（CIP）数据

穴位贴敷治百病 / 郭长青，郭妍，谢占国主编 . -- 北京：中国科学技术出版社，2025. 8. -- ISBN 978-7-5236-0927-9

Ⅰ. R244.9

中国国家版本馆 CIP 数据核字第 2024ZV3783 号

策划编辑 韩 翔 于 雷
责任编辑 韩 翔
文字编辑 靳 羽 卢兴苗
装帧设计 佳木水轩
责任印制 徐 飞

出　　版 中国科学技术出版社
发　　行 中国科学技术出版社有限公司
地　　址 北京市海淀区中关村南大街 16 号
邮　　编 100081
发行电话 010-62173865
传　　真 010-62179148
网　　址 http://www.cspbooks.com.cn

开　　本 889mm × 1194mm　1/24
字　　数 193 千字
印　　张 8.5
版　　次 2025 年 8 月第 1 版
印　　次 2025 年 8 月第 1 次印刷
印　　刷 北京博海升彩色印刷有限公司
书　　号 ISBN 978-7-5236-0927-9/R · 3318
定　　价 58.00 元

编著者名单

主　编　郭长青　郭　妍　谢占国
副主编　杜　玫　朱文婷　胡　波　周怀东
编　者（以姓氏笔画为序）
马芸瑄　马薇薇　邢龙飞　宋壮壮
胡庭尧　侯智文

内容提要

《理瀹骈文》载：“膏药能治病，无殊汤药，用之得法，其响立应。”穴位贴敷在我国应用历史悠久，具有操作简便、适应证广等特点，在保障和增强人体健康方面发挥了积极作用。近年来，冬病夏治穴位贴敷更是成为群众广为接受的中医药防治疾病重要手段之一。

本书是由北京中医药大学针灸推拿学院的专家学者集 20 余年临床和教学经验编写而成，共 5 章。总论部分介绍了穴位贴敷的基础知识，各论部分从内科、妇科、男科、儿科等方面详细介绍了临床常见疾病的穴位贴敷治疗。对于书中治疗所涉及的穴位均配以人体穴位图和穴位贴敷治疗图，方便读者按图索骥、即学即用。

本书内容翔实，图文并茂，实用性强，适合从事中医临床、教学、科研的人员，以及中医院校学生和广大穴位贴敷疗法爱好者阅读参考。

前　言

穴位贴敷疗法在我国有着悠久的历史，是中医临床常用的外治方法，是在中医基本理论指导下，根据治疗需要将各种药物制成相应的剂型，贴敷于患处或一定穴位，通过药力作用于肌表，传于经络、脏腑，进而达到治疗目的的一种方法。

穴位贴敷不仅可以治疗肌表疾病，还可以治疗经络脏腑疾病，达到内病外治的效果。穴位贴敷既发挥了药物的治疗作用，又通过刺激经络穴位，调整了经络气血，获得双重治疗作用，临床疗效显著。

穴位贴敷疗法操作简便易学，使用安全，疗效可靠，不良反应极小，易于被患者接受，尤其适合老幼体弱的患者。此法对攻补难施之时、不能服药之症、不肯服药之人，更具有内服疗法所不具备的诸多优点，因此广泛应用于临床各科疾病的治疗，并受到越来越多人的喜爱。

本书选取了穴位贴敷治疗的常见病种和经验效方，以直观形象的图解形式进行介绍，读者可根据书中的文字介绍及图片展示进行治疗。希望本书的出版能为穴位贴敷疗法的普及推广起到积极的促进作用，让穴位贴敷疗法为更多的人祛除病痛、带来健康。

编者

目 录

第1章 总 论

一、穴位贴敷的历史与发展

穴位贴敷疗法是中医临床常用的外治方法，是在中医基本理论的指导下，根据治疗需要将各种不同的药物制成相应的剂型，贴敷于患处或一定的穴位上，通过药力作用于肌表，传于经络、脏腑，从而达到治疗目的的一种方法。其中某些带有刺激性的药物贴敷穴位可以引起局部充血、发疱，甚至化脓，如灸疮，此时又称为“天灸”或“自灸”，现代也称发疱疗法；若将药物贴敷于脐中（神阙穴），通过脐部吸收或刺激脐部以治疗疾病，称为敷脐疗法或脐疗。

穴位贴敷疗法的应用在我国有着悠久的历史，可以追溯到原始社会时期。人们用树叶、草茎等涂敷伤口，逐渐发现有些植物外敷能减轻疼痛并止血，甚至可以加速伤口的愈合，这可看作是中药贴敷治病的起源。

在湖南长沙马王堆汉墓出土的我国现存最早的医方专著《五十二病方》中有“蚖……以蓟印其中颠”的记载，即用芥子泥贴敷于百会穴，使局部皮肤发红以治疗毒蛇咬伤。春秋战国时期，人们对穴位贴敷疗法的作用和疗效已有一定的认识并逐步运用这种方法于临床。《灵枢·经筋》所载“足阳明之筋……颊筋有寒，则急引颊移口，有热则筋弛纵，缓不胜收，故僻，治之以马膏，膏其急者，以白酒和桂，以涂其缓者……”被后世誉为膏药之始，开创了现代膏药之先河。东汉时期医圣张仲景在《伤寒杂病论》中记述了烙、熨、外敷、药浴等多种外治之法，并列举出各种贴敷方，有证有方，方法齐备，如治劳损的五养膏、玉泉膏，至今仍有效指导临床实践。

晋唐时期，随着针灸学的发展，医家把外敷法与经络腧穴的功效相结合，出现了穴位贴敷疗法。葛洪《肘后备急方》记载“治疟疾寒多热少，或但寒不热，临发时，以醋和附子末涂背上”，并收录了大量的外用膏药，如续断青、丹参青、雄黄膏、五毒神膏，还注明了具体的制用方法。孙思邈在《孙真人海上方》中写道：小儿夜哭最堪怜，彻夜无眠苦通煎，朱甲末儿脐上贴，清清悄悄自然安。提出了“无病之时”用青摩卤上及足，动以避“寒心”等未病先防的思想。宋明时期，中药外治法不断改进和创新，极大地丰富了穴位贴敷疗法的内容。《太平圣惠方》《圣济总录》《普济方》《本草纲目》中均收录了不少穴位贴敷方，并为人们所熟知和广泛采用。

清代，穴位贴敷疗法处于较为成熟的阶段，出现了不少中药外治的专著，以《急救广生集》《理瀹骈文》最为著名，其中记载着较为完整的理论体系，标志着贴敷疗法的成熟。《急救广生集》是程鹏程数十年精心汇聚而成，详细地记载了清代嘉庆前千余年的穴位外敷治病经验和方法，并强调在治疗过程中应注意“饮食忌宜”“戒色欲”等，是后世研究和应用外治的经典之作。吴安业结合自己的临床经验，对外治法进行了系统的整理，并进行理论探索，著成《理瀹骈文》一书。书中每种病的治疗均以膏药薄贴为主，选择性地配以点、敷、熨、洗、搐、搽等多种外治法，且把穴位贴敷疗法治疗疾病的范围扩大到内、外、妇、儿、皮肤、五官等科，提出了“以膏统治百病”的论断。吴安业又依据中医基本理论，对内病外治的作用机制、制方遣药、具体运用等方面进行了较详细的论述，提出外治部位“当分十二经”，药物当置于“经络穴选”与针灸之取穴同一理之论点。

新中国成立后，专家学者们对历代文献进行考证、研究和整理，大胆探索，不但用穴位贴敷治疗常见病，还应用本法治疗肺结核、肝硬化、冠心病、高血压、各种传染病及其他疑难病症。如用抗癌中药制成的化瘀膏，外用治疗癌症取得了可靠效果，不仅有止痛之效，还有缩小癌瘤之功。现在许多边缘学科及交叉学科的出现为穴位贴敷疗法注入了新的活力，一方面运用现代生物、理化等方面的知识和技术，研制出新的具有治疗作用的仪器，与穴位贴敷外治协同运用，另一方面研制出不少以促进药物吸收为主，且使用方便的器具。尤为可喜的是，开始注意吸收现代药学的成果，用来改革剂型和贴敷方式，包括加入化学发热物质后配制成的熨贴剂，如代温灸膏；用橡胶和配合剂作为基质，加入中药提炼的挥发油或浸膏制成的硬膏剂，如麝香虎骨膏、关节止痛膏；使药物溶解或分解成膜材料中制成的药膜状固体帛制剂或涂膜剂，如斑蝥发疱膜；还有通过在贴敷方中加入透皮吸收促进剂来促进治疗性药物高效均匀持久地透过皮肤的贴敷剂，如复方洋金花止咳平喘膏。

穴位贴敷疗法不但国内影响深远，国外也逐渐兴起，被越来越多的人所接受。如德国慕尼黑大学医学部发明的避孕膏，贴敷在腋下可收到良好的避孕效果；日本大正制药株式会社研制的具有温经活血止痛作用的辣椒膏，也深受欢迎。

穴位贴敷疗法操作简便易学，使用安全，不良反应极小，易于被患者所接受，尤其适用于老幼体弱的患者，对攻补难施之时、不能服药之症、不肯服药之人，更具有内服疗法所不具备的诸多优点。因此，本疗法被广泛应用于临床各科疾病的治疗中，并受到越来越多人的喜爱。

二、穴位贴敷的理论依据及作用原理

（一）理论依据

穴位贴敷治疗方法既有穴位刺激作用，又通过特定的药物吸收以发挥明显的药理作用。本疗法可发挥药物、腧穴的双重治疗作用，使疗效倍增。

1. 经络学说

穴位贴敷使外用敷药通过皮毛、经穴、经脉而起作用，达到以肤固表，以表托毒，以经通脏，以穴祛邪，扶正强身的目的。《灵枢·海论》中有“夫十二经脉者，内属于脏腑，外络于肢节”，《灵枢·九针十二原》中有“节之交，三百六十五会……所言节者，神气之所游行出入也，非皮肉筋骨也”，均指出经络内属脏腑，外络肢节，沟通表里，是一切疾病的反应部位。《灵枢·本脏》中有“经脉者，所以行气血而营阴阳，濡筋骨，利关节者也”，指出经络的根本功能是运行气血，协调阴阳，营养和控制全身筋骨关节活动。腧穴不仅是经气游行出入体表之所在，还具有反映病痛和通过针灸刺激以达到补虚泻实、防病治病的作用。穴位贴敷疗法借助穴位本身的治疗作用和经络沟通表里的属性，不但能治疗局部病变，还可通过经络腧穴与脏腑的联系治疗全身疾病。

2. 药物特性

各种药材除具备寒热温凉、升降沉浮的特性，还各自具有解表、清热、理气、理血、祛风、安神、调补气血等作用。《理瀹骈文·略言》中有“外治之理，即内治之理，外治之药，亦即内治之药，所异者法耳”，说明内服有效的药物也可以作为外敷之用。药物不同的气味均可通过经络系统直达病所发挥作用，药物的使用总纲无异于内服疗法，寒者热之，热者寒之。虚则补之，实则泻之，即吴氏所说“郁者以宣，乖者以协，泛者以归，停者以逐，满者以泄，劳者以破，滑者以留，阻者以行，逆上者为之降，陷下者为之提，格于中者为之通，越于外者为之敛”。

3. 功效

穴位贴敷的功效可概括为四个字，即“拔、

截、通、调”。凡病所聚集之处，“拔”之则病邪能出，免除深入内陷之患；“截”之则邪气内消，解除妄行传遍之虞；“通”之则行滞解郁，化积消瘀，调和营卫；“调”之则阴平阳秘，无脏腑偏盛偏虚之虑。具体而言，可包括活血祛瘀，通络止痛；清热解毒，消肿止痛；祛痰解痉，软坚散结；疏通经络，祛风除邪；调和阴阳，健脾开胃；调整气血，强健脏腑等。

（二）作用原理

以现代医学解释，药物透过皮肤吸收的过程有三个步骤。一是释放，指药物从基质中释放出来，并扩散到皮肤或黏膜上。贴敷药物中所含的表面活性剂可促进被动扩散的吸收，增加表皮类脂膜对药物的透过率。二是穿透，指药物透过表皮进入内皮。在此过程中药物于体表局部形成一种汗水难以蒸发扩散的密闭状态，使角质层含水量提高。角质层经水合作用后可膨胀，呈多孔状态，易于药物穿透。三是吸收，指药物透入皮肤与黏膜后通过血管进入体循环而产生全身作用。

1. 抗菌消炎

药理分析证实，部分中药有抗菌、抗病毒的化学成分，因而对局部有良好的抗感染作用，同时部分药物还有抑制或杀灭真菌的作用。对外敷药化腐生肌作用的研究表明，其可促进细胞的增生分化和肉芽组织的增长速度，在一定程度上加速伤口愈合。穴位贴敷能促进巨噬细胞的游出，而巨噬细胞具有吞噬细菌、异物和坏死组织碎片，提高局部抗感染能力的作用，还有调节胶原代谢的作用，对伤口愈合有重要意义。因此，穴位贴敷可改善创面血液循环，增加局部血氧供给，加速创面新陈代谢，促进创面愈合。

2. 提高免疫

穴位贴敷可刺激皮肤的神经末梢感受器，通过神经系统形成新的反射，从而破坏原有的病理反射联系；药物的刺激在大脑皮层形成一个新的兴奋灶，遗留下痕迹反射，长期的抑制作用改变了下丘脑－垂体－肾上腺皮质轴的功能状态，改善机体免疫状态，增强机体抗病能力。如慢性支气管炎患者在夏季穴位贴敷，结果显示红细胞C3b受体花环率、淋巴细胞绝对值及植物血凝素皮内试验，均有不同程度提高，提示穴位贴敷能调节免疫功能，增强机体非特异性免疫力，降低过敏性。

3. 提高药效

现代医学研究认为穴位给药的生物利用度明显高于一般给药，因腧穴对药物具有敏感性和放大效应。通过药物对皮肤的刺激引起皮肤和患部的血管扩张，促进局部和周身的血液循环，增强新陈代谢，改善局部组织营养，提高细胞免疫和体液免疫功能。此外，经皮肤吸收的药物极少通过肝脏，也不经过消化道，一方面可避免肝脏及各种消化酶、消化液对药物成分的分解破坏，从而使药物保持更多的有效成分，更好地发挥治疗作用；另一方面也避免了因药物对胃肠刺激而产生一些不良反应。此法可以弥补药物内治的不足，针对衰老稚弱者、病药格拒、药入即吐者尤宜。

近年来，透皮吸收促进剂还被引进中药外治领域，使药物呈分子或亚分子状态均匀分布于基质中，以利于迅速、均匀的透皮吸收进入血液循环，既促进了外用药物的吸收，又保持了血药浓度的稳定。

三、选穴原则

穴位贴敷疗法的使用根据八纲辨证的结论选用相应的药物配伍，在经络学说的指导下选取适当的穴位进行贴敷治疗。贴敷药物与内服方药在选药上有一定区别，但许多外敷药物在临床上可内外通用，如镇痛、活血、舒筋、清热药物。外用于贴敷时药物不良反应减小，即使由峻猛药物配伍的外用敷药，直接造成的不良反应也极小。穴位贴敷的选穴原则与针灸用穴基本一致，但又有其特殊性，如多直接选用痛点，即针灸常用的“阿是穴”，利于药物直接作用于患处；多选用窍穴，如神阙，因其与内脏有密切联系。贴敷时多以主穴为中心点，兼贴周围其他穴位。

1. 局部取穴

局部取穴指选取疾病发生部位局部或邻近部位的腧穴进行贴敷治疗。本法根据每一腧穴治疗所在部位局部和邻近部位的病症这一普遍规律取穴，多用于治疗体表部位明显和较局限的症状，如胃痛取中脘、梁门。

2. 远端取穴

远端取穴指选取距疾病发生部位较远的腧穴进行贴敷治疗。本法根据每一腧穴治疗其所属经络及其相连脏腑的病症这一普遍规律取穴，应用时可扩展到其表里经的有关腧穴，如胃痛取足三里。对于脏腑疾病，郄穴往往是远端取穴时较好的选择。

3. 随症取穴

随症取穴指针对某些全身症状或针对病因病机而取穴的方法。本法根据中医基础理论和腧穴主治功能取穴，如哮喘取肺俞、定喘。对于脏腑疾病，往往选择脏腑之气输注于背部的俞穴和输注于胸腹部的募穴。

4. 按神经分布取穴

按神经分布取穴指根据人体生理解剖基础，按照脊神经及其所形成的神经丛、神经干的分布而取穴的方法。如内脏发生疾病时，可选用相应节段的夹脊穴。

四、常用剂型及使用方法

1. 鲜药泥剂

采集的新鲜生药用清水洗净，切碎、捣烂成泥状。应用时将新鲜药泥敷于患处或相应穴位，外盖油纸、纱布，胶布固定。本法制作简便，药量易于控制，但由于采用新鲜生药，故一般需要现用现制。

2. 鲜药汁剂

采集的新鲜生药用清水洗净，切碎、捣烂成泥状后，倒在纱布上，用纱布将药泥包裹后进行挤压，使药汁从药泥中排出，盛于器具内。应用时将脱脂棉或纱布在鲜药汁中浸泡，待脱脂棉或纱布吸取足量药汁后，敷于患处或相应穴位，外盖油纸、塑料薄膜，胶布固定。本法制作简单，应用方便，但由于采用新鲜生药，故一般需要现用现制。

3. 药液剂

将药物放于砂锅内加水浸泡，按中药煎制方法煎煮，去渣取液。应用时将脱脂棉或纱布在药液中浸泡，待脱脂棉或纱布吸取足量药液后，敷于患处或相应穴位，外盖油纸、塑料薄膜，胶布固定。本法制作简单，应用方便，适用范围较广。

4. 药糊剂

将药物研成细粉末状，在药末中加入适当的调和剂，水、油、酒、醋、蜜、茶等，搅拌成糊状；多汁的鲜生药材可榨汁后与面粉搅拌成糊状。应用时将药糊敷于患处或相应穴位，外盖油纸、纱布或塑料薄膜，胶布固定。本法制作简单，剂型具有吸水、保护创面等作用，对热证肿毒、跌打损伤等疗效显著。

合理选择调和剂有利于发挥药物的药效，如醋调贴敷药能起到解毒、化瘀、敛疮的作用，并可缓和药性过猛的情况；酒调贴敷药能起到行气活络、消肿止痛的作用。

5. 药膏剂

将药粉直接和油脂类（动物油、松脂、黄白腊、饴糖、凡士林等），调和成硬糊状的制剂。应用时将药膏摊于棉垫或桑皮纸上，贴敷于患处或相应穴位，胶布固定。本法制作的药剂柔软润滑，延展性好，易于涂抹，具有较强的穿透性，多用于干燥肥厚性皮肤病及少许湿润的创面。

6. 膏药

将药粉与香油、蜂蜡等基质混合，经炼制后涂展于一定规格的布、皮、桑皮纸上而制成的硬膏制剂。应用时需将膏药烤软，揉搓使药物分布薄厚均匀后，贴于患处或相应穴位。本剂型应用方便，便于收藏携带，适用范围较广。

五、使用注意事项

（一）适应证

穴位贴敷疗法适应证较广，凡内服法可以治疗的疾病皆可用贴敷法来治疗，包括内、外、妇、儿、皮肤、五官等各科疾病。穴位贴敷疗法既可以单独使用，又可与内服法或其他疗法结合使用，临床以提高疗效为宗旨，使用时在方法上不必拘泥。

（二）注意事项

1. 所贴部位要严格消毒，皮肤破溃或红肿处使用贴敷法时应慎重。

2. 注意药膏的软硬度，防止膏药干燥而造成皮肤裂伤。

3. 注意贴敷物的温度，避免因膏药过凉而粘贴不牢或因膏药过热而烫伤皮肤。

4. 穴位贴敷后应外加固定，防止药物脱落或移位，贴敷过程中未加覆盖物时要保持适当的体位，不要轻易移位。若在头面部贴敷则需加绷带固定，防止药物掉入眼内，发生意外。

5. 头面、关节、神经、血管等浅表部位不宜使用刺激性太强的药物，以免发疱遗留瘢痕，影响容貌或功能活动。

6. 每次贴敷穴位不宜过多，用药量不宜过大，贴敷面积不宜过大，时间不宜过长，以免引起其他不良反应。

7. 进行贴敷时应注意保暖，避免受凉，特别在寒冷季节进行贴敷时宜覆盖衣被保温。

8. 药物过敏体质者，不宜使用药物贴敷。

9. 孕妇使用药物贴敷时，禁用麝香类影响胎儿发育的药物。

10. 小儿皮肤娇嫩，不宜使用刺激性过强的药物。

（三）常见异常情况的处理

由于穴位贴敷的药物剂型较多，其功效全面，药性较宽泛，使用灵活，因此穴位贴敷疗法没有绝对的禁忌证。本疗法既可用于肌体表面，又可作用于内部；既可用于有伤口的病变，又可用于没有伤口的病症。唯一须强调的是，使用中应注意通过辨证选取药物，不可使药性与病症相悖。另外，对于使用贴敷药物产生过敏反应者应及时调整用药，以防过敏加重；危、急、重病症者应慎用。穴位贴敷可能出现的异常情况，按以下方法对症处理。

1. 中毒

某些外敷药物含有毒成分，不宜内服。此类药物配制后须妥善保管，防止儿童误食中毒。对于剧毒药物斑蝥、砒石等，外用也不宜过量或持续使用，创面大者更不宜使用，以防止中毒。

2. 水疱

在贴敷药物处出现水疱十分常见，主要因药物刺激或胶布过敏所致。水疱的大小与性别、年龄有一定关系。儿童及青壮年女性常水疱较大，青壮年男性及老年人常水疱较小。

临床常专门采用某些具有刺激性的药物斑蝥、毛茛、墨旱莲、大蒜等贴敷穴位，使贴敷局部皮肤充血、发热及表皮下渗液形成水疱，以此达到防病治病的目的。本法又称天灸疗法或发疱疗法。现代医学研究证明，药物对皮肤刺激，使局部发红发疱，起到一种微面积的化学性、烧伤性刺激作用。这种刺激首先作用于皮肤的神经感受器，通过复杂的神经反射机制，激发机体的调节机制（神经、体液等调节机制），提高机体免疫功能，从而防治疾病。发疱相当于二度烧伤，面积过大会出现类似烧伤的反应，因此发疱面积不能过大。如需防止局部起疱或发疱过大，可先在穴位处涂搽油类少许，如石蜡油或植物油，亦可适当缩短贴敷时间。

若皮肤发疱，可将贴敷物取下，在小水疱表面涂以结晶任其自行吸收。水疱较大者可用消毒三棱针从水疱下端挑破，排出液体，或用一次性注射器抽出疱液，涂以结晶紫，外用消毒敷料覆盖。操作过程中应尽量保持水疱处皮肤完好。

3. 疼痛

穴位贴敷后，患者可能会感觉到疼痛或痒麻等。疼痛的程度与患者的年龄、性别及皮肤的个体差异有一定关系。婴幼儿、青壮年女性多反映疼痛较剧，老年患者则多能忍受。烧灼性剧痛，敷药后几分钟即可产生，除去药物后仍可能持续一段时间。一般而言，穴位贴敷后在敷药处出现热、凉、麻、痒或轻中度疼痛属于正常现象，无须处理，待达到所要求的贴敷时间后除去药物即可。如贴敷处有烧灼或针刺样剧痛，患者无法忍受，可提前揭去药物。

4. 过敏

过敏也是穴位贴敷过程中常见现象之一，主要因药物或胶布刺激皮肤所致。轻者表现为局部皮肤瘙痒、发红、丘疹或水疱，重者可出现局部溃烂。轻度过敏者，可适当缩短每次贴敷治疗时间或延长两次治疗的间歇时间。夏季天热汗出多，尤其应注意。对胶布过敏者，可改用纱布、绷带固定。严重过敏者较少见，若出现可能与患者的过敏体质有关。因此，对初次贴敷患者，医生应仔细询问是否有过敏病史或家族过敏史，家庭使用贴敷疗法时也应留意。

5. 感染

感染的出现率较低，可能与许多贴敷药物本身有显著抗感染作用有关。临床为防止感染发生，所选用的药物须除去杂质，所取穴位要严格消毒。夏季贴敷时间应相对缩短。贴敷后局部有丘疹、水疱者，须保护好贴敷面，防止继发感染。一旦有感染发生，须对症处理。

第2章　内科疾病

一、感冒

【概述】

感冒又称伤风，是由病毒或细菌引起的急性上呼吸道炎症。一年四季均可发病，以春冬季及气候骤变时多发。主要临床表现为恶寒（恶风）。发热(体温一般不超过39℃)、鼻塞、流涕、喷嚏、声重、头痛、咽痛、咳嗽、全身酸痛、乏力、食欲减退等。如在一个时期内广泛流行，症状多类似，称为时行感冒。本病在中医学属“伤风”“感冒”范畴。

【临床表现】

初期一般多见鼻塞、流涕、喷嚏、声重、恶风，继则发热、咳嗽、咽痒或痛、头痛、全身酸楚不适等。病程多为5～7日，一般普通感冒全身症状不重，少有传变；时行感冒多呈流行性，常突然恶寒、高热、肢体酸痛，全身症状明显，且可入里化热，变生他病。

【辨证分型】

1. 风寒感冒

恶寒发热，无汗，流清涕，鼻塞，咳嗽，痰量不多质清稀，可伴咽部不适感，头痛，关节酸痛等。舌苔薄白，脉浮紧。

2. 风热感冒

身热恶风，头痛，咳嗽，痰色黄，可伴咽部肿痛。口渴喜饮，舌苔薄白或微黄，脉浮数。

3. 阴虚感冒

发热恶风，干咳少痰，口干咽燥，五心烦热。舌质红，舌苔薄白，脉细数。

4. 阳虚感冒

恶寒重、发热轻，自汗，面色淡白。舌质淡胖，舌苔薄白，脉沉细。

5. 气虚感冒

恶寒发热，热势不甚，咳嗽，头痛，鼻塞，气短乏力。舌质淡，舌苔薄白，脉浮无力。

6. 血虚感冒

身热恶风，头痛，无汗或少汗，心悸头晕，可伴耳鸣等，面色无华，口唇苍白。舌质淡，脉细无力。

【穴位贴敷治疗】

［处方 1］

方药：胡椒 15g，丁香 9g，葱白适量。

取穴：大椎、劳宫（图 2-1）。

大椎，在脊柱区，第 7 颈椎棘突下凹陷中，后正中线上。

劳宫，在掌区，横平第 3 掌指关节近端，第 2、3 掌骨之间偏于第 3 掌骨。

用法：将上述药物研成细末，加入葱白，捣烂混匀成糊状，取适量涂于穴位上，胶布固定 1 小时。早晚各 1 次，2～3 日为 1 个疗程（图 2-2）。

主治：风寒感冒。

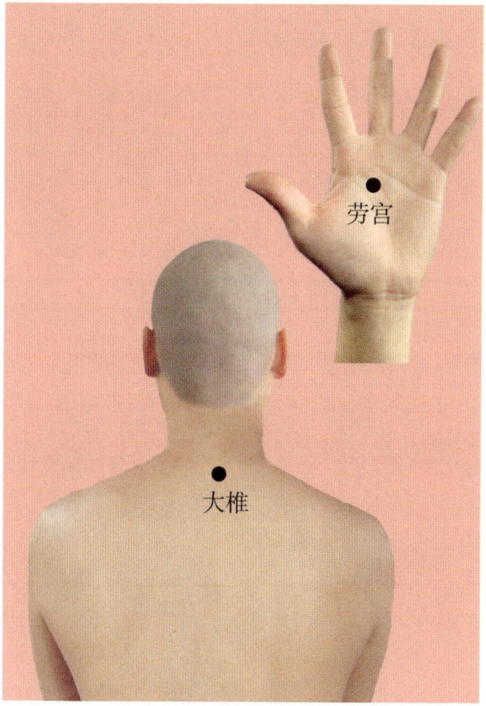

▲ 图 2-1　大椎、劳宫

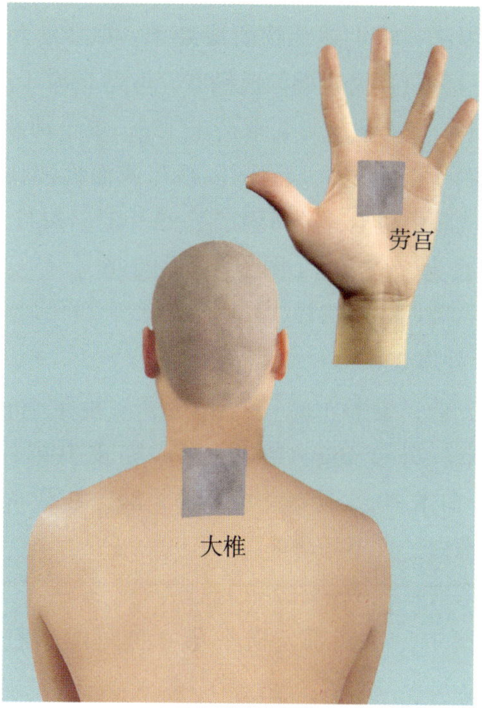

▲ 图 2-2　大椎、劳宫贴敷

［处方 2］

方药：连翘 15g，薄荷 9g，淡豆豉 30g。

取穴：风池、大椎、神阙（图 2-3 和图 2-4）。

风池，在颈后区，枕骨之下，胸锁乳突肌上端与斜方肌上端之间的凹陷中。

大椎，在脊柱区，第 7 颈椎棘突下凹陷中，后正中线上。

神阙，在脐区，脐中央。

用法：将上述药物研成细末，取 20g 药末加入适量葱白，捣烂混匀成糊状，取适量涂于风池、大椎上，胶布固定。再取药末 15g，填于神阙，将清水滴于药末之上，周围以纱布或面糊围住以防止水从脐中溢出，胶布固定 1～2 小时。每日 1 次，2～3 日为 1 个疗程（图 2-5 和图 2-6）。

主治：风热感冒。

［处方 3］

方药：党参 10g，黄芪 10g，生地黄 10g，当归 10g，川芎 10g，柴胡 10g，陈皮 10g，羌活 10g，白术 10g，防风 10g，细辛 8g，甘草 8g，生姜、葱白、大枣各适量。

取穴：膻中（图 2-7）。

膻中，在胸部，横平第 4 肋间隙，前正中线上。

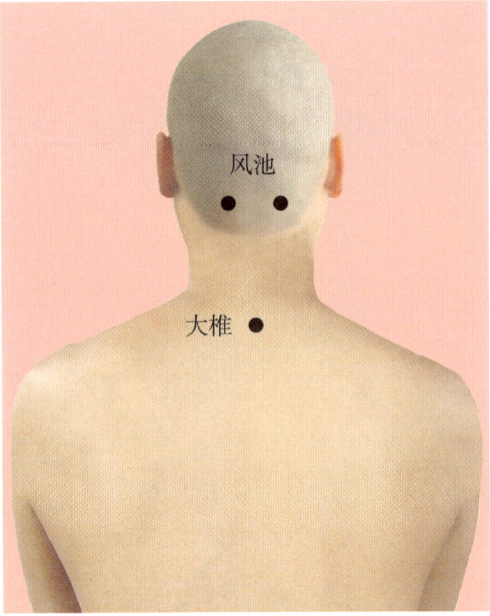

▲ 图 2-3　风池、大椎

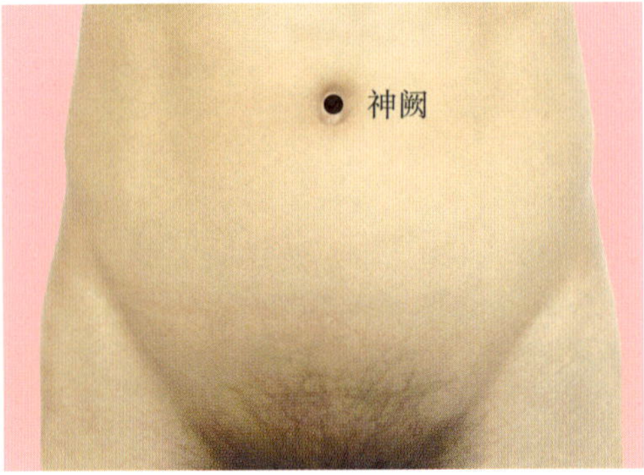

▲ 图 2-4　神阙

用法：将上述药物研成细末，按膏药的制作方法用麻油熬，黄丹收膏。每次取膏药适量涂于穴位上，胶布固定。每日或隔日换药1次，3～5次为1个疗程（图2-8）。

主治：气虚感冒及血虚感冒。

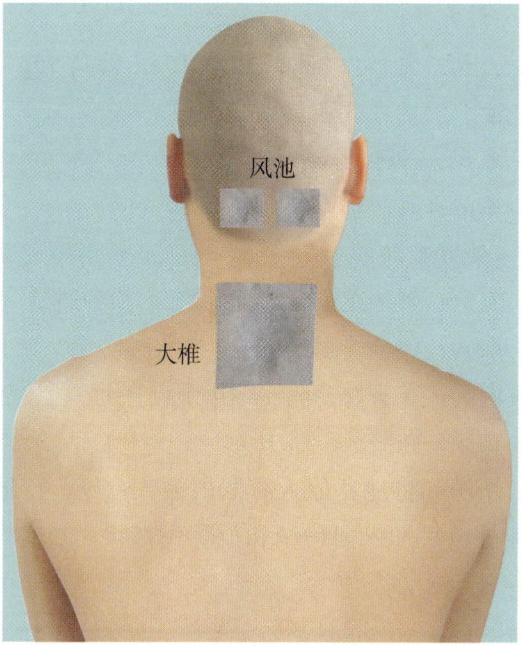

▲ 图2-5　风池、大椎贴敷

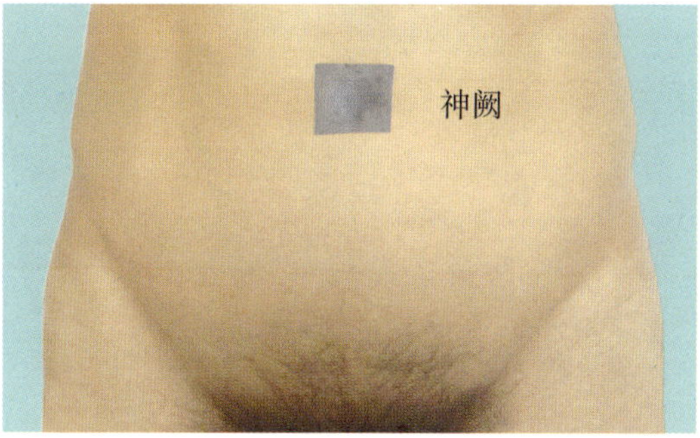

▲ 图2-6　神阙贴敷

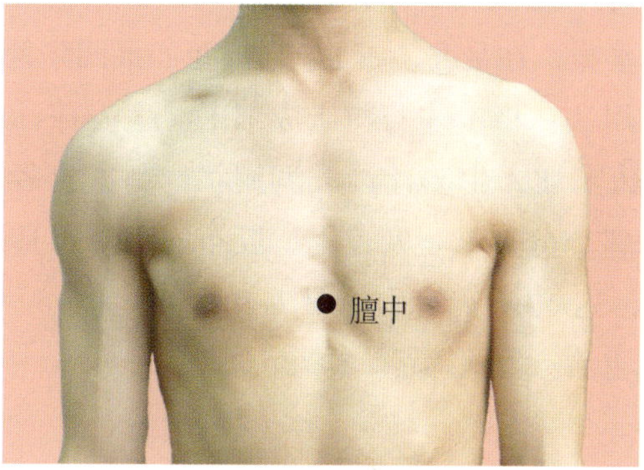

▲ 图2-7　膻中

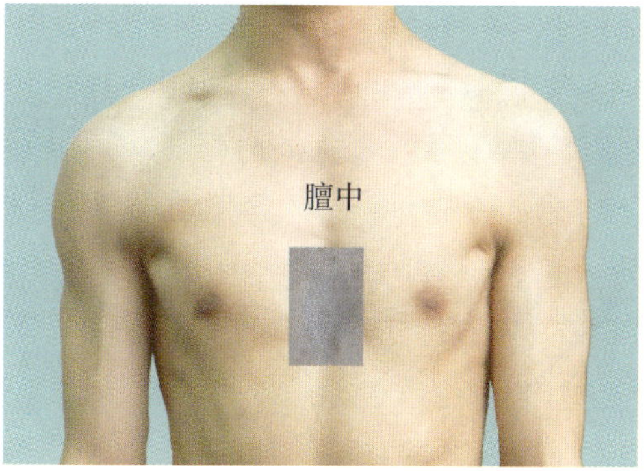

▲ 图2-8　膻中贴敷

［处方 4］

方药：羌活 10g，佩兰叶 10g，苍术 6g，香薷 6g，明矾 6g，生姜适量。

取穴：劳宫、涌泉（图 2–9）。

劳宫，在掌区，横平第 3 掌指关节近端，第 2、3 掌骨之间偏于第 3 掌骨。

涌泉，在足底，屈足卷趾时足心最凹陷处。

用法：将上述药物研成细末，生姜榨汁，取 20g 药末加入生姜汁调成稠糊状，制成直径 3cm 的药饼，分别贴于穴位上，胶布固定，每日换药 1 次，3 次为 1 个疗程（图 2–10）。

主治：暑湿感冒。

［处方 5］

方药：紫苏叶 15g，贯众 15g，薄荷 15g，葱白 15g。

取穴：神阙。

主治：时行感冒。

［处方 6］

方药：鲜地龙 10 条，白糖、面粉各适量。

取穴：囟会（图 2–11）、神阙。

囟会，在头部，前发际正中点直上 2 寸。

神阙，在脐区，脐中央。

用法：将地龙放入容器内撒入白糖，待地龙体液外渗后加入面粉调和成黏稠糊状，制成直径

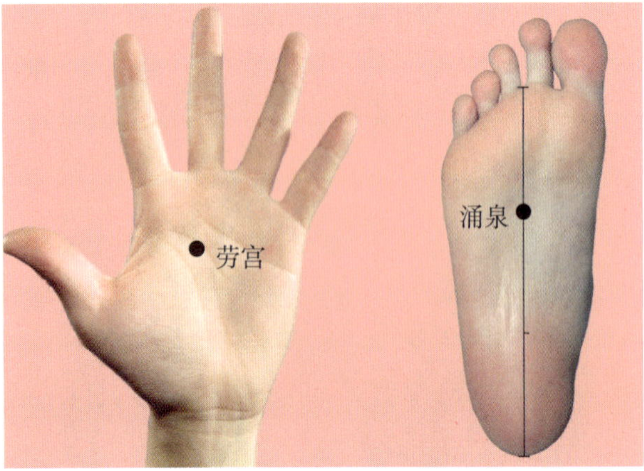

▲ 图 2–9　劳宫、涌泉

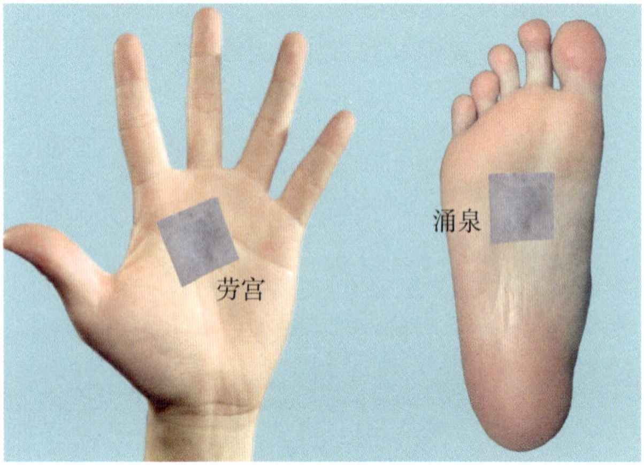

▲ 图 2–10　劳宫、涌泉贴敷

3cm 的药饼，分别于穴位上贴敷 4～6 小时，早晚各 1 次，2～3 日为 1 个疗程（图 2–12）。

主治：小儿风热感冒。

［处方 7］

方药：柴胡 10g，当归 6g，川芎 6g，白芍 9g，桂枝 5g。

取穴：神阙。

用法：将上述药物研成细末，取药粉置于脐中，外用胶布固定，每日换药 1 次，3 次为 1 个疗程。

主治：女性月经期感冒。若患者下腹胀痛，经血色黑伴有血块，可加桃仁 9g，葱泥适量。

【附记】

感冒应与某些温病早期阶段相鉴别，一般而言感冒多不发热或发热不高，温病必有发热甚至高热。感冒经治疗后多能汗出、身凉、脉静，温病汗出后热虽降但脉不静，身热旋即复起，且见传变入里的证候。患者在出现发热或高热时应注意休息，多饮水，饮食忌油腻、辛辣之物。居室要保持清洁，勤通风，使空气流通。

民间有方将山栀子 10g 研末与鸡蛋清混合成黏稠糊状，制成五分硬币大小的药饼，外敷于涌泉、内关治疗时行感冒，也可用生绿豆 50g 代替山栀子。

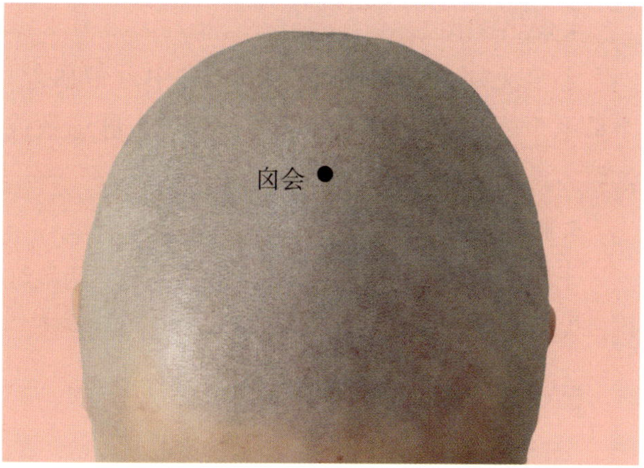

▲ 图 2–11 囟会

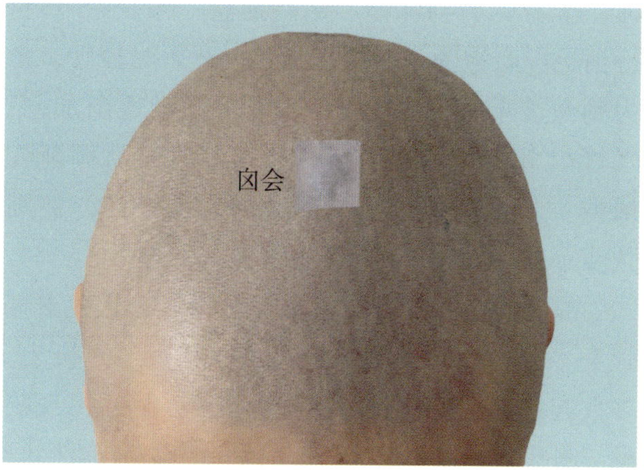

▲ 图 2–12 囟会贴敷

二、支气管炎

【概述】

本病属中医学“咳嗽”范畴。急性支气管炎为外邪侵袭肺，肺失宣肃，气道不利，肺气上逆所致。慢性支气管炎则多因肺脏虚弱或他脏有病累及肺脏，使肺之宣肃功能失常而发病。本病致病原因虽多，但不外乎外感与内伤。外感为六淫外邪侵袭肺系，内伤主要是脏腑功能失调。

【临床表现】

急性支气管炎初期一般全身症状较轻，多出现上呼吸道感染症状。如鼻塞、流涕、喷嚏、咽痛，甚则声音嘶哑。常伴有轻度发热、畏寒、头痛、全身无力与酸痛。这些症状一般3～5日自行消退。咳嗽为本病突出症状，开始时较轻，多为刺激性干咳，痰少。1～2日后咳嗽逐渐加剧，气管内分泌物增多，咳痰较多，痰由黏稠渐变稀薄。若细菌感染，则痰呈黄色黏液性，甚则脓性。

部分慢性支气管炎患者在起病前有急性支气管炎、流行性感冒或肺炎等急性呼吸道感染史。多数起病隐匿，初起多在寒冷季节发病，出现咳嗽、咯痰，尤以晨起为著。痰呈白色黏液泡沫状，黏稠不易咳出，在感染或受寒后症状逐渐加重，痰量增多，黏稠度增大，呈黄色或夹有血丝，一般不致大量咯血。随着病情发展，终年均有咳嗽、咯痰，以秋季为剧。

【辨证分型】

1. 风寒咳嗽

咳嗽，痰稀白，可伴恶寒发热，鼻塞，流清涕，头痛，关节酸痛等。舌苔薄白，脉浮。

2. 风热咳嗽

咳嗽，痰色黄，可伴恶寒发热，汗出，头痛，咽干，口渴喜饮。舌苔薄黄，脉浮数。

3. 痰湿咳嗽

咳嗽，痰多而稀白，可伴胸脘满闷，纳呆便溏，神疲乏力。舌苔白腻，脉濡滑。

4. 燥热咳嗽

干咳无痰或痰黏稠而难出，痰中可带血丝，伴鼻咽干燥。舌尖红，舌苔薄黄少津，脉细数或弦数。

5. 肺虚咳嗽

干咳少痰，痰中带血，可伴口燥咽干，两颧红热，失眠盗汗，神疲乏力。舌质红，少苔，脉细数。

【穴位贴敷治疗】

［处方1］

方药：白芥子20g。

取穴：膻中、大椎、肺俞、涌泉（图 2–13）。

膻中，在胸部，横平第 4 肋间隙，前正中线上。

大椎，在脊柱区，第 7 颈椎棘突下凹陷中，后正中线上。

肺俞，在脊柱区，第 3 胸椎棘突下，后正中线旁开 1.5 寸。

涌泉，在足底，屈足卷趾时足心最凹陷处。

用法：白芥子炒黄，研为细末。将药末用温水调成糊状，取适量涂于穴位上，胶布固定，局部有烧灼感或刺痛时揭去。每日 1 次，7 次为 1 个疗程（图 2–14）。

主治：风寒咳嗽。

［处方 2］

方药：鱼腥草 15g，青黛 10g，海蛤壳 10g，冰片 0.3g，葱白适量。

取穴：神阙。

用法：鱼腥草、青黛、蛤壳研为细末，冰片、葱白与上述药末共同捣烂成糊状，填于脐中，胶布固定。每日 1 次，5 次为 1 个疗程。

主治：风热咳嗽。

［处方 3］

方药：白芥子 150g，甘遂 50g，细辛 35g，黄丹 400g，以上熬膏；白芥子 350g，甘遂 75g，冰片 75g，以上研末。

取穴：肺俞（图 2–15）。

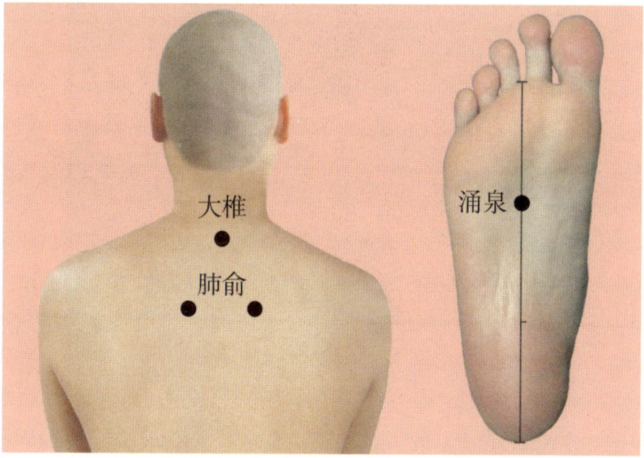

▲ 图 2–13 大椎、肺俞、涌泉

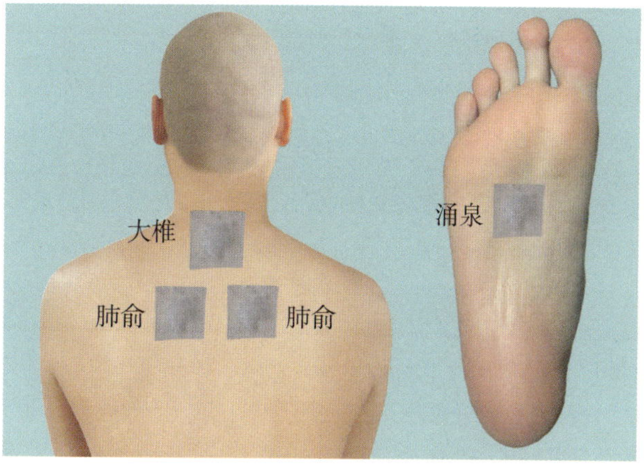

▲ 图 2–14 大椎、肺俞、涌泉贴敷

用法：白芥子、甘遂、细辛按膏药的制作方法用麻油熬，黄丹收。白芥子、甘遂、冰片研末，将 0.5g 药末置于穴位上，再将膏药烘烤至适宜温度，覆盖于药末之上，胶布固定。每 3 日换药 1 次，9 日为 1 个疗程（图 2–16）。

主治：痰湿咳嗽。

［处方 4］

方药：瓜蒌 1 个，青黛 15g，贝母 50g，蜂蜜适量。

取穴：肺俞、大杼、后溪（图 2–17 和图 2–18）。

肺俞，在脊柱区，第 3 胸椎棘突下，后正中线旁开 1.5 寸。

大杼，在脊柱区，第 1 胸椎棘突下，后正中线旁开 1.5 寸。

后溪，在手掌尺侧，微握拳，当小指本节（第 5 掌指关节）后的远侧掌横纹头赤白肉际处。

用法：将瓜蒌、青黛、贝母研为细末，与蜂蜜调和成膏状，取适量涂于穴位处，外用纱布覆盖。每日 1 次，3～5 日为 1 个疗程（图 2–19 和图 2–20）。

主治：燥热咳嗽。

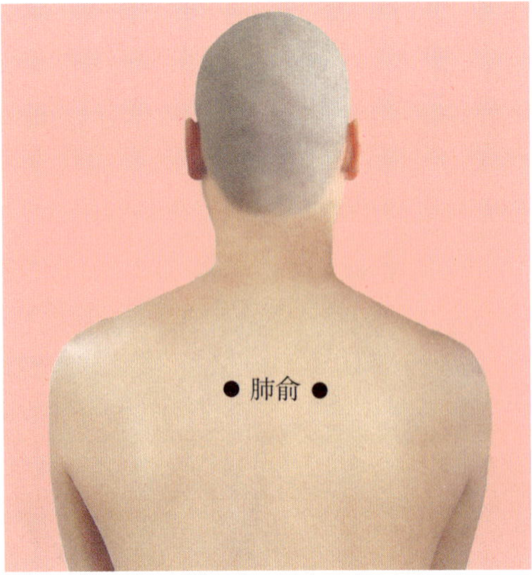

▲ 图 2–15　肺俞

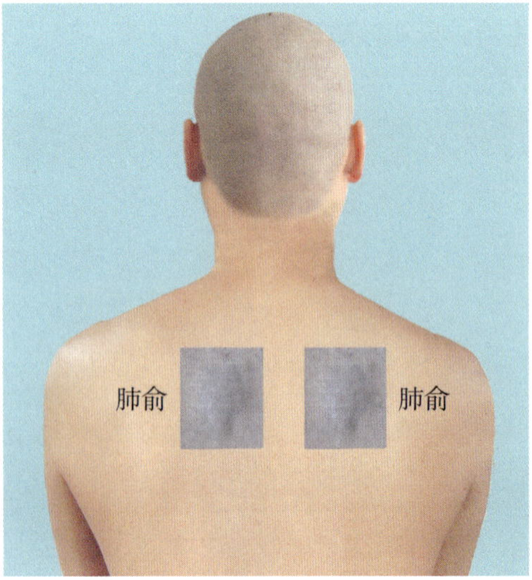

▲ 图 2–16　肺俞贴敷

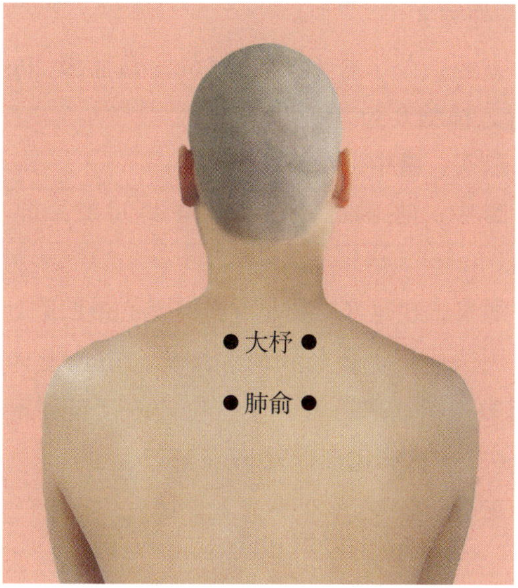

▲ 图 2–17　肺俞、大杼

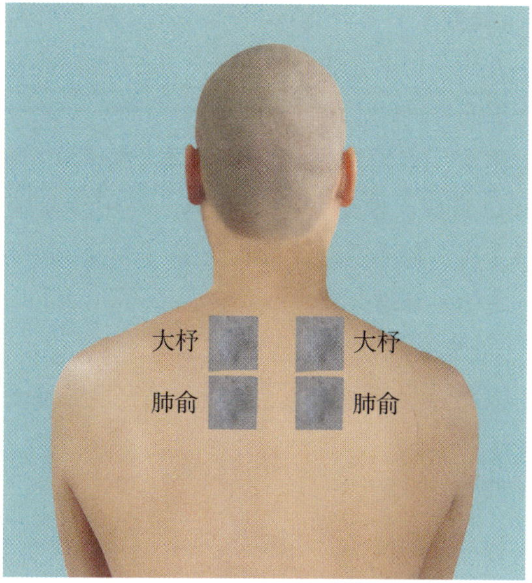

▲ 图 2–19　肺俞、大杼贴敷

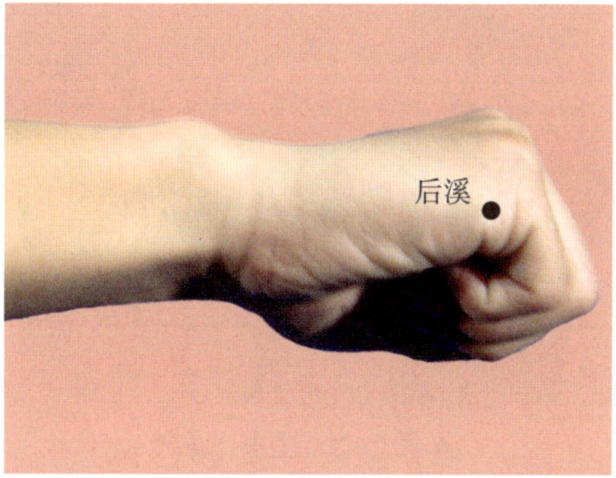

▲ 图 2–18　后溪

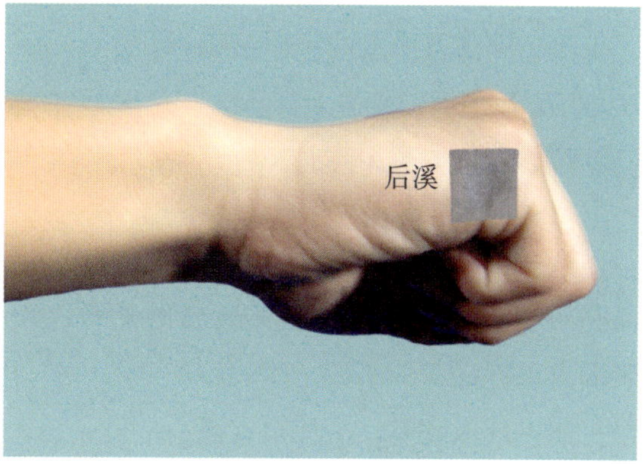

▲ 图 2–20　后溪贴敷

［处方 5］

方药：罂粟壳 30g，五味子 30g，蜂蜜适量。

取穴：神阙。

用法：将罂粟壳、五味子研为细末，与蜂蜜调和成膏状，取适量涂于脐部，外用纱布覆盖。每日 1 次，10 次为 1 个疗程。

主治：肺虚久咳。

［处方 6］

方药：吴茱萸 15g，肉桂 30g，丁香 15g，冰片 1g。

取穴：神阙。

用法：将上述药物研为细末，装入容器内密封备用。白露节气（适用于北方），或寒露节气（适用于南方），取药末填于脐中，外用胶布固定。每 3 日换药 1 次，10 次为 1 个疗程。

主治：肺虚寒所致的痰湿咳嗽。

［处方 7］

方药：大蒜适量。

取穴：涌泉。

用法：大蒜去皮后捣成泥状，取蒜泥适量敷于穴位处，以伤湿止痛膏固定。每晚贴敷，次日清晨揭去，连贴 3～5 日。

主治：成人咳嗽，小儿百日咳。

［处方 8］

方药：公丁香 6g，老姜 6g，菖蒲根 20g，松香 3g，樟脑 0.3g。

取穴：膻中、涌泉（图 2-21）。

膻中，在胸部，横平第 4 肋间隙，前正中线上。

涌泉，在足底，屈足卷趾时足心最凹陷处。

用法：将上述药物研为细末，用凡士林或麻油调为糊状，取适量涂于穴位处，胶布固定，每日 1 次，7 次为 1 个疗程（图 2-22）。

主治：咳嗽。

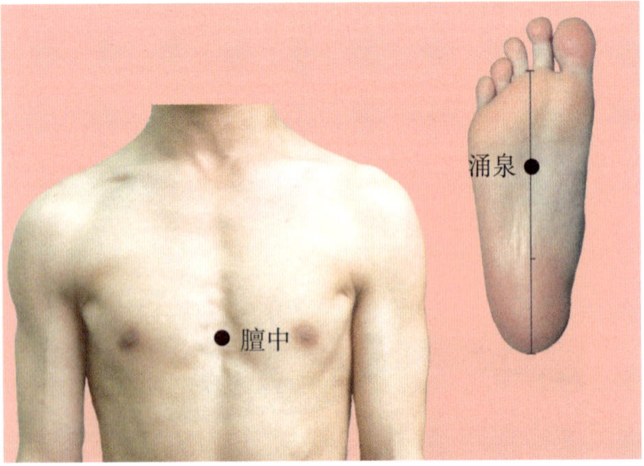

▲ 图 2-21　膻中、涌泉

【附记】

咳嗽是以咳嗽为主症的一个症候群，可见于多种疾病，凡以咳嗽为主要临床表现者都可诊断为咳嗽，但须除外肺痨、肺痈等病伴咳嗽表现者。此外，咳嗽需与哮喘相鉴别，哮喘是以喉中痰鸣、呼吸困难为主症，兼见咳嗽等症状。

咳嗽的分型多样，临床应根据咳嗽的时间、节律、性质等辨别。如咳嗽为白天多于夜间，咳嗽声急而重，病程较短者多为外感引起。咳嗽病程长而病势缓者多为阴虚或气虚导致。临床还应注意痰的色、量、味、形。痰白且稀薄者多属寒、属风，痰少色黄且黏稠者属热，味甜者属痰湿，味咸者属肾虚。

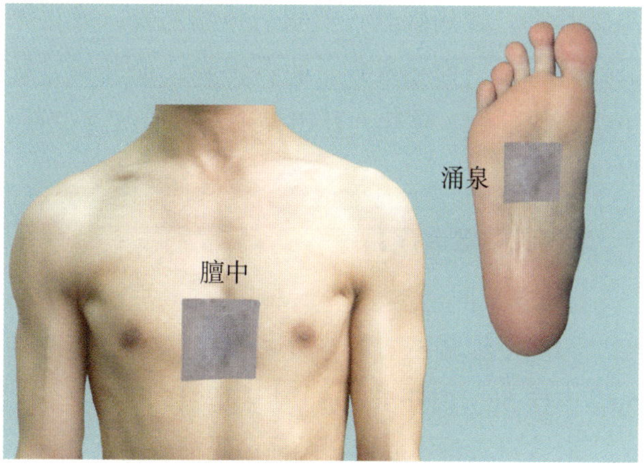

▲ 图 2-22 膻中、涌泉贴敷

对于咳嗽的预防，应注意气候变化，防寒保暖，饮食不宜过食甘肥、辛辣及过咸，嗜酒、吸烟等不良习惯尤当戒除，避免刺激性气体伤肺。适当参加体育锻炼，以增强体质，提高抗病能力。平素易于感冒者，配合防感冒保健操，面部迎香穴按摩，足三里艾灸。

三、支气管哮喘

【概述】

支气管哮喘简称哮喘，是一种特征明显的疾病，多在几分钟内发作，可持续几小时甚至几日，以胸闷气喘，呼吸困难，喉中哮鸣有声为特征，严重者可见张口抬肩，鼻翼扇动，甚至唇紫暗，平卧不能。哮喘有一定的时间节律性，一天中常在夜间及凌晨发作或加重，一年中常在秋冬季节发作或加重。中医学认为本病的主要病因是痰饮内伏，平时可不发病，遇某种因素致使痰饮搏击于气道而发病。

【临床表现】

支气管哮喘典型发作前有先兆症状，如打喷嚏、咳嗽、胸闷。若不及时处理，可引起弥漫性支气管痉挛。临床表现为呼吸性气急，患者被迫采取坐位，两手前撑，两肩耸起，额部冷汗，痛苦异常，严重时出现发绀。发作停止前咳出较多稀薄痰液，呼吸道逐渐通畅，哮喘停止，恢复到发病前状态。哮喘发作严重，持续24小时以上者，称为“哮喘持续状态”，患者呼吸困难加重，发绀，大汗淋漓，面色苍白、四肢冰冷，因严重缺氧，二氧化碳潴留而导致呼吸衰竭。哮喘缓解期或非典型的哮喘，无明显体征。

【辨证分型】

1. 寒哮

属发作期证型，表现为呼吸急促，喉中哮鸣有声，胸闷如塞，偶有咳嗽，痰少咯吐不爽，面色晦滞带青，口不渴，或渴喜热饮，天冷或受感易发，形寒怕冷。舌苔白滑，脉弦紧或浮紧。

2. 热哮

属发作期证型，表现为气粗息涌，喉中痰鸣如吼，胸高胁胀，咳呛阵发，咳痰色黄或白，黏浊稠厚，排吐不利，烦闷不安，汗出，面赤，口苦，口渴喜饮，不恶寒。舌苔黄腻，质红，脉滑数或弦滑。

3. 肺虚哮喘

自汗，畏风，常易感冒，每因天气变化而诱发，发前打嚏，鼻塞流清涕，气短声低，或喉中常有轻度哮鸣音，咳痰清稀色白，面色苍白。舌苔薄白，质淡，脉细弱或虚大。

4. 脾虚哮喘

平素纳少腹胀脘痞，大便不实，或食油腻易腹泻，多由饮食不当而诱发，倦怠乏力，气短不足以息。舌苔薄腻或白滑，质淡，脉细软。

5. 肾虚哮喘

平素短气息促，动则为甚，吸气不利，心慌，头转耳鸣，腰痛腿软，劳累后哮喘易发；或畏寒肢冷，自汗，面色苍白，舌苔淡白，质胖嫩，脉沉细；或额红，烦热，汗出黏手，舌质红，少苔，脉细数。

【穴位贴敷治疗】

［处方1］

方药：细辛5g，生半夏5g，甘遂5g，延胡索5g，肉桂5g，白芥子10g，生姜适量。

取穴：大椎、心俞、肺俞、膈俞（图2-23）。

大椎，在脊柱区，第7颈椎棘突下凹陷中，后正中线上。

心俞，在脊柱区，第 5 胸椎棘突下，后正中线旁开 1.5 寸。

肺俞，在脊柱区，第 3 胸椎棘突下，后正中线旁开 1.5 寸。

膈俞，在脊柱区，第 7 胸椎棘突下，后正中线旁开 1.5 寸。

用法：上述药物研为细末，生姜榨汁，用姜汁将药末调成糊状，取适量涂于穴位处，胶布固定，每次贴 1～2 小时。每年盛夏初伏、中伏、末伏各贴 1 次，可连续贴 3 年（图 2-24）。

主治：寒哮。

［**处方 2**］

方药：石菖蒲 10g，葱白 3 根，生姜 30g，艾叶 30g，花椒 30g。

取穴：肺俞、厥阴俞、心俞、督俞、膈俞（图 2-25）。

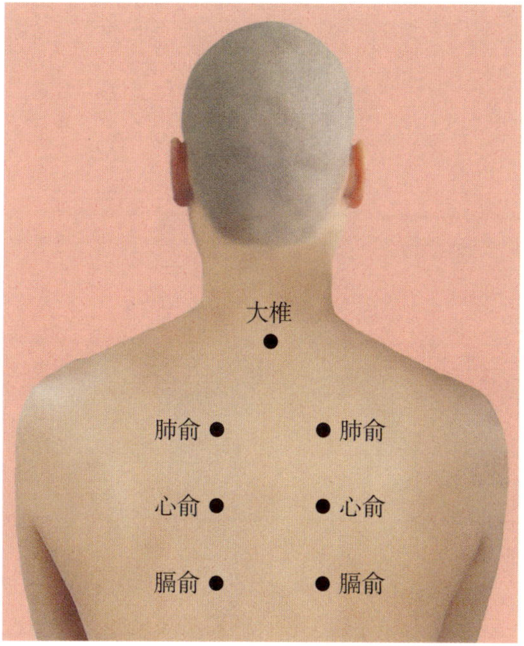

▲ 图 2-23 大椎、心俞、肺俞、膈俞

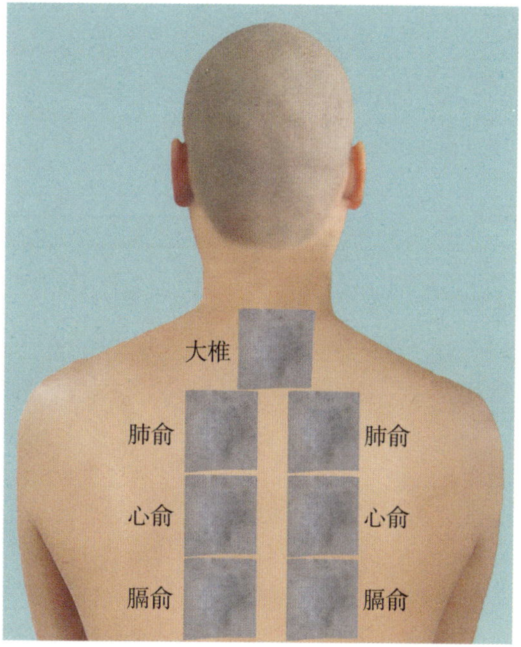

▲ 图 2-24 大椎、心俞、肺俞、膈俞贴敷

肺俞，在脊柱区，第3胸椎棘突下，后正中线旁开1.5寸。

厥阴俞，在脊柱区，第4胸椎棘突下，后正中线旁开1.5寸。

心俞，在脊柱区，第5胸椎棘突下，后正中线旁开1.5寸。

督俞，在脊柱区，第6胸椎棘突下，后正中线旁开1.5寸。

膈俞，在脊柱区，第7胸椎棘突下，后正中线旁开1.5寸。

用法：上述药物研成细末，炒热后装入布袋中，从肺俞向下摩擦至膈俞。每次20分钟，每日早晚各1次，连续10日为1个疗程。注意热敷治疗时药包不可过热，防止烫伤皮肤（图2-26）。

主治：寒哮。

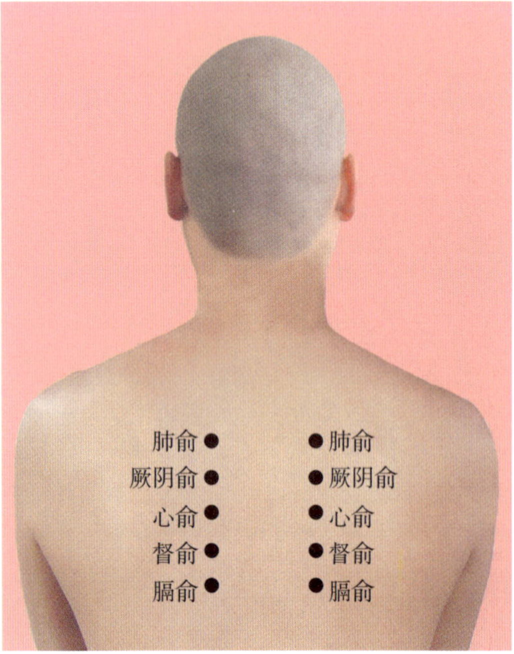

▲ 图2-25 肺俞、厥阴俞、心俞、督俞、膈俞

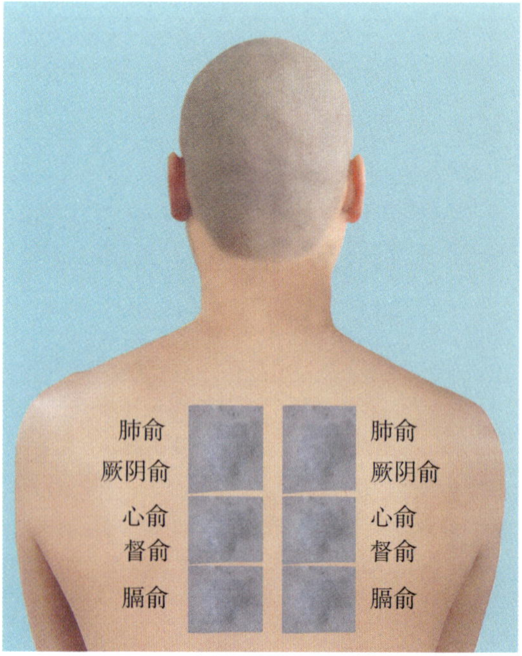

▲ 图2-26 肺俞、厥阴俞、心俞、督俞、膈俞贴敷

［处方 3］

方药：黄芩 15g，石膏 30g，芫花 10g，鲜桃皮 50g，鲜芦根 30g，鲜桑皮 30g。

取穴：肺俞、厥阴俞、心俞、督俞、膈俞。

用法：将上述药物研成细末，炒热后装入布袋中，从肺俞向下摩擦至膈俞。每次 20 分钟，每日早晚各 1 次，连续 10 日为 1 个疗程。注意热敷治疗时药包不可过热，防止烫伤皮肤。

主治：热哮。

［处方 4］

方药：桑皮 10g，杏仁 10g，生石膏 30g，黄芩 10g。

取穴：华盖、膻中、膈俞、肺俞（图 2-27 和图 2-28）。

华盖，在前正中线上，平第一肋间隙。

用法：将上述药物研成细末，加入清水调成稠糊状，制成直径 3cm 的药饼，分别贴于穴位处，胶布固定，每次贴 4～5 小时，每日换药 1 次，连续 10 日为 1 个疗程（图 2-29 和图 2-30）。

主治：热哮。

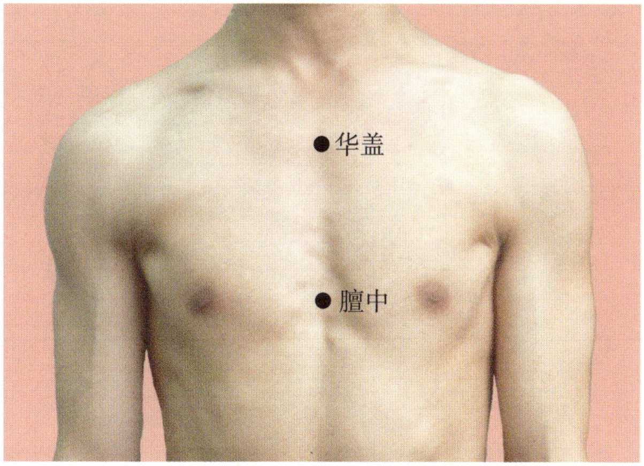

▲ 图 2-27　华盖、膻中

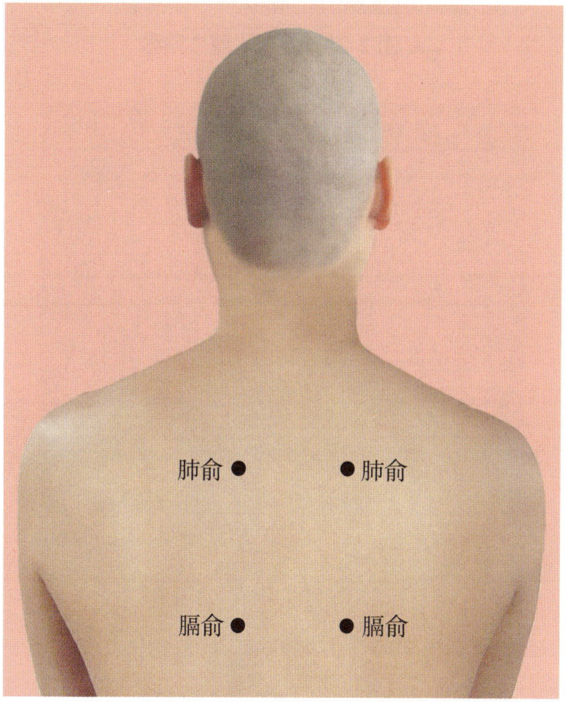

▲ 图 2-28　膈俞、肺俞

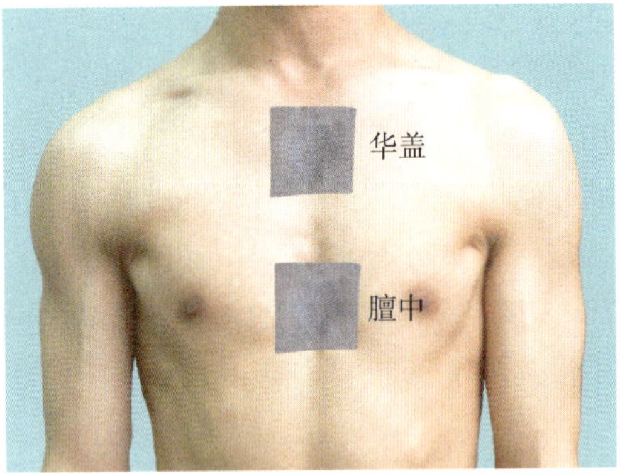

▲ 图 2-29 华盖、膻中贴敷

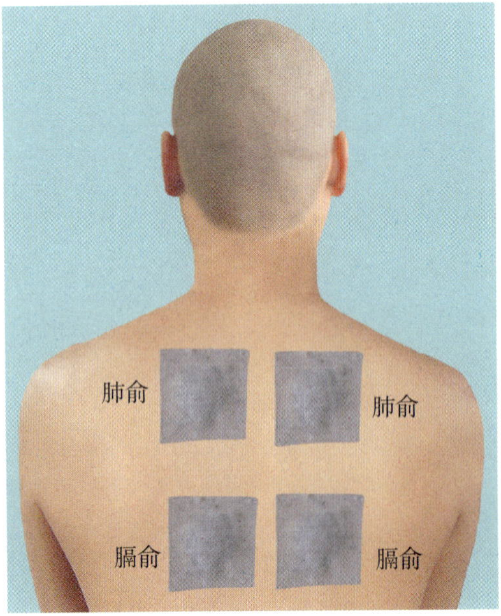

▲ 图 2-30 膈俞、肺俞贴敷

［处方 5］

方药：天南星 30g，白芥子 30g，生姜适量。

取穴：涌泉、中脘（图 2-31）。

涌泉，在足底，屈足卷趾时足心最凹陷处。

中脘，在上腹部，脐中上 4 寸，前正中线上。

用法：上述药物研为细末，生姜榨汁，用姜汁将药末调成糊状，取适量涂于穴位处，胶布固定，每日 3～5 次（图 2-32）。

主治：哮喘见痰多气急者。

［处方 6］

方药：黄芪（酒炒）300g，鹿茸 100g，防风 150g，生黄芪 150g，白术 150g，党参 150g，明附

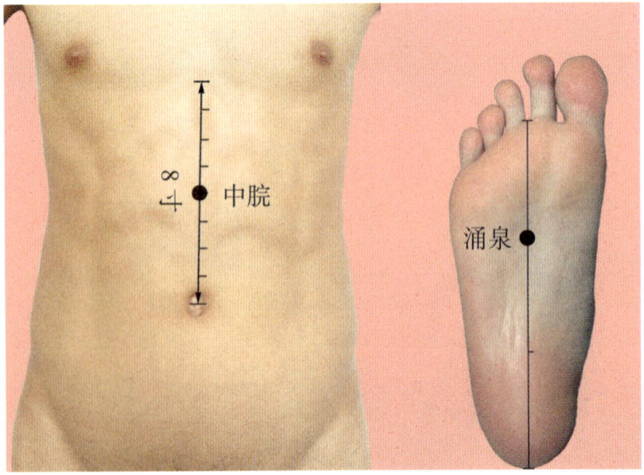

▲ 图 2-31 涌泉、中脘

片 100g，母丁香 30g，炮姜 30g，全瓜蒌 20g，紫苏叶 20g，黄丹 270g，茶油 2L。

取穴：肺俞。

用法：肉桂、丁香研为细末，其余药物用清水浸泡后按膏药的制作方法用茶油熬、黄丹收，最后加入肉桂及丁香末，混合均匀。收膏摊于布上，每张约重 25g。用时取膏烘热贴于穴处。隔日换药 1 次，10 次为 1 个疗程。

主治：哮喘属虚者。

［处方 7］

方药：干姜 15g，陈皮 15g，灯心草 15g，葱白适量。

取穴：大椎、大杼、肺俞（图 2-33）。

大椎，在脊柱区，第 7 颈椎棘突下凹陷中，后正中线上。

大杼，在脊柱区，第 1 胸椎棘突下，后正中线旁开 1.5 寸。

肺俞，在脊柱区，第 3 胸椎棘突下，后正中线旁开 1.5 寸。

用法：干姜、陈皮、灯心草研为细末，将葱白与上述药末共同捣烂成糊状，取适量涂于穴位

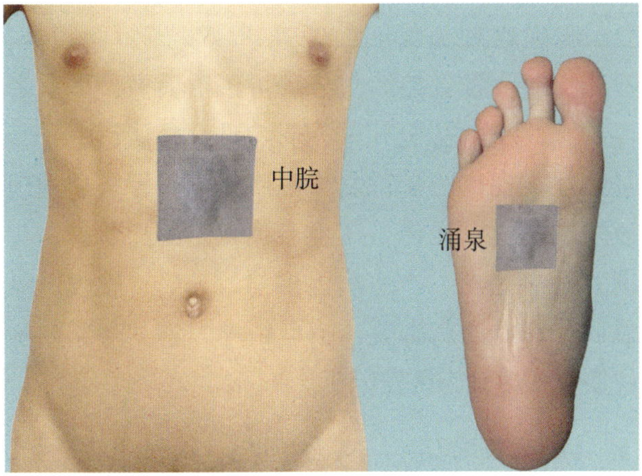

▲ 图 2-32　涌泉、中脘贴敷

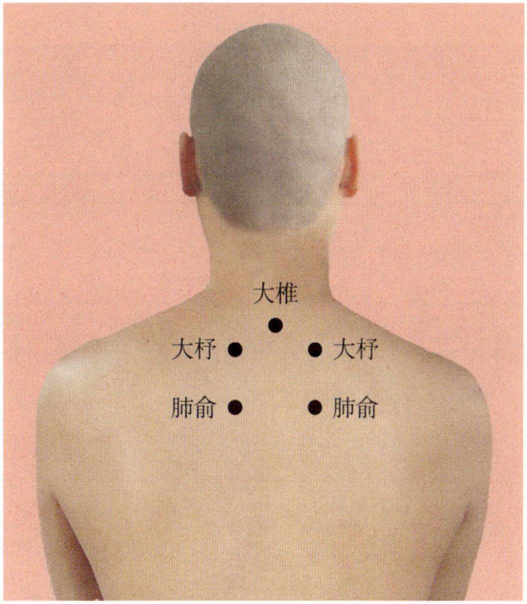

▲ 图 2-33　大椎、大杼、肺俞

处，胶布固定。每日早晚各1次，10次为1个疗程（图2–34）。

主治：各型哮喘。

［处方8］

方药：白芥子5g，白芷5g，甘遂5g，半夏5g，生姜适量。

取穴：心俞、肺俞、膈俞。

用法：上述药物研为细末，生姜榨汁，用姜汁将药末调成糊状，取适量涂于穴位处，胶布固定，每次贴1～2小时。每隔10日贴敷1次，5次为1个疗程。

主治：预防哮喘。

【附记】

哮喘是一种顽固性疾病，病程长，易复发，难以快速痊愈。若治疗及时，疗法得当，控制其发作，尚可得到根治，若频繁发作且周身浮肿，出现亡阳证候则预后不良。治疗过程中饮食宜清淡，需避免鱼腥，生活上要避免粉尘等诱发因素，并进行适当的体育锻炼以增强适应能力。

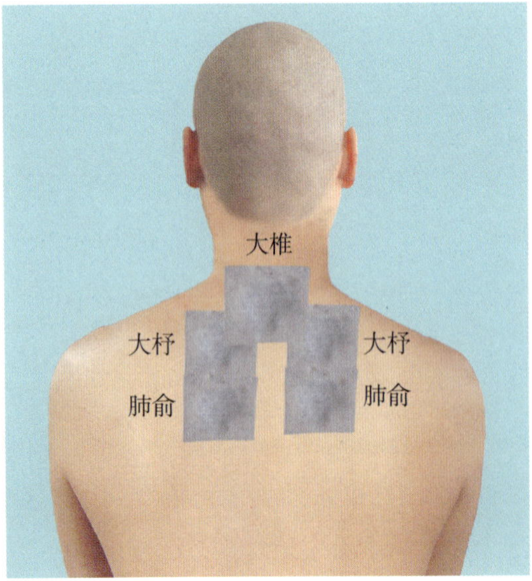

▲ 图2–34　大椎、大杼、肺俞贴敷

四、呃逆

【概述】

呃逆表现为喉间呃呃连声，发声短而频繁，不能自制。轻者持续数分钟可不治而愈，严重者可持续几小时甚至几天，影响进食、谈话、呼吸及睡眠。现代医学称之为膈肌痉挛，胃炎、幽门梗阻或其他急性传染病也可见呃逆的症状，须辨别并对症处理。本病病因多与胃、肠、腹膜、纵隔、食管的疾病有关，不良精神因素、寒凉刺激或饮食不慎常为诱发因素。

【临床表现】

典型表现为间歇性喉间呃呃连声，声短而频，不能自制。轻症呃逆多单独存在且发作时间短暂，如继发于其他急慢性疾病过程中。若呃逆较重且发作时间较久，多伴原发病症状。

【辨证分型】

1. 胃寒气逆

呃声沉缓有力，胃脘胀闷不舒，遇寒则加重，得热可缓解。口不渴，不喜饮食。舌苔白滑，脉迟缓。

2. 胃火上逆

呃声洪亮有力，多伴口臭，口渴喜冷饮，小便短赤，大便秘结。舌苔黄，脉滑数。

3. 脾胃阳虚

呃声低弱无力，气息不连续，口唇苍白，面色暗淡，手足不温，不喜饮食，体倦无力。舌质淡，舌苔色白，脉沉细无力。

4. 胃阴不足

呃声急促而不连续，口舌干燥，喜饮，可伴烦躁不安。舌质红，舌苔干，有裂纹，脉细数。

5. 肝气犯胃

呃声连连，清脆有力，伴胸闷胸痛，常因情志因素而加重，胃脘胀闷不舒，不喜饮食。舌苔薄白，脉弦。

【穴位贴敷治疗】

［处方 1］

方药：羌活 15g，附子 15g，茴香 10g，木香 10g，干姜 10g，食盐 250g。

取穴：天枢（图 2–35）。

天枢，在腹部，横平脐中，前正中线旁开2寸。

用法：将上述药物炒热，装入布袋中，热敷于天枢处，药凉后重复加热使用，呃止时停。注意热敷时药包不可过热，防止烫伤皮肤。每日 1 次，3 次为 1 个疗程（图 2–36）。

主治：呃逆属胃寒气逆者。

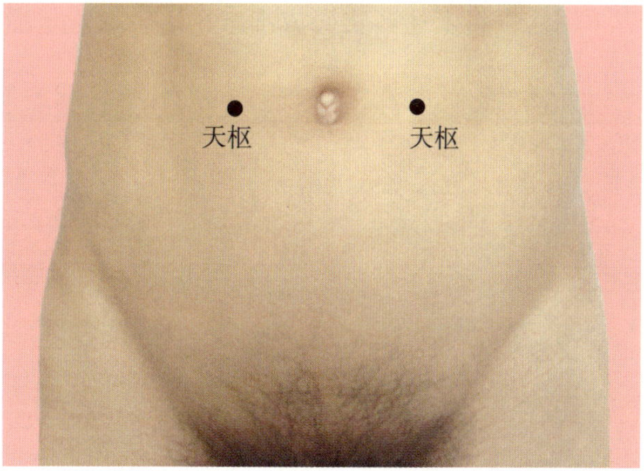

▲ 图 2–35　天枢

［处方 2］

方药：乌附子 10g，小茴香 10g，广木香 10g，干姜 10g，羌活 10g，母丁香 10g，食盐 10g。

取穴：中脘、阴都、胃俞、膈俞（图 2–37 和图 2–38）。

中脘，在上腹部，脐中上 4 寸，前正中线上。

阴都，在上腹部，脐中上 4 寸，前正中线旁开 0.5 寸。

胃俞，在脊柱区，第 12 胸椎棘突下，后正中线旁开 1.5 寸。

膈俞，在脊柱区，第 7 胸椎棘突下，后正中线旁开 1.5 寸。

用法：将上述药物研成细末，用时取适量撒

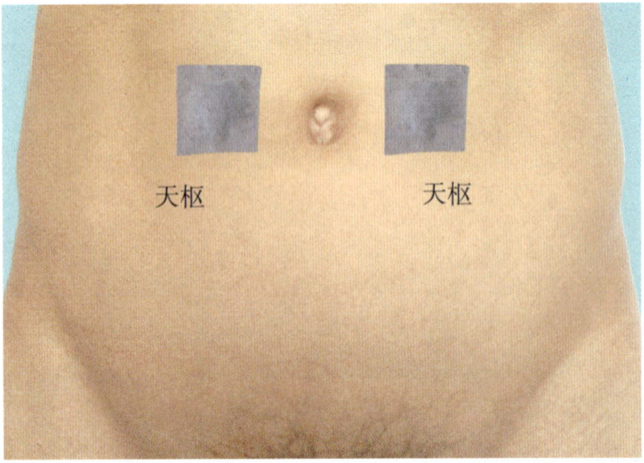

▲ 图 2–36　天枢贴敷

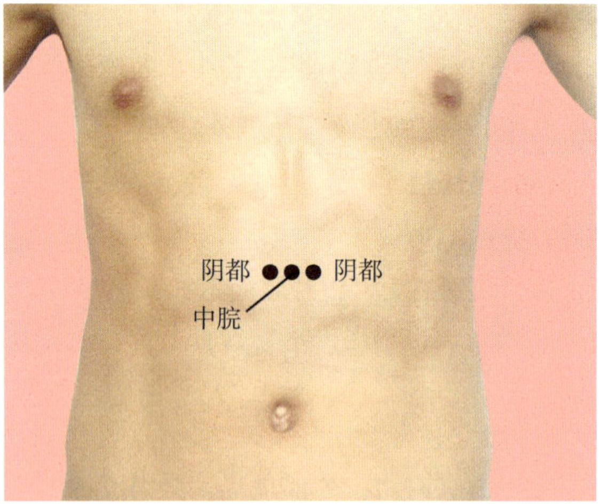

▲ 图 2–37　中脘、阴都

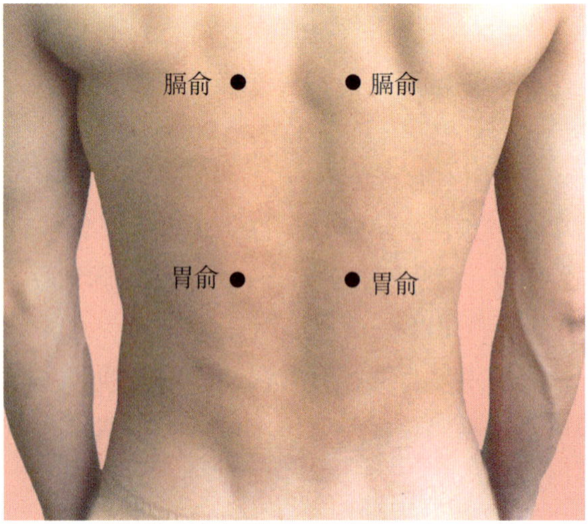

▲ 图 2–38　胃俞、膈俞

于 5cm×5cm 的胶布正中，分别贴于穴位处。用热水袋或炒热的盐粒袋热敷，注意热敷时热水袋或盐粒袋不可过热，防止烫伤皮肤。每日 1 次，5 次为 1 个疗程（图 2-39 和图 2-40）。

主治：呃逆属胃寒气逆者。

［处方 3］

方药：丁香 10g，大黄 10g，甘草 10g。

取穴：中脘、阴都、天枢。

用法：将上述药物研成细末，用时取适量撒于 5cm×5cm 的胶布正中，分别贴于穴位处。每日 1 次，5 次为 1 个疗程。

主治：呃逆属胃火上逆者。

［处方 4］

方药：丁香 10g，蜂蜜 20g，生姜适量。

取穴：中脘、阴都。

用法：丁香研末，生姜榨汁，二者与蜂蜜混合调成糊状。用时取适量涂于穴位处，胶布固定。每日 1 次，7 次为 1 个疗程。

主治：呃逆属脾胃阳虚者。

［处方 5］

方药：龟板 120g，熟地黄 120g，知母 70g，黄柏 60g，植物油 500g，黄丹 250g。

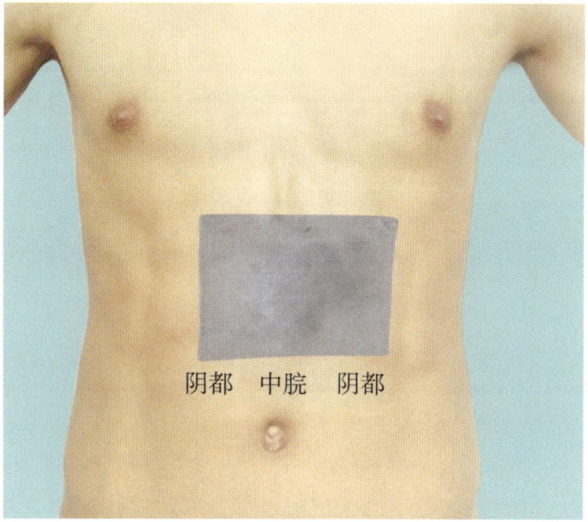

▲ 图 2-39 中脘、阴都贴敷

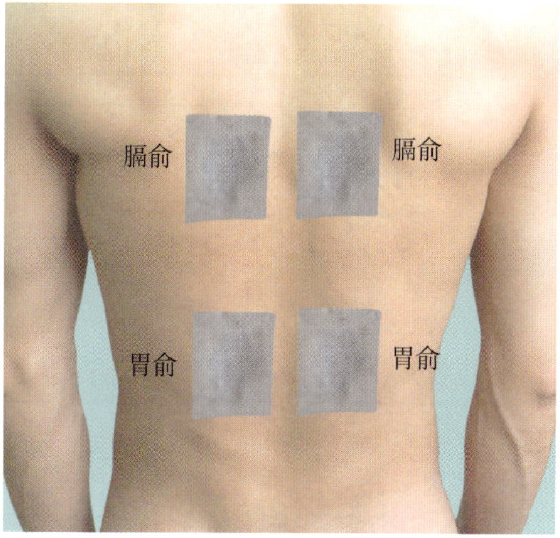

▲ 图 2-40 胃俞、膈俞贴敷

取穴：气海、关元、阴都（图 2-41）。

气海，在下腹部，脐中下 1.5 寸，前正中线上。

关元，在下腹部，脐中下 3 寸，前正中线上。

阴都，在上腹部，脐中上 4 寸，前正中线旁开 0.5 寸。

用法：将上述药物研成细末，浸入植物油内，3～4 日后，按膏药的制作方法熬至滴水成珠时用黄丹收膏，后倒入水中出火毒，装瓶密封。用时取膏药适量，烘热，涂于牛皮纸或棉布上，分别贴于穴位处。每日或隔日换药 1 次，呃止时停（图 2-42）。

主治：呃逆属胃阴不足者。

［处方 6］

方药：柿蒂 15g，丁香 15g，刀豆壳 15g，焦三仙（焦山楂、焦神曲、焦麦芽）各 50g，生姜适量。

取穴：神阙。

用法：将上述药物研成细末，生姜榨汁，二者调成糊状，填于脐中，胶布固定。每日 1 次，3 次为 1 个疗程。

主治：呃逆属肝气犯胃者。

［处方 7］

方药：吴茱萸 20g，苍耳子 20g，肉桂 5g，米

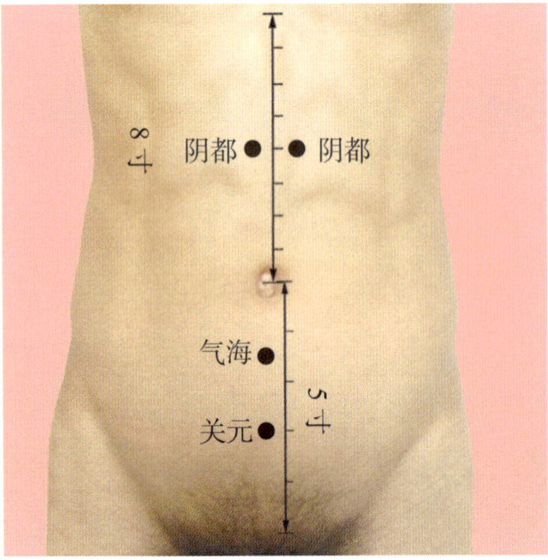

▲ 图 2-41 气海、关元、阴都

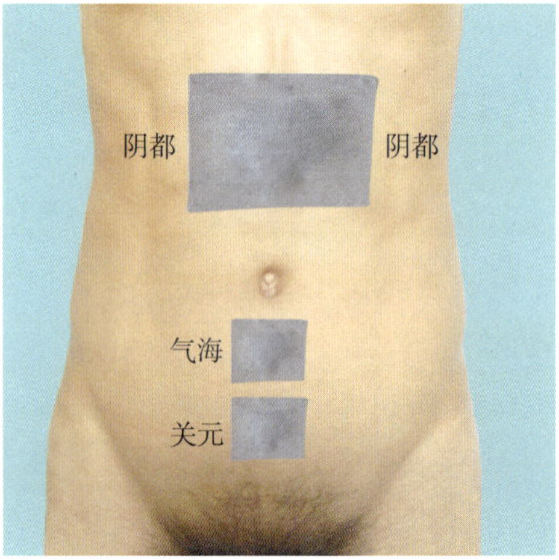

▲ 图 2-42 气海、关元、阴都贴敷

醋适量。

取穴：涌泉。

用法：将上述药物研成细末，用米醋调成糊状，取适量涂于穴位处，胶布固定。每日1次，连用3日。

主治：呃逆。

［处方8］

方药：丁香15g，沉香15g，吴茱萸15g，生姜15g，葱白15g。

取穴：中脘、神阙（图2–43）。

中脘，在上腹部，脐中上4寸，前正中线上。

神阙，在脐区，脐中央。

用法：将丁香、沉香、吴茱萸研成细末，生姜、葱白捣烂成糊状，二者混合均匀。用时取适量涂于穴位处，外用胶布固定，每日1次，5次为1个疗程（图2–44）。

主治：呃逆。

［处方9］

方药：沉香15g，法半夏15g，生赭石30g，生姜适量。

取穴：中脘、神阙。

用法：将上述药物研成细末，生姜榨汁，二者调成糊状。取适量涂于穴位处，外用胶布固定，每日1次，5次为1个疗程。

主治：呃逆。

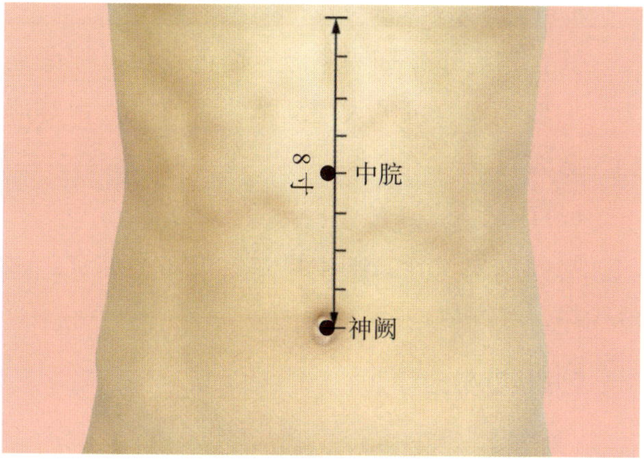

▲图2–43　中脘、神阙

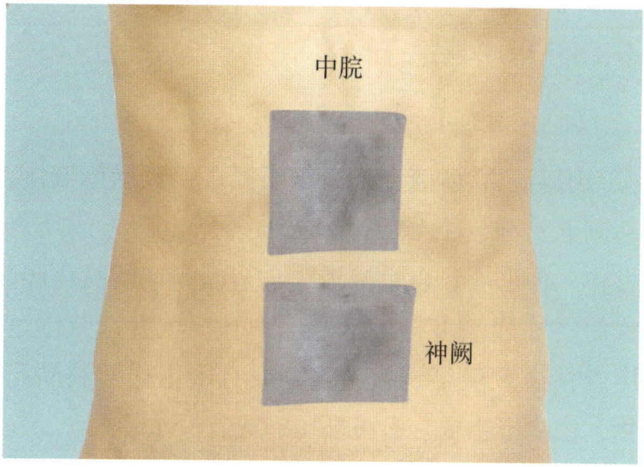

▲图2–44　中脘、神阙贴敷

【附记】

患者应注意饮食不可过饱或过饥，并应保持精神愉快，忌大怒、忧郁等不良情绪。

五、呕吐

【概述】

呕吐是临床常见的一种病症，指食物或痰涎由胃上逆经口而出，可伴胃痛、胃胀、头晕、恶心。呕吐见于多种消化系统疾病，如急慢性胃炎、急性胰腺炎、反流性食管炎、幽门梗阻、胃及十二指肠溃疡等，中枢神经系统疾病、全身性疾病、中毒等均可引起呕吐。各种原因导致中焦脾胃不和，胃气上逆，以呕吐为主要表现者均可按本文介绍的方法进行治疗。

【临床表现】

呕吐食物残渣，或清水痰涎，或黄绿色液体，甚则兼夹少许血丝，一日数次不等，持续或反复发作。伴恶心，食欲减退，食量减少，胸脘痞胀，或胁肋疼痛。多有骤感寒凉，暴伤饮食，劳倦过度及情志刺激等诱发因素，或有服用化学制品药物，误食毒物史。上腹部压痛或有振水音。

【辨证分型】

1. 外邪犯胃

突然呕吐，可伴发热恶寒，头晕头痛，身痛，胸脘满闷等。舌苔多白腻，脉濡缓。

2. 饮食停滞

呕吐物酸臭，伴腹胀、胸脘满闷，嗳气厌食等。大便臭秽，或秘结，或溏薄。舌苔厚腻，脉滑。

3. 痰饮内阻

呕吐痰涎，胸脘满闷，不思饮食，可伴头晕、心悸等。舌苔白腻，脉滑。

4. 肝气犯胃

呕吐泛酸，频繁嗳气，胸胁闷痛，可伴头晕、头痛等。舌边红，舌苔薄腻，脉弦。

5. 脾胃虚寒

饮食稍有不慎即易呕吐，面色苍白，神倦乏力，四肢不温，可见大便溏薄。舌质淡，舌苔薄白，脉濡弱。

6. 胃阴不足

呕吐反复发作，咽干口燥，饥而不欲食。舌红少津，脉细数。

【穴位贴敷治疗】

［处方1］

方药：生姜12g，半夏10g。

取穴：中脘、神阙。

用法：将半夏研成细末，与生姜一起捣成糊状，取适量涂于穴位处，胶布固定。每日1次，5次为1个疗程。

主治：呕吐属寒邪犯胃者。

［处方2］

方药：炒吴茱萸30g，生姜、葱白各适量。

取穴：神阙。

用法：炒吴茱萸与生姜、葱白共同捣烂成糊状，取适量涂于穴位处，胶布固定。每日1次，3次为1个疗程。

主治：呕吐属寒邪犯胃者。

［处方3］

方药：明矾15g，面粉20g，陈醋适量。

取穴：涌泉。

用法：明矾、面粉用陈醋调成糊状，取适量涂于穴位处，胶布固定。一般30分钟后就可起效。

主治：呕吐属饮食停滞者。

［处方4］

方药：紫苏叶30g，山楂30g，生姜30g。

取穴：膻中、中脘（图2-45）。

膻中，在胸部，横平第4肋间隙，前正中线上。

中脘，在上腹部，脐中上4寸，前正中线上。

用法：将上述药物捣烂成泥状，炒热，趁热贴于穴位处。注意热敷时药泥不可过热，防止烫伤皮肤（图2-46）。

主治：呕吐属饮食停滞者。

［处方5］

方药：葱白20g，半夏10g，陈皮12g，黄连3g。

取穴：期门、中脘（图2-47）。

期门，在胸部，第6肋间隙，前正中线旁开4寸。

中脘，在上腹部，脐中上4寸，前正中线上。

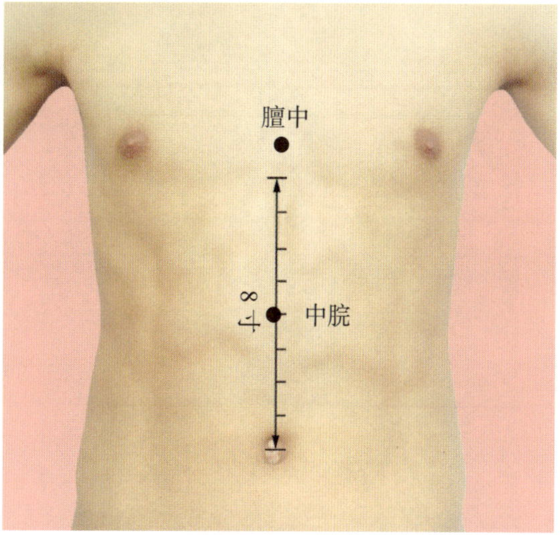

▲图2-45　膻中、中脘

用法：将上述药物研成细末，葱白捣烂成糊状，二者混合均匀，取适量涂于穴位处，外用纱布覆盖。每日 1 次，5 次为 1 个疗程（图 2–48）。

主治：呕吐属痰饮内阻者。

［处方 6］

方药：胡椒 10g，绿茶 3g，酒曲 2 个，葱白 20g。

取穴：中脘、膻中、期门（图 2–49）。

中脘，在上腹部，脐中上 4 寸，前正中线上。

膻中，在胸部，横平第4肋间隙，前正中线上。

期门，在胸部，第 6 肋间隙，前正中线旁开 4 寸。

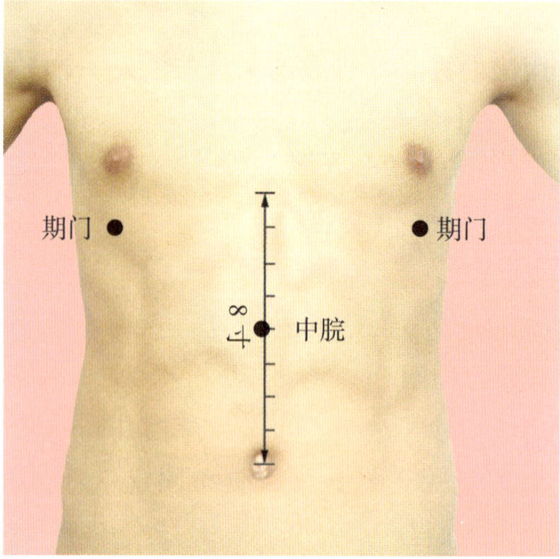

▲ 图 2–47　期门、中脘

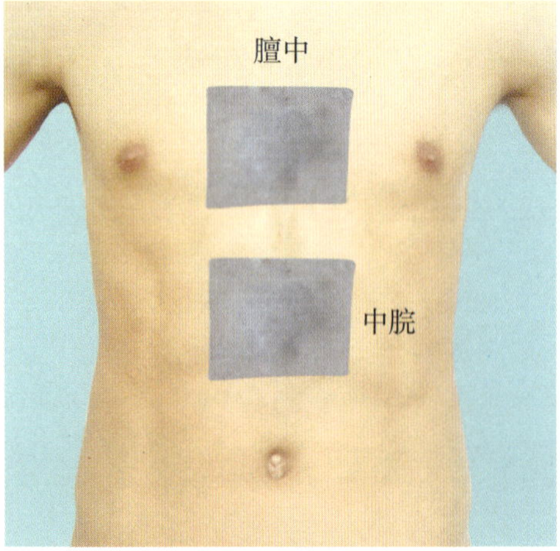

▲ 图 2–46　膻中、中脘贴敷

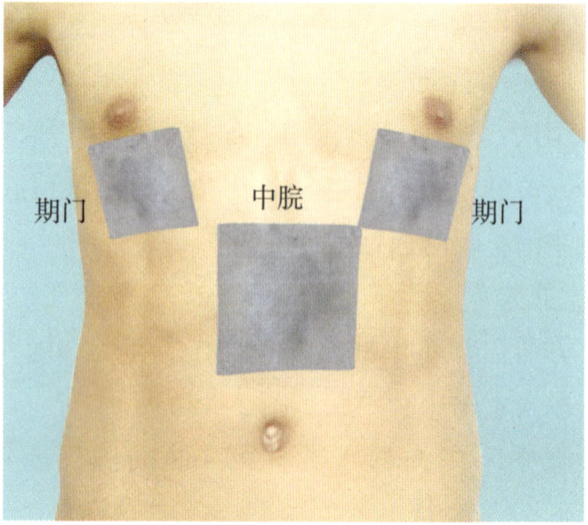

▲ 图 2–48　期门、中脘贴敷

用法：将上述药物调和成膏状，取适量涂于穴位处，外用纱布覆盖。每日1次，3～5日为1个疗程（图2–50）。

主治：呕吐属肝气犯胃者。

［处方7］

方药：紫苏叶10g，白芍10g，陈皮10g，半夏10g，厚朴10g，茯苓20g，砂仁8g，陈醋适量。

取穴：中脘、期门、阳陵泉、太冲（图2–51和图2–52）。

中脘，在上腹部，脐中上4寸，前正中线上。

期门，在胸部，第6肋间隙，前正中线旁开4寸。

阳陵泉，在小腿外侧，腓骨头前下方凹陷中。

太冲，在足背，第1、2跖骨间，跖骨底结合部前方凹陷中，或触及动脉搏动。

用法：将上述药物研成细末，用陈醋调成糊状，取适量涂于穴位处，胶布固定。每日1次，连用3日（图2–53和图2–54）。

主治：呕吐属肝气犯胃者。

［处方8］

方药：生半夏20g，黄连5g，公丁香15g，黄酒适量。

取穴：中脘、膻中、脾俞、行间（图2–55和图2–56）。

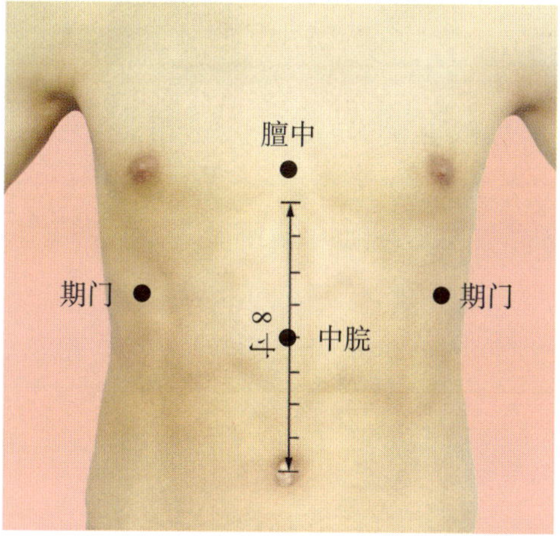

▲图2–49 中脘、膻中、期门

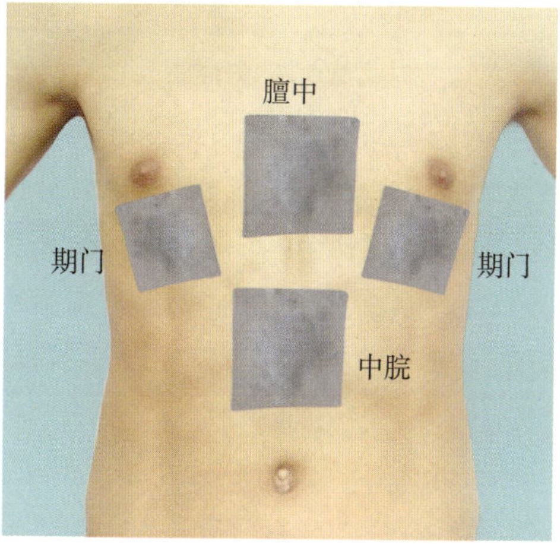

▲图2–50 中脘、膻中、期门贴敷

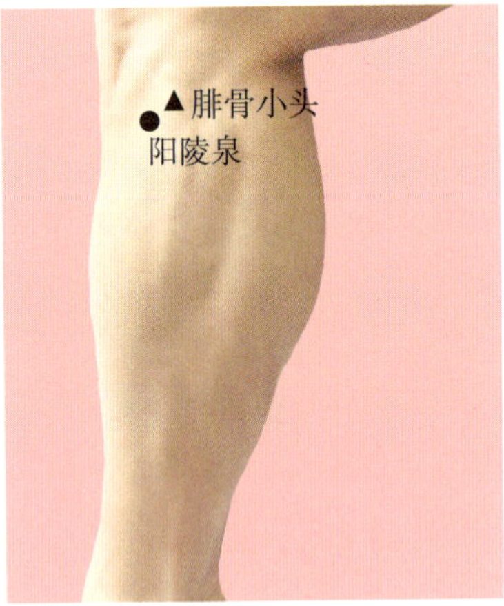

▲ 图 2-51　阳陵泉

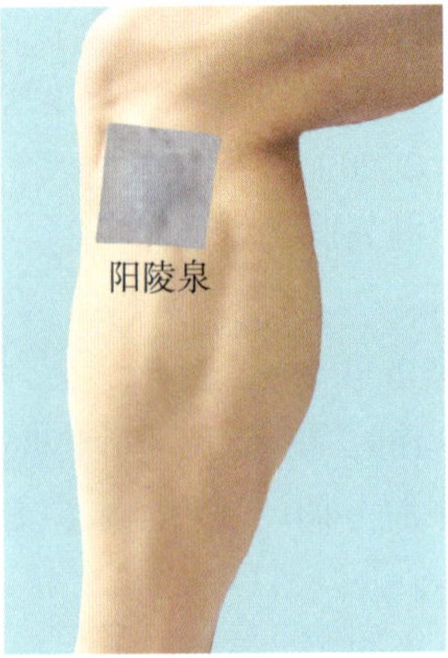

▲ 图 2-53　阳陵泉贴敷

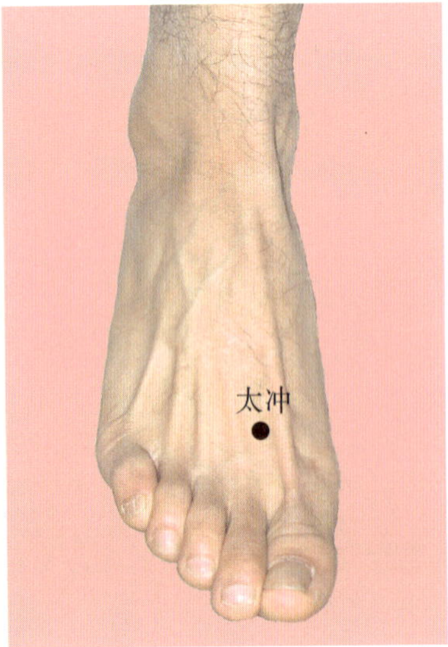

▲ 图 2-52　太冲

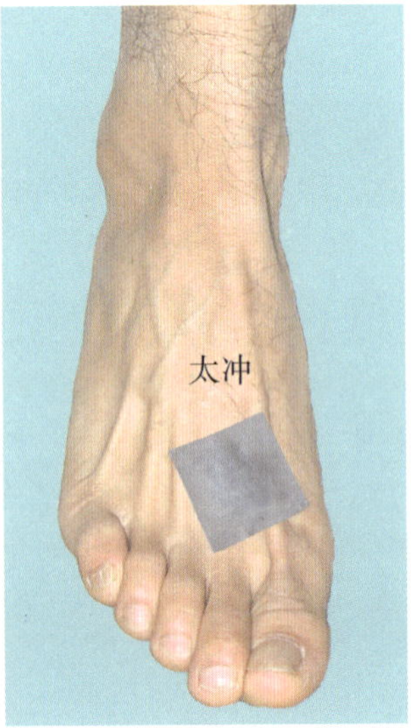

▲ 图 2-54　太冲贴敷

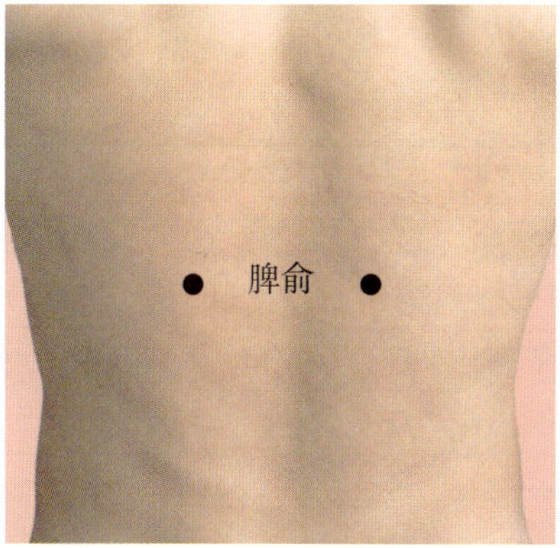

▲ 图 2–55　脾俞

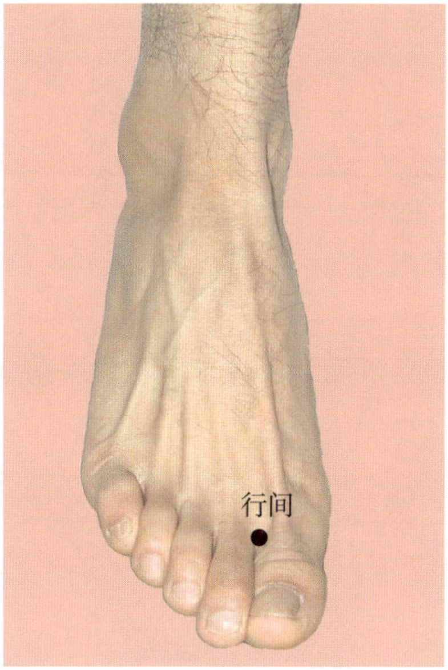

▲ 图 2–56　行间

中脘，在上腹部，脐中上 4 寸，前正中线上。

膻中，在胸部，横平第 4 肋间隙，前正中线上。

脾俞，在脊柱区，第 11 胸椎棘突下，后正中线旁开 1.5 寸。

行间，在足背部，第 1、2 趾间，趾蹼后缘赤白肉际处。

用法：将上述药物研为细末，用黄酒调成糊状，取适量涂于穴位处，胶布固定。每日 1 次，连用 3 日（图 2–57 和图 2–58）。

主治：呕吐属脾胃虚寒者。

［处方 9］

方药：藿香 20g，大腹皮 6g，枳实 6g，薄荷 12g，生姜、面粉各适量。

取穴：中脘、膻中、关元（图 2–59）。

中脘，在上腹部，脐中上 4 寸，前正中线上。

膻中，在胸部，横平第 4 肋间隙，前正中线上。

关元，在下腹部，脐中下 3 寸，前正中线上。

用法：将上述药物研为细末，生姜榨汁，二者与面粉调和成黏稠糊状，制成直径 3cm 的药饼，分别于穴位处贴敷 4～6 小时，每日 1 次（图 2–60）。

主治：呕吐。

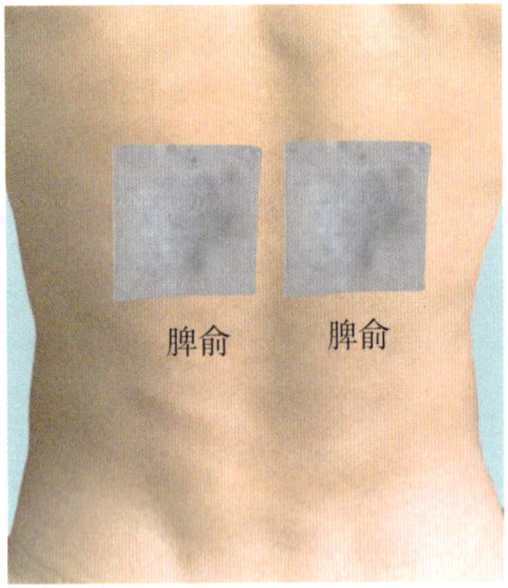

▲ 图 2–57　脾俞贴敷

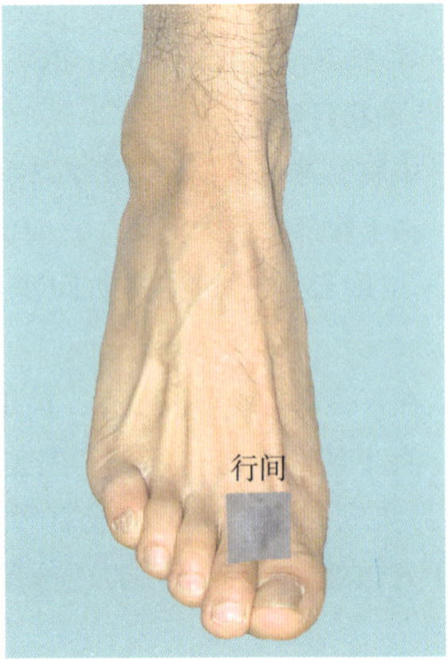

▲ 图 2–58　行间贴敷

［处方 10］

方药：鲜生姜。

取穴：内关（图 2–61）。

内关，在前臂前区，腕掌侧远端横纹上 2 寸，掌长肌腱与桡侧腕屈肌腱之间。

用法：取新鲜生姜切片，贴于穴位处，并用伤湿止痛膏固定（图 2–62）。

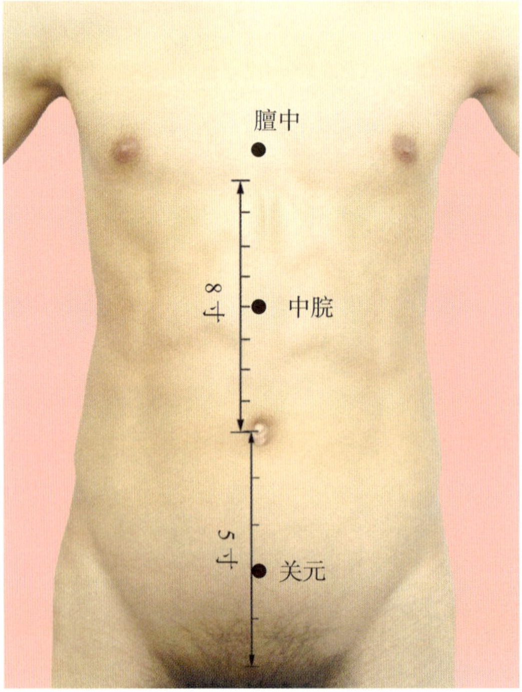

▲ 图 2–59　中脘、膻中、关元

主治：神经性呕吐。

［处方 11］

方药：吴茱萸 25g，陈醋适量。

取穴：涌泉。

用法：吴茱萸用陈醋调成糊状，取适量涂于穴位处，胶布固定。一般 30 分钟后就可起效。

主治：小儿呕吐。

【附记】

引起呕吐的原因有多种，包括脑外伤、脑肿瘤、脑血管意外、青光眼、酸碱中毒等。临床可根据各种呕吐的特点加以鉴别：餐后 1 小时左右的呕吐多见于胃及十二指肠溃疡；喷射状呕吐因颅内高压而起，多见于颅脑疾病；顽固性呕吐表现为吐后无舒适感，胃内容物排空后仍干呕者，

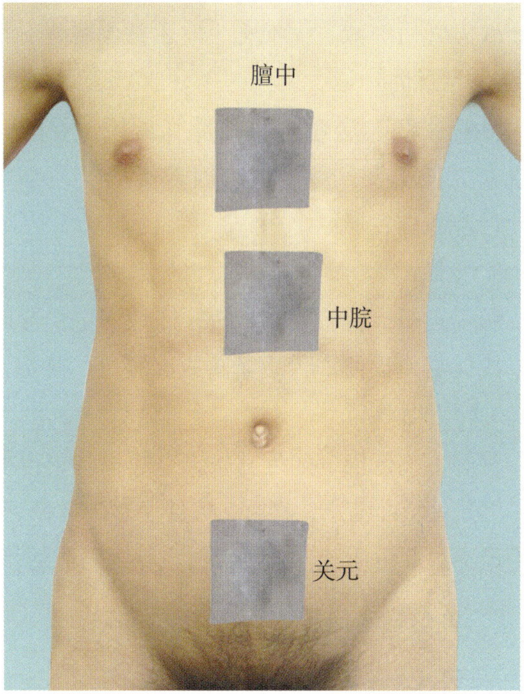

▲ 图 2-60　中脘、膻中、关元贴敷

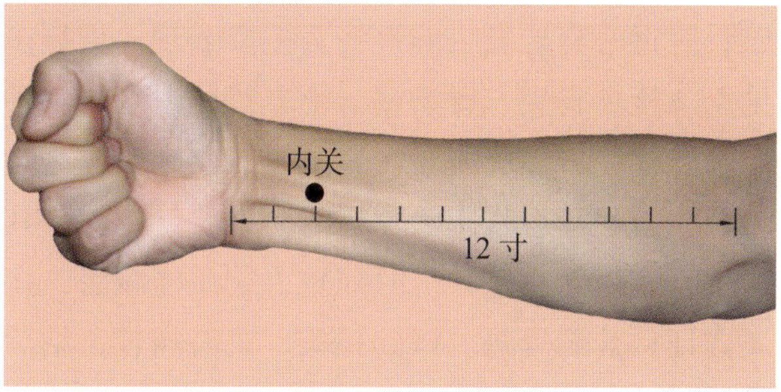

▲ 图 2-61　内关

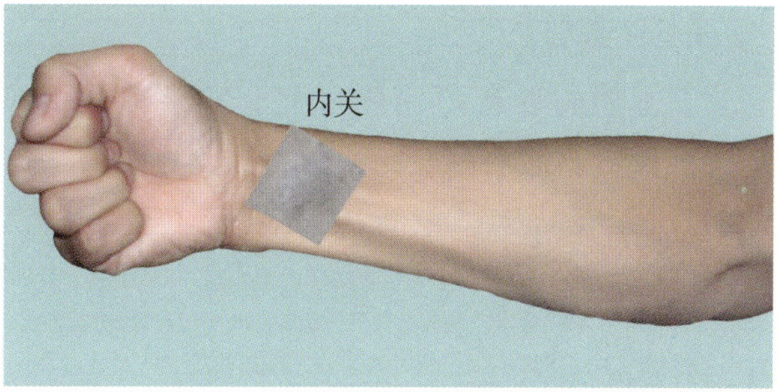

▲ 图 2-62　内关贴敷

多见于腹膜炎、胰腺炎、胆囊炎等。除针对呕吐进行治疗外，还应根据病因进行针对性的治疗，以免延误病情。

六、胃痛

【概述】

胃痛是临床上常见的一个病症，又称胃脘痛，以胃脘近心窝处发生的疼痛为主要表现。胃痛多见于急慢性胃炎、胃溃疡、十二指肠溃疡、胃神经官能症、胃黏膜脱垂、胃下垂、胰腺炎、胆囊炎及胆石症等。临床治疗胃痛时先要分虚实，凡病程长，痛处喜按，饥时痛重，纳后痛减者，多属虚证；凡病程短，痛处拒按，饥时痛轻，纳后痛增者，多属实证。然后应根据寒、热、气滞、血瘀等不同病因对证治疗。

【临床表现】

以上腹胃脘部疼痛为主症，常伴有胃脘部痞闷或胀满、恶心呕吐、食欲不振、吞酸嘈杂等症状。

【辨证分型】

1. 寒凝气滞

胃脘疼痛暴作，疼痛剧烈，得温则痛减，遇寒则痛增，恶寒喜暖，口不渴，喜热饮，或伴恶寒。舌苔薄白，脉弦紧。

2. 胃热壅盛

胃脘灼热隐痛，烦渴喜冷饮，咽干口燥，可兼见口臭，牙周肿痛，大便干结，小便短黄。舌红苔黄厚，脉洪大。

3. 饮食积滞

胃脘胀满，疼痛拒按，嗳腐吞酸，嘈杂不舒，呕吐或矢气后痛减，大便不爽。舌苔厚腻，脉滑。

4. 肝气郁滞

胃脘胀满，痛连两胁，嗳气频频，吞酸，善太息，大便不畅，每因情志因素而诱发，心烦易怒。舌苔薄白，脉弦。

5. 气滞血瘀

病程较长，胃脘刺痛拒按，痛处固定，食后痛甚，或伴呕血黑便。舌质紫暗或有瘀斑，脉细涩。

6. 脾胃虚寒

胃脘疼痛隐隐，痛处喜按，空腹痛甚，得食痛减。可兼见泛吐清水，喜暖，大便溏薄，神疲乏力，或手足不温。舌质淡，舌苔薄白，脉虚弱或迟缓。

【穴位贴敷治疗】

［处方 1］

方药：干姜 30g，食盐 100g。

取穴：阿是穴。

用法：将干姜与食盐一同炒热后装入布袋内，热敷胃痛处。注意热敷时药包不可过热，防止烫伤皮肤。每日 1 次。

主治：胃痛属寒凝气滞者。

［**处方 2**］

方药：草乌 9g，川乌 9g，白及 12g，白芷 12g。

取穴：阿是穴。

用法：上述药物研成细末，用清水调成糊状，取适量涂于穴位上，胶布固定 4～6 小时。

主治：胃痛属寒凝气滞者。

［**处方 3**］

方药：当归 15g，白芷 15g，乌药 15g，小茴香 15g，大茴香 15g，香附 15g，木香 8g，乳香 4g，没药 4g，丁香 4g，肉桂 4g，沉香 4g，麝香 0.5g。

取穴：神阙。

用法：上述药物研成细末填于脐中，周围用纱布或面糊围住以防止药物从脐中溢出，胶布固定。每日 2 次。

主治：胃痛属寒凝气滞者。

［**处方 4**］

方药：山栀子 15g，生姜 4g，白酒适量。

取穴：阿是穴。

用法：将上述药物捣烂与白酒调成糊状，取适量涂于穴位处，每日 1 次。

主治：胃痛属胃热壅盛者。

［**处方 5**］

方药：青黛 30g，密陀僧 30g，雄黄 15g，轻粉 15g，鸡蛋 2 枚。

取穴：阿是穴。

用法：将上述药物研成细末，用鸡蛋清调成糊状，取适量涂于穴位处，每日 1 次。

主治：胃痛属胃热壅盛者。

［**处方 6**］

方药：大黄 30g，玄明粉 30g，栀子 30g，香附 30g，郁金 30g，滑石 60g，甘草 15g，黄芩 15g，生姜适量。

取穴：阿是穴。

用法：将上述药物研成细末，生姜榨汁，二者调成糊状，取适量涂于穴位处，每日 1 次。

主治：胃痛属饮食积滞者。

［**处方 7**］

方药：厚朴 10g，枳实 10g，生姜、葱白各适量。

取穴：神阙。

用法：将上述药物研成细末，生姜、葱白捣烂并与药末混匀成糊状，取适量涂于穴位处，盖以纱布，胶布固定。每日1次。痰多胀满者可加香附、半夏各2g。

主治：胃痛属肝气郁滞者。

［处方8］

方药：栀子20g，延胡索10g，桃仁10g，白酒适量。

取穴：阿是穴。

用法：将上述药物研成细末，用白酒调成糊状，取适量涂于穴位处，每日1次。

主治：胃痛属肝气郁滞者。

［处方9］

方药：当归30g，丹参20g，乳香15g，没药15g，生姜适量。

取穴：中脘。

用法：将上述药物研成细末，生姜榨汁，二者调成糊状，取适量涂于穴位处，每日换药3～5次，连续1～3日。

主治：胃痛属气滞血瘀者。

［处方10］

方药：艾叶40g，三棱15g，莪术15g，红花15g，肉桂10g，木香10g，草果10g，丁香10g，高良姜12g，砂仁6g。

取穴：阿是穴。

用法：将上述药物研成细末，用棉布制成20cm×20cm的布袋，内铺薄棉花。将药末均匀地撒在棉花上，将布袋封口，日夜系于胃脘部，每月更换药末1次。

主治：胃痛属气滞血瘀者。

［处方11］

方药：肉桂50g，干姜50g，香附80g，高良姜80g，荜茇40g，木香40g，丁香15g，肉豆蔻30g，茯苓50g，附子30g。

取穴：阿是穴。

用法：上述药物研成细末，装入布袋，蒸热后敷于胃痛处。注意热敷时药包不可过热，防止烫伤皮肤。每日1次，7次为1个疗程。

主治：胃痛属脾胃虚寒者。

【附记】

导致胃痛的原因有很多，包括工作过度紧张、食无定时、吃饱后马上工作或运动、饮酒过多、吃辣过度、经常进食难消化的食物等。在治疗胃痛的同时应注意饮食有节，防止暴饮暴食，宜进食易消化的食物，忌生冷、粗硬、酸辣刺激性食物。尽量避免烦恼、忧虑，保持乐观情绪。

七、腹痛

【概述】

腹痛指胃脘部以下，耻骨毛际以上部位发生的疼痛，包括脘腹、胁腹、脐腹、少腹等，可伴发多种脏腑疾病，见于急慢性胰腺炎、急慢性肠炎、肠痉挛、胃肠神经官能症等。中医学认为引起腹痛的原因包括寒、热、食积、血瘀、湿滞、痰阻、虫积等。现代医学将腹痛分为急性与慢性两类，病因极为复杂，包括炎症、肿瘤、出血、梗阻、穿孔、创伤等。

【临床表现】

以胃脘以下，耻骨毛际以上部位疼痛为主症，可表现为全腹痛、脐腹痛、少腹痛等。疼痛性质各异，但一般不甚剧烈，且按之柔软，压痛较轻，无肌紧张及反跳痛。起病多缓慢，其痛发或加剧常与饮食、情志、受凉等因素有关。

【辨证分型】

1. 寒凝腹痛

腹痛，痛势急暴，遇冷则重，得温则痛减，口淡不渴，怕冷，喜蜷卧，小便清利，大便溏薄。舌苔白或白腻，脉沉紧或沉弦。

2. 热结腹痛

腹痛腹胀，硬满拒按，身热，口干渴，小便黄赤，大便秘结。舌苔黄腻或焦黄起刺，脉洪数或弦数、沉实有力。

3. 虚寒腹痛

腹痛绵绵，时作时止，劳累后痛甚，得温则舒，按之痛减，可兼见气短，神疲乏力，大便溏薄。舌质淡，苔薄白，脉沉细。

4. 气滞腹痛

腹胀闷痛，痛无定处，痛引两胁或少腹，嗳气或矢气后痛减，往往因情绪变化而发作或加重。舌苔薄白，脉弦。

5. 瘀血腹痛

腹部刺痛拒按，痛处固定，经久不愈。舌质紫暗或有瘀斑，脉沉细或涩。

6. 食积腹痛

腹部胀痛拒按，恶食，嗳腐吞酸，可伴有恶心呕吐，便秘或腹泻，泻后疼痛可减。舌苔厚腻，脉滑实。

【穴位贴敷治疗】

［处方 1］

方药：枯矾 6g，胡椒 10 粒，连须葱白 5 寸，去核大枣1枚。

取穴：神阙、天枢、关元（图2-63）。

神阙，在脐区，脐中央。

天枢，在腹部，横平脐中，前正中线旁开2寸。

关元，在下腹部，脐中下3寸，前正中线上。

用法：枯矾、胡椒研成细末，与葱白、大枣一同捣烂成糊状。取适量涂于穴位处，胶布固定。每日1次（图2-64）。

主治：寒凝腹痛。

［处方2］

方药：食盐500g，干姜100g。

取穴：阿是穴。

用法：将干姜与食盐一同炒热后装入布袋内，热敷痛处。注意热敷时药包不可过热，防止烫伤皮肤。每日1次。

主治：寒凝腹痛。

［处方3］

方药：甘遂30g，大黄15g，冰片5g。

取穴：神阙。

用法：将上述药物研成细末，填于脐中，将清水滴于药末之上，周围用纱布或面糊围住以防止水从脐中溢出，胶布固定。每日2次。

主治：热结腹痛。

［处方4］

方药：小茴香10g，吴茱萸10g，黄酒适量。

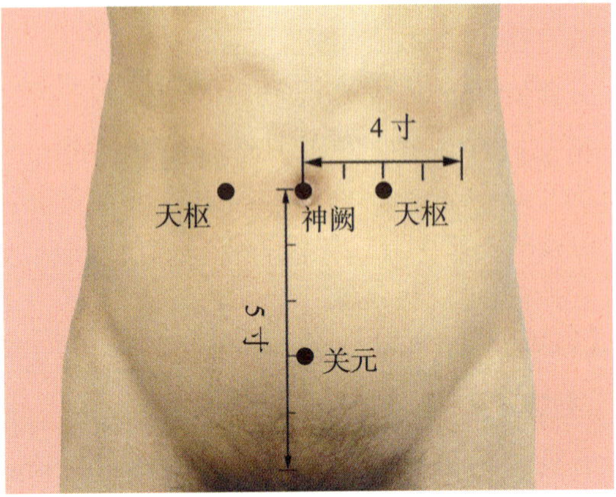

▲图2-63 神阙、天枢、关元

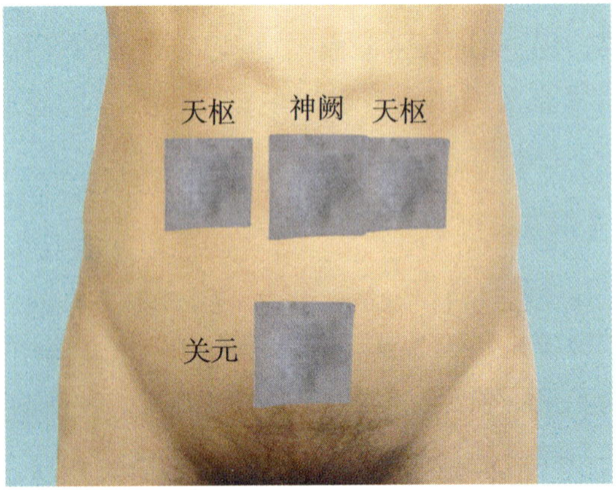

▲图2-64 神阙、天枢、关元贴敷

取穴：神阙。

用法：将上述药物研成细末，用热黄酒调成糊状，取适量涂于穴位处，胶布固定，每日 1 次。

主治：虚寒腹痛。

［处方 5］

方药：莱菔子 120g，生姜 60g，连须葱白 500g，白酒适量。

取穴：阿是穴。

用法：将莱菔子、生姜、葱白一同捣烂成糊状，与加热后的白酒拌匀，趁热取适量敷于痛处。注意热敷时药包不可过热，防止烫伤皮肤。每日 1 次。

主治：气滞腹痛。

［处方 6］

方药：赤芍 20g，桃仁 10g，红花 6g，木香 6g，延胡索 12g，香附 6g，官桂 6g，乌药 6g，干姜 3g。

取穴：神阙、阿是穴。

用法：将上述药物放入砂锅内加水浸泡，按中药煎制方法煎煮，去渣取液。将药液与面粉调和成糊状，趁热制成直径 3cm 的药饼，分别贴于穴位处。每日 1 次。

主治：瘀血腹痛。

［处方 7］

方药：白术 100g，茯苓 60g，白芍 60g，神曲 60g，麦芽 60g，香附 60g，当归 60g，枳实 60g，半夏 60g，陈皮 20g，黄连 20g，吴茱萸 20g，山楂 20g，白蔻仁 20g，益智仁 20g，黄芪 20g，山药 20g，甘草 20g，党参 15g，木香 15g，植物油 800g，黄丹 500g。

取穴：膻中、神阙（图 2-65）。

膻中，在胸部，横平第 4 肋间隙，前正中线上。

神阙，在脐区，脐中央。

用法：将上述药物研成细末，与植物油一同按膏药的制作方法熬至滴水成珠时用黄丹收膏，装瓶密封。用时取膏药适量，烘热，涂于牛皮纸或棉布上，分别贴于穴位处。每日或隔日换药 1 次

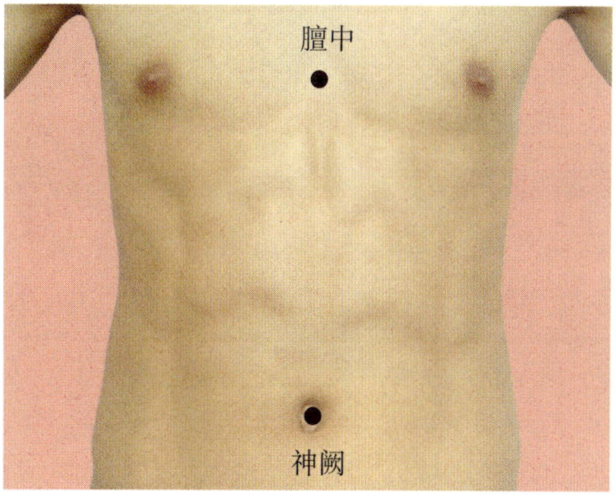

▲ 图 2-65　膻中、神阙

（图 2-66）。

主治：食积腹痛。

［处方 8］

方药：川椒 30g，乌梅 30g。

取穴：神阙。

用法：将上述药物炒热后装入布袋，热敷于穴位处。注意热敷时药包不可过热，防止烫伤皮肤。每日 1 次。

主治：虫积腹痛。

【附记】

引起腹痛的原因多样，可根据腹痛的部位、疼痛程度、节律、伴随症状等鉴别诊断。肝胆疾病疼痛位于右上腹，急性阑尾炎疼痛常位于麦氏点，小肠绞痛位于脐周，结肠绞痛常位于下腹部。消化性溃疡穿孔呈剧烈的刀割样、烧灼样痛，持续性广泛性剧烈腹痛见于急性弥漫性腹膜炎。实质脏器的病变多表现为持续性，中空脏器的病变则多表现为阵发性；而持续性疼痛伴阵发性加剧则多见于炎症与梗阻同时存在的情况。腹痛伴发热提示为炎症性病变；伴吐泻常为食物中毒或胃肠炎；伴便血可能是肠套叠、肠系膜血栓形成；伴血尿可能是输尿管结石；伴腹胀可能为肠梗阻；伴休克多为内脏破裂出血、胃肠道穿孔并发腹膜炎等。除针对腹痛进行治疗，还应根据病因进行针对性治疗，以免延误病情。

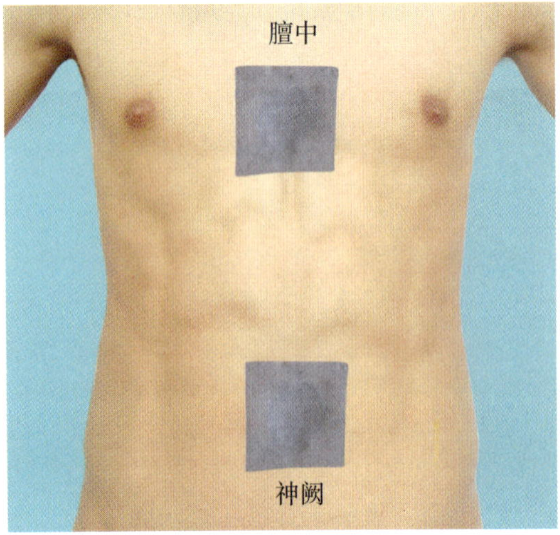

▲ 图 2-66　膻中、神阙贴敷

八、泄泻

【概述】

泄泻又称腹泻，是指排便次数增多，粪便稀薄，或泻出如水样，一般无脓血和里急后重，多因消化系统发生功能性或器质性病变而出现。本病一年四季均可发生，以夏秋两季多见。临床可分为急性泄泻和慢性泄泻两类。泄泻多见于现代医学的急慢性肠炎、胃肠功能紊乱、过敏性肠炎、溃疡性结肠炎、肠结核等。

【临床表现】

以大便次数增多、便质清稀甚至泻出如水样或完谷不化为主症，多伴有腹痛、肠鸣等症状。

【辨证分型】

1. 寒湿泄泻

发病势急，大便清稀，水谷相混，肠鸣腹痛，口不渴，身寒喜温，舌淡，苔白滑，脉迟缓。

2. 湿热泄泻

腹痛，泻下急迫，便稀有黏液，泻而不爽，肛门灼热，口渴喜冷饮，小便短赤，舌红，舌苔黄腻，脉濡数。

3. 伤食泄泻

肠鸣腹痛，便色黄褐，伴有未消化的食物，气味恶臭，泻后痛减。嗳腐吞酸，不思饮食，舌苔垢浊或厚腻，脉滑。

4. 脾虚泄泻

发病势缓，病程较长，稍进食油腻则大便次数增加，便溏薄，时作时止，可伴有腹胀肠鸣。面色萎黄，神疲肢倦，舌淡苔薄，脉细弱。

5. 肾虚泄泻

黎明之前腹中微痛，肠鸣即泻，泻后痛减，形寒肢冷，腰膝酸软，舌淡苔白，脉沉细。

【穴位贴敷治疗】

［**处方 1**］

方药：白胡椒 20 粒，炮干姜 3g，雄黄粉 3g，肉桂 3g，吴茱萸 3g。

取穴：神阙。

用法：上述药物研成细末，填于脐中，盖以纱布，胶布固定。每日 1 次，中病则止。

主治：寒湿泄泻。

［**处方 2**］

方药：去油巴豆仁 2 粒，去核熟大枣 1 枚。

取穴：涌泉、天枢。

用法：巴豆仁与大枣共同捣烂，用油纸或纱布包裹，压成饼状，贴于穴位。每日 1 次，每次 2～3 小时，发挥作用于局部发疱后。注意发疱后尽量保持水疱处皮肤完好，对水疱表面涂以结晶紫待其自行吸收。

主治：寒湿泄泻。

［**处方 3**］

方药：车前草 60g，甘草 3g，滑石 6g。

取穴：神阙、天枢。

用法：将上述药物研成细末，用茶水调成糊状，取适量涂于穴位上，盖以纱布，胶布固定。每日 1 次，中病则止。

主治：湿热泄泻。

［处方 4］

方药：苦参 20g，苍术 20g，米醋适量。

取穴：涌泉。

用法：上述药物研成细末，用米醋调成糊状，取适量涂于穴位上，盖以纱布，胶布固定。每日 1 次，每次 4～6 小时，中病则止。若热重，则改苦参与苍术比例为 3∶1，湿重则改为 1∶3。

主治：湿热泄泻。

［处方 5］

方药：藿香 50g，紫苏叶 50g，白芷 50g，桔梗 50g，升麻 50g，柴胡 50g，姜半夏 60g，厚朴 60g，白术 60g，山楂 60g，莱菔子 60g，山药 60g，大腹皮 60g，猪苓 40g，茯苓 40g，泽泻 40g，陈皮 40g，枳实 40g，桂枝 30g，砂仁 30g，干姜 30g。

取穴：气海、足三里、神阙、天枢（图 2–67 和图 2–68）。

气海，在下腹部，脐中下 1.5 寸，前正中线上。

足三里，在小腿前外侧，犊鼻下 3 寸，犊鼻与解溪连线上。

神阙，在脐区，脐中央。

天枢，在腹部，横平脐中，前正中线旁开 2 寸。

用法：上述药物研成细末，加入 75% 乙醇

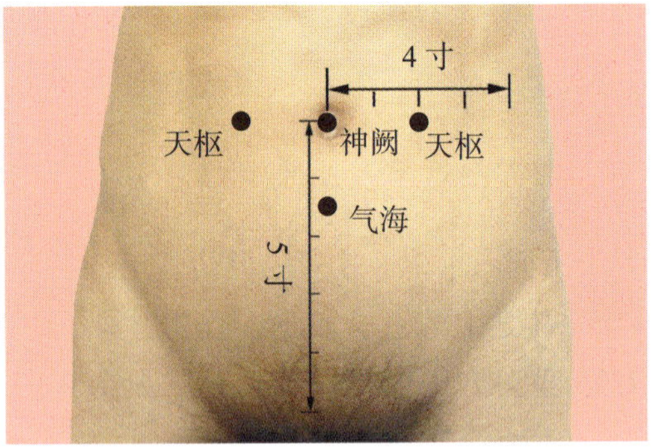

▲ 图 2–67 气海、神阙、天枢

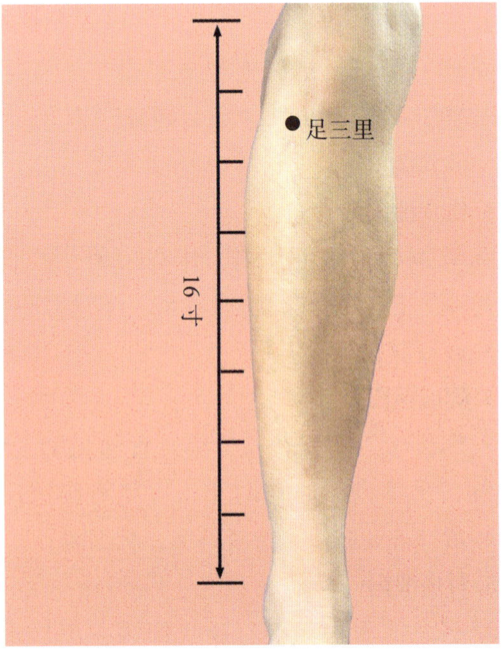

▲ 图 2–68 足三里

使其与药粉之比为 1∶15，浸泡 1 周后去渣取汁，蒸馏提纯后备用。应用时将脱脂棉或纱布在药液中浸泡，待脱脂棉或纱布吸取足量药液后，敷于穴位上，外盖油纸或塑料薄膜，胶布固定。每日 2 次，每次 30 分钟（图 2–69 和图 2–70）。

主治：伤食泄泻。

［**处方 6**］

方药：白芷 30g，干姜 30g，蜂蜜适量。

取穴：神阙。

用法：白芷、干姜研成细末，与蜂蜜调和成膏状，取适量涂于穴位上，盖以纱布，胶布固定。用热水袋或炒热的盐粒袋热敷，注意热敷时不可过热，防止烫伤皮肤。每日 1 次。

主治：脾虚泄泻。

［**处方 7**］

方药：苍术 15g，吴茱萸 15g，砂仁 15g，丁香 6g，胡椒 15 粒。

取穴：神阙。

用法：将上述药物研成细末，用植物油调成糊状，取适量涂于穴位上，盖以纱布，胶布固定。每日 1 次。

主治：脾虚泄泻。

［**处方 8**］

方药：诃子肉 120g，罂粟壳 120g，赤石脂

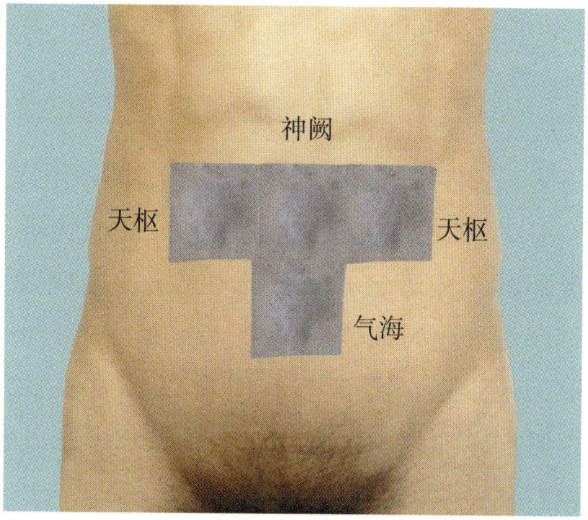

▲ 图 2–69　气海、神阙、天枢贴敷

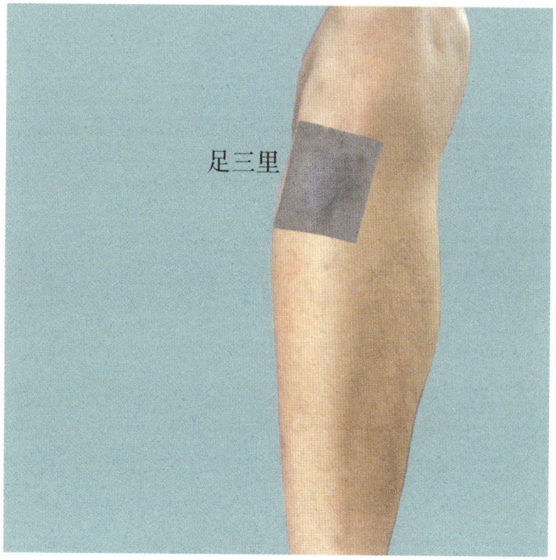

▲ 图 2–70　足三里贴敷

120g，煅龙骨 60g，乳香 15g，没药 15g，植物油 500g，黄丹 250g。

取穴：关元（图 2-71）。

关元，在下腹部，脐中下 3 寸，前正中线上。

用法：将上述药物研成细末，与植物油一同按膏药的制作方法熬至滴水成珠时用黄丹收膏，装瓶密封。用时取膏药适量，烘热，涂于牛皮纸或棉布上，分别贴于穴位处。每日或隔日换药 1 次（图 2-72）。

主治：肾虚泄泻。

［处方 9］

方药：肉豆蔻 60g，五味子 60g，补骨脂 120g，吴茱萸 30g。

取穴：神阙。

用法：将上述药物研成细末。用棉布制成 20cm × 20cm 的布袋，内铺薄棉花。将药末均匀地撒在棉花上，将布袋封口，盖于脐上，用布带束腰固定，5 日更换药末 1 次。

主治：肾虚泄泻。

［处方 10］

方药：苍术 30g，厚朴 30g，陈皮 30g，炙甘草 30g。

取穴：神阙。

用法：上述药物研成细末，炒热装入布袋中，热敷于穴位处，药凉后重复加热使用。注意热敷时药包不可过热，防止烫伤皮肤。每日 1 次。

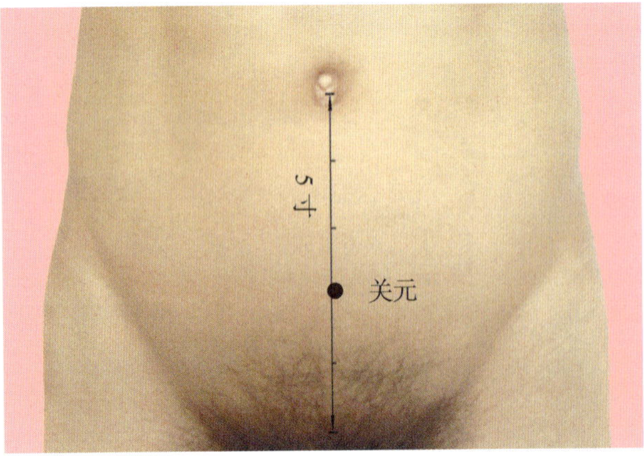

▲ 图 2-71　关元

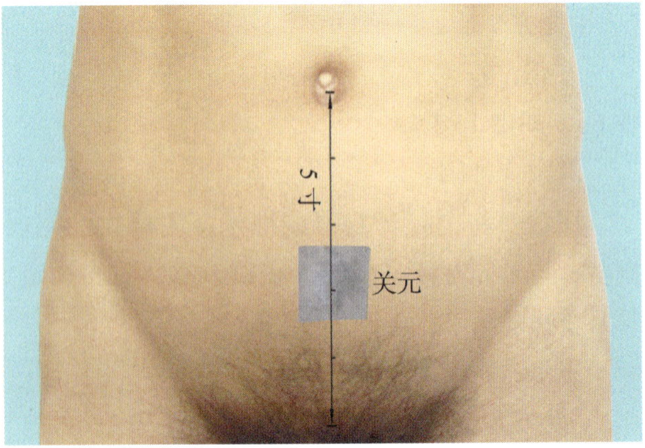

▲ 图 2-72　关元贴敷

主治：各种泄泻。

【附记】

急性泄泻患者应注意休息，注意饮食卫生，不吃腐败变质的食物，不喝生水。患病初期进食应以保证营养而不加重胃肠道病变部位的损伤为原则，一般宜选择清淡流质饮食，如浓米汤、淡果汁、面汤，忌食生冷油腻或刺激性食物。伤食泄泻者需要暂时禁食，以利于胃肠恢复。脱水过多者需要输液治疗。缓解期排便次数逐渐减少后，可进食少油的肉汤、牛奶、豆浆、蛋花汤、蔬菜汁等流质饮食，然后逐渐进食清淡、少油、少渣的半流质饮食。腹泻完全停止后，食物应以细、软、烂、少渣、易消化为宜，若食欲旺盛，需少食多餐。

九、便秘

【概述】

便秘指粪便在肛管内通过困难，运出时间延长，排出次数明显减少，粪质干硬成结，排出困难的病理现象。引起便秘的原因有肠道病变，全身性病变和神经系统病变，其中肠易激综合征是很常见的便秘原因。经常服用某些药物也易引起便秘。中医学认为便秘的病位在大肠，系大肠传导功能失常所致，与肺、肝、脾、肾关系密切。

【临床表现】

以排便困难为主症，或2日以上，甚至1周左右大便1次，粪质干硬，排出困难；或虽然每日大便1次，但粪质干燥坚硬，排出困难；或粪质并不干硬，也有便意，但排出困难等。常伴有腹胀、腹痛、头晕、便血等症状。

【辨证分型】

1. 热秘

大便干结，小便短赤，可伴有腹胀腹痛，面红身热，口干口臭，牙龈肿痛，甚者可见心烦失眠。舌红苔黄或黄燥，脉滑数。

2. 冷秘

大便排出艰涩，小便清长，可伴有小腹冷痛、四肢不温、喜热怕冷、腰酸腿重。舌质淡苔薄白，脉沉迟。

3. 气秘

大便干结，排出不畅，虽有便意却排不出，伴胸腹胀闷、疼痛，嗳气频出。舌苔薄腻，脉弦。

4. 虚秘

气虚见粪便不干却排便无力，伴有汗出、气短，便后疲乏，肢倦懒言，神疲乏力。舌质淡嫩，苔薄白，脉虚。

血虚见大便干燥呈球状，排出困难，伴头晕目眩，心悸，唇舌色淡，脉细涩。

【穴位贴敷治疗】

［处方 1］

方药：商陆 10g。

取穴：鸠尾（图 2–73）。

鸠尾，在上腹部，剑胸结合部下 1 寸，前正中线上。

用法：将商陆研成细末，用开水调成糊状，取适量涂于穴位处，盖以纱布，胶布固定（图 2–74）。

主治：热秘。

［处方 2］

方药：田螺 5 个。

取穴：神阙、气海。

用法：将田螺捣烂成泥状，敷于穴位处，胶布固定，每日 1 次。

主治：热秘。

［处方 3］

方药：巴豆 1g，肉桂 1g，吴茱萸 3g。

取穴：神阙、足三里。

用法：将上述药物研成细末，炒热，装入布

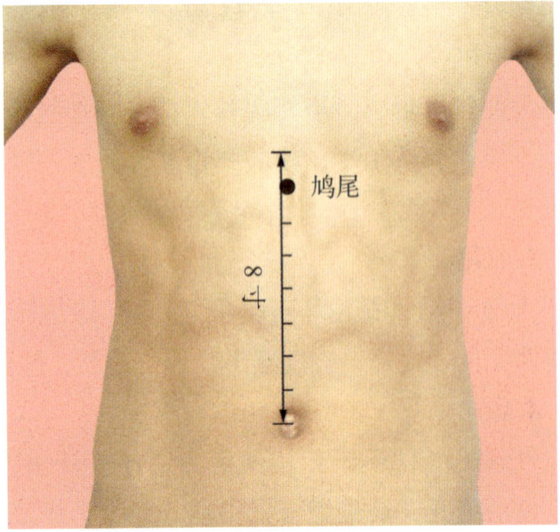

▲ 图 2–73　鸠尾

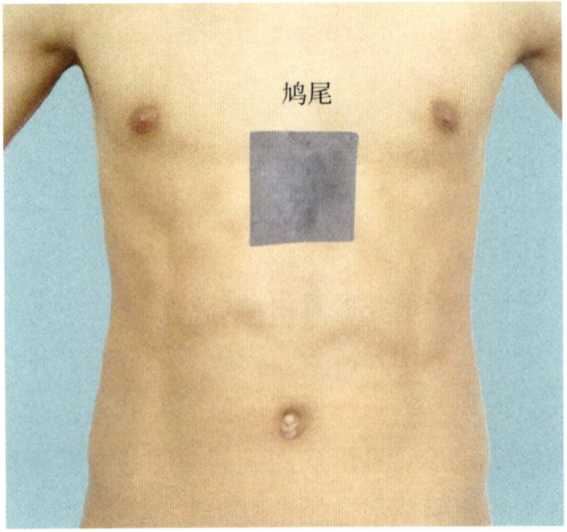

▲ 图 2–74　鸠尾贴敷

袋，热敷于穴位处。注意热敷时药包不可过热，防止烫伤皮肤。每日 1 次。

主治：冷秘。

［处方 4］

方药：生姜 30g，连须葱白 50g，食盐 15g，淡豆豉 10g，面粉适量。

取穴：神阙。

用法：上述药物一同捣烂成糊状，加入适量面粉，制成直径 3cm 的药饼，放在火上烘热，敷于穴位，冷后再换。每日 1 次，每次 6～12 小时。注意热敷时药饼不可过热，防止烫伤皮肤。

主治：气秘。

［处方 5］

方药：附子 15g，公丁香 15g，炮川乌 9g，白芷 9g，猪牙皂 9g，胡椒 3g，去皮大蒜 1 头。

取穴：神阙。

用法：大蒜捣烂，其余药物研成细末，用清水调成糊状，取适量涂于穴位，盖以纱布，胶布固定。每日 1 次。

主治：虚秘。

［处方 6］

方药：大戟 1.5g，大枣 5～10 个。

取穴：神阙。

用法：大戟与大枣一同捣烂成糊状，贴于穴位，每日 1 次。

主治：虚秘。

［处方 7］

方药：大黄 12g，麻子仁 8g，枳实 6g，巴豆 6g，麝香 0.3g，芒硝 8g。

取穴：神阙、上髎、次髎、中髎、下髎（图 2–75）。

神阙，在脐区，脐中央。

上髎，在骶区，正对第 1 骶后孔中。

次髎，在骶区，正对第 2 骶后孔中。

中髎，在骶区，正对第 3 骶后孔中。

下髎，在骶区，正对第 4 骶后孔中。

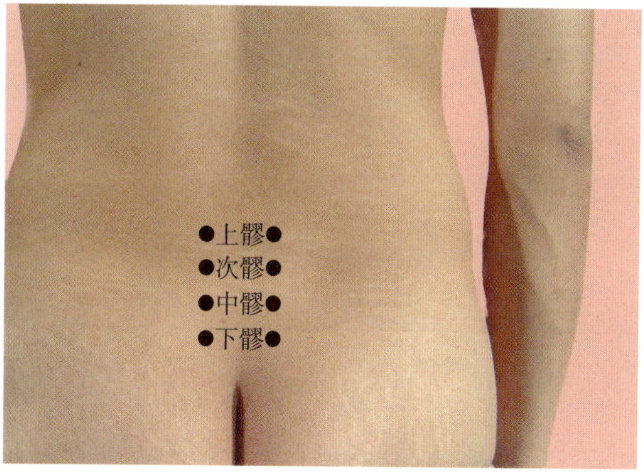

▲ 图 2–75　上髎、次髎、中髎、下髎

用法：上述药物研成细末，用油脂调成膏状，制成直径3cm的药饼，分别于穴位上贴敷4～6小时，每日1次（图2-76）。

主治：便秘。

【附记】

便秘虽不是大病，但十分痛苦，可导致一些并发症，宿便堆积在肠道里，不断产生各种毒气、毒素，造成肠内环境恶化、肠胃功能紊乱、内分泌失调、新陈代谢紊乱等。对高血压、冠心病患者来说，便秘是十分危险的。这类患者在排便时由于过度用力容易突发脑血管意外，导致死亡。

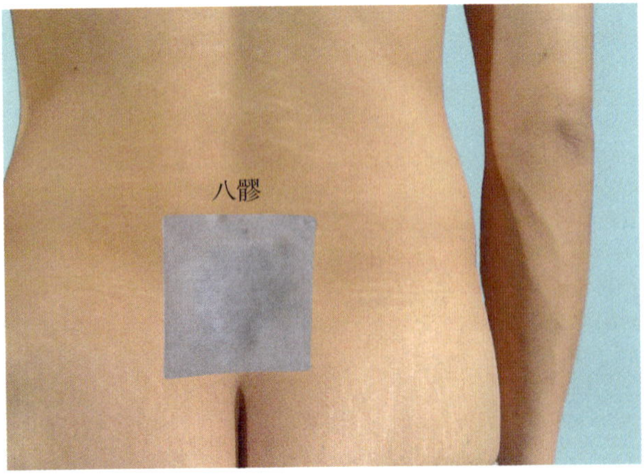

▲图2-76 上髎、次髎、中髎、下髎贴敷

便秘患者的主食应米、面和杂粮混食，有利于提高主食中蛋白质的生物利用价值。副食应以蔬菜为主，最好是新鲜蔬菜。避免不易消化及辛辣刺激食物，可以促进肠蠕动，防治便秘。当然，各种水果也是不可缺少的。坚果类的食物中多含有大量的油脂，能够润肠通便，也应该多吃。

十、胁痛

【概述】

胁痛是以一侧或两侧胁肋部疼痛为主要表现的病症。肝居胁下，其经脉布于两胁，胆附于肝，其脉亦循于胁，故胁痛多与肝胆疾病有关。凡情志抑郁，肝气郁结，或过食肥甘，嗜酒无度，或久病体虚，忧思劳倦，或跌仆外伤等皆可导致胁痛。辨证时应先分气血虚实，一般气郁者多为胀痛，痛处游走不定；血瘀者多为刺痛，痛有定处；虚证者多隐隐作痛；实证者多疼痛突发，痛势较剧。

【临床表现】

以一侧或两侧胁肋部疼痛为主症。疼痛性质有胀痛、刺痛、隐痛、闷痛、窜痛等，常反复发作。

【辨证分型】

1. 肝气郁结

胁肋胀痛，痛无定处，常因情绪波动而增减，胸闷不畅，嗳气频作，时欲太息，食欲减退，舌苔薄，脉弦。

2. 气滞血瘀

胁肋刺痛，痛处不移，痛甚拒按，晚间尤重，肋下或可触及结块，舌质紫暗，或有瘀点，脉沉涩。

3. 肝胆湿热

胸闷胁痛，口干口苦，可见恶寒发热，恶心呕吐，纳差，或伴黄疸。舌红苔黄腻，脉弦滑数。

4. 肝阴不足

胁痛隐隐，绵绵不休，头晕目眩，虚烦少寐，口干咽燥。舌红苔少，脉沉弦细或细数。

【穴位贴敷治疗】

［处方 1］

方药：白芥子 20g，吴茱萸 20g。

取穴：章门、京门（图 2–77）。

章门，在侧腹部，第 11 肋游离端下际。

京门，在上腹部，第 12 肋游离端下际。

用法：上述药物研成细末，用清水调成糊状，取适量涂于穴位，干后换药，每日 3 次（图 2–78）。

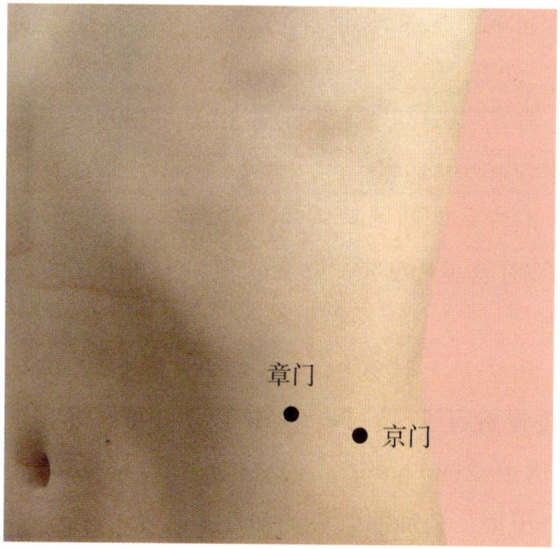

▲ 图 2–77 章门、京门

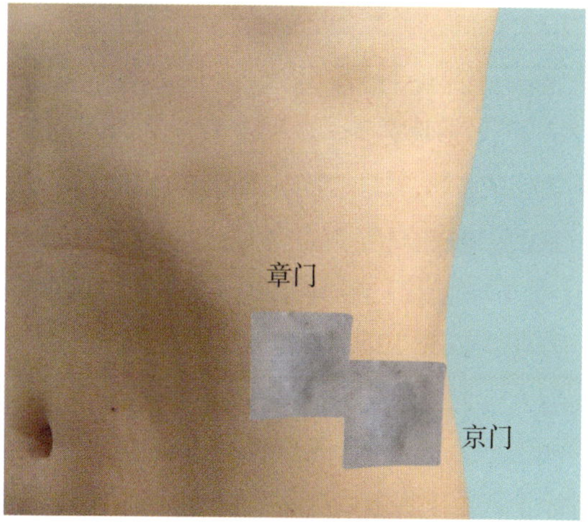

▲ 图 2–78 章门、京门贴敷

主治：胁痛属肝气郁结者。

［处方 2］

方药：柴胡 10g，青皮 30g，龙胆草 50g，延胡索 50g，醋适量。

取穴：期门、阿是穴（图 2–79）。

期门，在胸部，第 6 肋间隙，前正中线旁开 4 寸。

用法：上述药物研成细末，用醋调成糊状，取适量涂于穴位，盖以纱布，胶布固定。每日 1 次（图 2–80）。

主治：胁痛属肝气郁结者。

［处方 3］

方药：青皮适量。

取穴：阿是穴。

用法：青皮打碎，拌醋炒热后装入布袋内，热敷痛处，冷则更换。注意热敷时药包不可过热，防止烫伤皮肤。每日 2 次，每次 30 分钟。

主治：胁痛属气滞血瘀者。

［处方 4］

方药：三棱 12g，莪术 10g。

取穴：阿是穴。

用法：上述药物研成细末，用麻油调成糊状，取适量涂于穴位上，盖以纱布，胶布固定。每日 1 次。

主治：胁痛属气滞血瘀者。

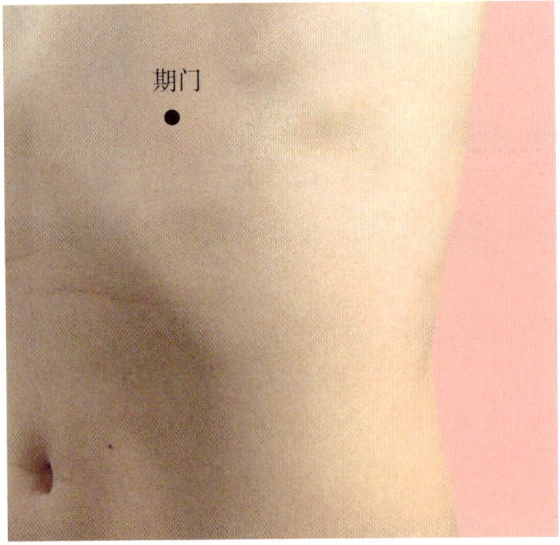

▲ 图 2–79　期门

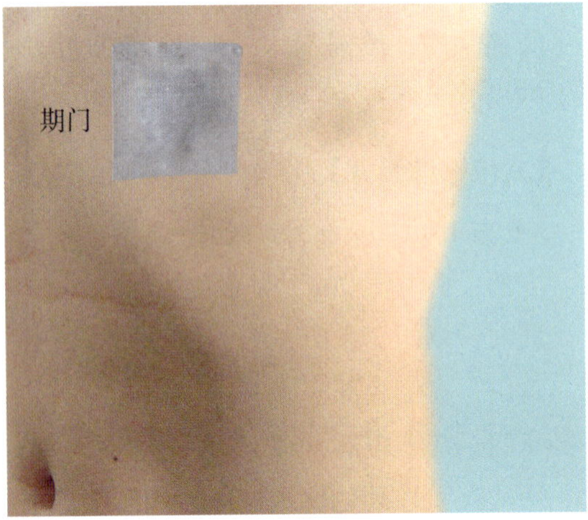

▲ 图 2–80　期门贴敷

［处方 5］

方药：栀子 10g，大黄 10g，芒硝 10g，乳香 3g，冰片 1g，蜂蜜、75% 乙醇各适量。

取穴：阿是穴。

用法：上述药物研成细末，用蜂蜜和乙醇调成糊状，取适量涂于穴位上，盖以纱布，胶布固定。每日 1 次，每次 8～12 小时。

主治：胁痛属肝胆湿热者。

［处方 6］

方药：青黛 20g，瓜蒂 20g，冰片 5g，大蒜适量。

取穴：臂臑（图 2-81）。

臂臑，在臂部，曲池上 7 寸，三角肌前缘处。

用法：将上述药物研成细末，与大蒜捣烂成糊状，取适量涂于穴位上，盖以纱布，胶布固定。每 2 周 1 次，3 次为 1 个疗程（图 2-82）。

主治：胁痛属肝胆湿热者。

［处方 7］

方药：白芥子 30g，鸡蛋 1 枚。

取穴：阿是穴。

用法：将白芥子捣烂，与鸡蛋清搅拌均匀后取适量涂于穴位上，盖以纱布，胶布固定。每日 1 次。

主治：胁痛属肝阴不足者。

［处方 8］

方药：川芎 12g，香附 10g，柴胡 6g，芍药 6g，青皮 6g，枳壳 6g。肝气郁结者加夏枯草 30g，

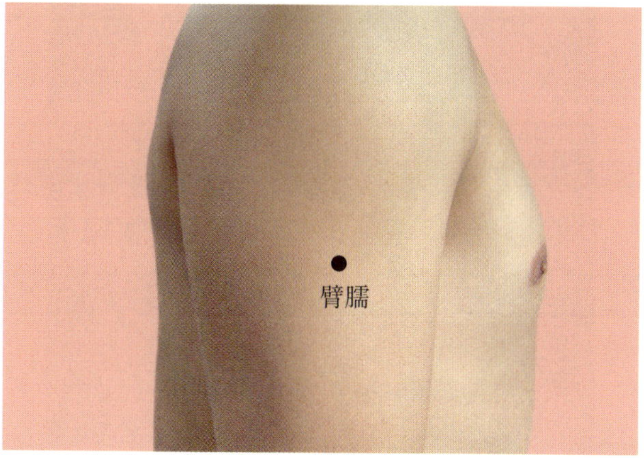

▲ 图 2-81　臂臑

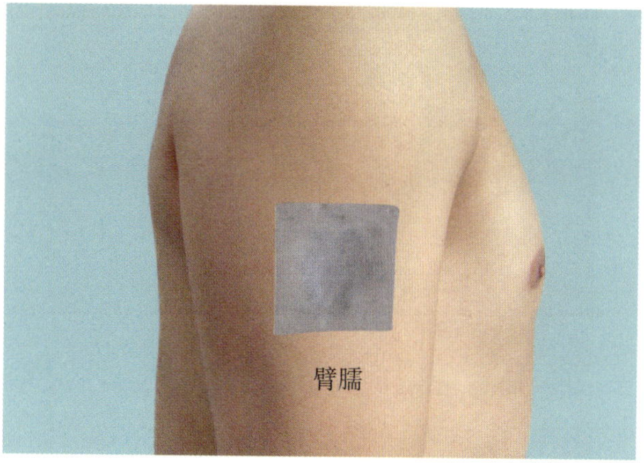

▲ 图 2-82　臂臑贴敷

钩藤 12g，法罗海 12g；气滞血瘀者加鸡血藤 20g，桃仁 6g，骨碎补 12g。

取穴：大包、章门、期门、阿是穴（图 2–83）。

大包，在胸外侧区，第 6 肋间隙，腋中线上。

章门，在侧腹部，第 11 肋游离端下际。

期门，在胸部，第 6 肋间隙，前正中线旁开 4 寸。

用法：上述药物研成细末，用麻油调成糊状，取适量涂于穴位，盖以纱布，胶布固定。每日 1 次（图 2–84）。

主治：胁痛。

【附记】

胁痛皆与肝的疏泄功能失常有关。精神愉快，情绪稳定，气机条达，对预防与治疗胁痛有着重要的作用。除注意休息，劳逸结合外，还应多食蔬菜、水果、瘦肉等清淡而富有营养的食物。饮

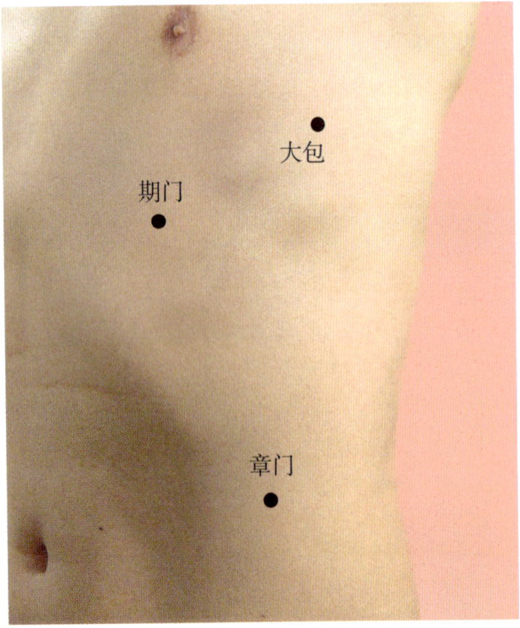

▲ 图 2–83 大包、章门、期门

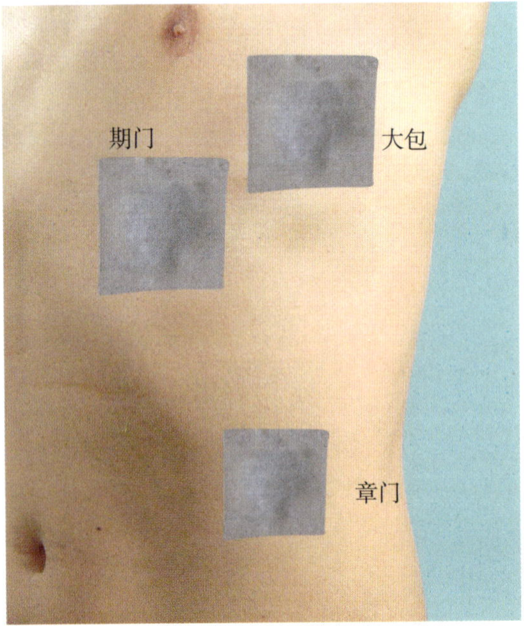

▲ 图 2–84 大包、章门、期门贴敷

食尤应注意忌酒，忌生冷、易生胀气之物，忌肥甘厚味和辛温助热之品，以免加剧肝胆负担，使症状加重或复发。

十一、黄疸

【概述】

黄疸是指巩膜及全身黄染，以目黄、皮肤泛黄、小便黄为特征的一种疾病，又称黄胆、黄病。临床辨证时应先分虚实，阳黄起病迅速，病程较短，黄色较鲜亮，多属实证、热证；阴黄起病缓慢，病程较长，黄色较晦暗，多属虚证、寒证；急黄起病急骤，变化迅速，多属虚实夹杂，寒热错综之证。本病与现代医学论述的黄疸意义相同，由于血清中胆红素升高致使皮肤、黏膜和巩膜发黄，通常血液胆红素浓度高于2～3mg/dl（34～51μmol/L）时，出现肉眼可辨别的颜色。某些肝病（如肝硬化，病毒性肝炎）、胆囊病（如溶血性黄疸，胆囊结石）、血液病（如钩端螺旋体病）等经常会引发黄疸的症状。

【临床表现】

以目黄、身黄、小便黄等“三黄症”为主症，尤以眼睛巩膜发黄最为明显。患病之初可无黄疸，而以恶寒发热、纳呆、呕恶、身重肢倦等类似感冒症状为主，三五日后才逐渐出现黄疸。

【辨证分型】

1. 阳黄之热毒炽盛

身目深黄，色泽鲜明，发病急骤，黄疸迅速加深，壮热，心烦不宁，或神昏谵语，鼻衄便血，肌肤斑疹，口渴喜冷饮，腹胀胁痛。舌质红绛，苔黄燥，脉弦数或弦细数。

2. 阳黄之湿热内蕴

身目色黄，颜色鲜明，或见发热，口渴，心中懊恼，身倦无力，脘腹胀满，食少纳呆，厌恶油腻，恶心呕吐，小便深黄或短赤，大便秘结。舌苔黄腻，脉滑数。

3. 阴黄之寒湿内阻

身目俱黄，色泽晦暗如烟熏，畏寒肢冷，神疲乏力，脘闷或腹胀，纳呆，便溏，口淡不渴，小便不利。舌淡胖大，苔白腻，脉濡缓。

4. 阴黄之瘀血停滞

身目色黄而晦暗，胁下胀痛拒按，或见腹水，腹壁青筋暴露，颈胸部位出现红丝赤缕，大便黑。舌质隐青或舌淡有瘀斑，脉弦涩。

5. 急黄

身目俱黄，出现较快，见寒热往来，右胁绞

痛牵引至肩背，恶心呕吐，口苦咽干，厌恶油腻，小便深黄，大便灰白，舌红苔黄腻，脉弦数。

【穴位贴敷治疗】

［处方 1］

方药：大黄 60g，芒硝 60g，山栀子 60g，茵陈 80g，金钱草 30g，冰片 5g，蜂蜜适量。

取穴：日月、期门、神阙（图 2–85）。

日月，在胸部，第 7 肋间隙，前正中线旁开 4 寸。

期门，在胸部，第 6 肋间隙，前正中线旁开 4 寸。

神阙，在脐区，脐中央。

用法：上述药物研成细末，用蜂蜜调成糊状，取适量涂于穴位上，盖以纱布，胶布固定。用热水袋或炒热的盐粒袋热敷，注意热敷时不可过热，防止烫伤皮肤。每日 1 次，10 次为 1 个疗程（图 2–86）。

主治：阳黄属热毒炽盛者。

［处方 2］

方药：黄连 20g，黄芩 20g，黄柏 20g，大黄 20g，青黛 10g，蜂蜜适量。

取穴：期门。

用法：上述药物研成细末，用蜂蜜调成糊状，取适量涂于穴位上，盖以纱布，胶布固定。每日 1 次，10 次为 1 个疗程。

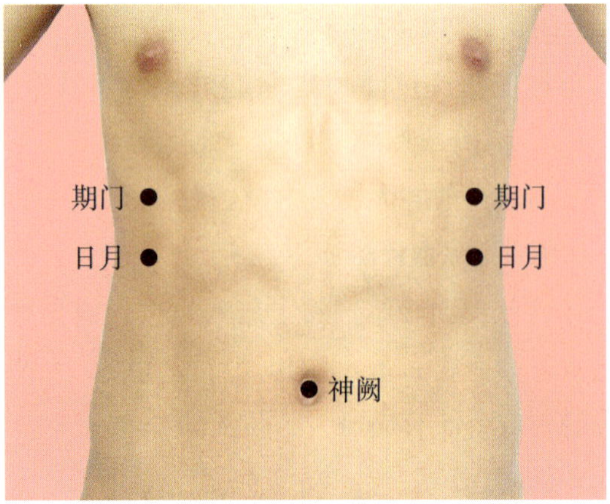

▲ 图 2–85 日月、期门、神阙

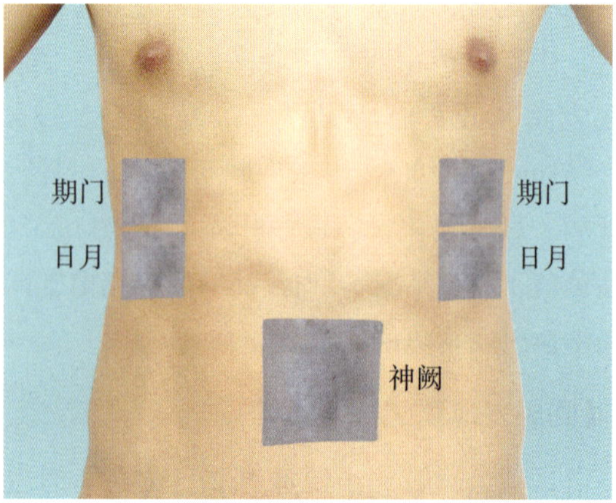

▲ 图 2–86 日月、期门、神阙贴敷

主治：阳黄属热毒炽盛者。

［处方 3］

方药：砂仁 30g，明矾 16g，白糖 50g，鲫鱼 1 条。

取穴：神阙、至阴（图 2-87）。

神阙，在脐区，脐中央。

至阴，在足小趾末节外侧，趾甲根角侧后方 0.1 寸。

用法：上述药物研成细末，鲫鱼去骨、去内脏后捣烂，将药末和鱼肉调成糊状。取适量涂于穴位上，盖以纱布，胶布固定。每日 1 次（图 2-88）。

主治：阳黄属湿热内蕴者。

［处方 4］

方药：陈皮 15g，厚朴 15g，苍术 24g，茵陈 24g，甘草 9g，食醋适量。

取穴：神阙。

用法：上述药物研成细末，用食醋调成糊状，制成直径 3cm 的药饼，贴于穴位上，盖以纱布，胶布固定。每日 1 次。

主治：阳黄属湿热内蕴者。

［处方 5］

方药：茵陈 30g，栀子 30g，大黄 30g，芒硝 30g，杏仁 18g，常山 12g，鳖甲 12g，巴豆霜

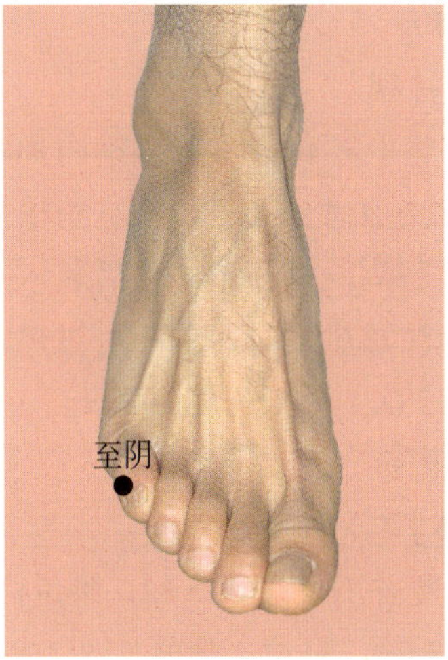

▲ 图 2-87　至阴

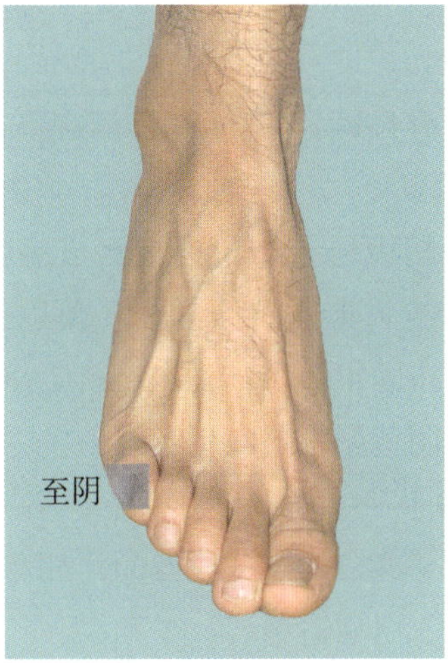

▲ 图 2-88　至阴贴敷

12g，豆豉 50g。

取穴：神阙。

用法：将上述药物放入砂锅内加水浸泡，按中药煎制方法煎煮，去渣取液。用棉球或纱布蘸取药液擦拭脐周。将药渣炒热后装入布袋内，热敷穴位处。注意热敷时药包不可过热，防止烫伤皮肤。每日 2 次，每剂药可用 2 日。

主治：阳黄。

［处方 6］

方药：麝香 1g，胡椒 5 粒，鲫鱼背肉 2 块。

取穴：神阙、肝俞、脾俞（图 2–89）。

神阙，在脐区，脐中央。

肝俞，在脊柱区，第 9 胸椎棘突下，后正中线旁开 1.5 寸。

脾俞在脊柱区，第 11 胸椎棘突下，后正中线旁开 1.5 寸。

用法：胡椒研末与鱼肉捣烂成糊状，制成药饼。用时取少许麝香置于穴位，覆以药饼，再盖以纱布，胶布固定。每日 1 次（图 2–90）。

主治：阴黄属寒湿内阻者。

［处方 7］

方药：茵陈 30g，丁香 20g，胡椒 30 粒，新鲜鲫鱼 1 条，白酒适量。

取穴：神阙、肝俞、脾俞、阳陵泉。

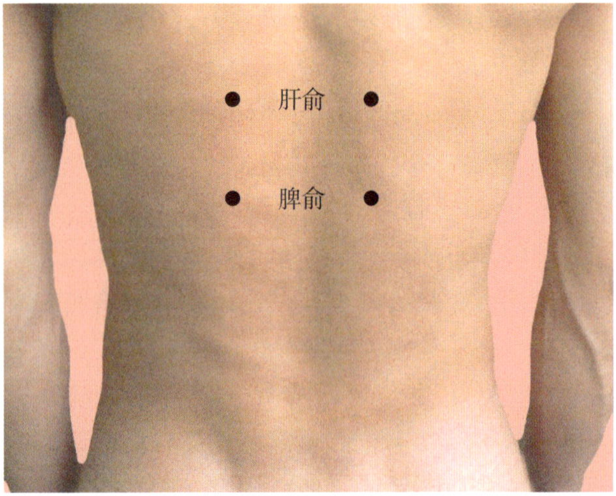

▲ 图 2–89　肝俞、脾俞

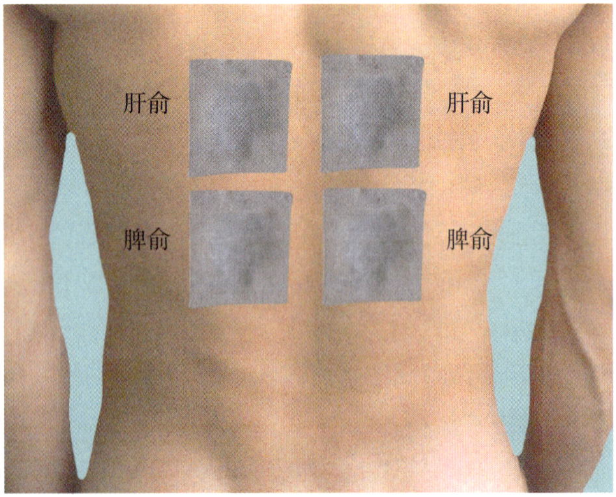

▲ 图 2–90　肝俞、脾俞贴敷

用法：上述药物研成细末，鲫鱼去骨、去内脏后捣烂，用白酒将药末和鱼肉调成糊状。取适量涂于穴位上，盖以纱布，胶布固定。每日 2 次，7 次为 1 个疗程。

主治：阴黄。

［**处方 8**］

方药：丁香 12g，茵陈 50g。

取穴：四肢及周身。

用法：将上述药物放入砂锅内加水浸泡，按中药煎制方法煎煮，去渣取液。用棉球或纱布蘸取药液擦拭四肢及周身。每日 1～2 次，10 次为 1 个疗程。

主治：阴黄。

［**处方 9**］

方药：苦丁香 10g，白胡椒 10g，白丁香 10g。

取穴：鼻窍。

用法：将上药研成细末，装瓶备用。用时取少许吹入鼻中，以流出黄水为度。每日 3 次，10 日为 1 个疗程，病愈停用。吹药入鼻中时可含水于口中以防止药末误入气道。

主治：急黄。

【附记】

黄疸患者应注意休息，保持心情舒畅，饮食宜清淡，尤应注意忌酒，忌生冷、易生胀气之物，忌肥甘厚味和辛温助热之品，以免加剧肝胆负担，使症状加重。

黄疸经常伴随其他疾病出现，如伴发热，见于急性胆管炎、肝脓肿、钩端螺旋体病、败血症、大叶性肺炎等，病毒性肝炎或急性溶血可先有发热而后出现黄疸；伴上腹剧烈疼痛，见于胆道结石、肝脓肿或胆道蛔虫病；伴持续性右上腹钝痛或胀痛，见于病毒性肝炎、肝脓肿或原发性肝癌；伴肝明显肿大，质地坚硬，表面凹凸不平有结节，见于原发性或继发性肝癌；伴肝肿大不明显而质地较硬，边缘不整，表面有小结节，见于肝硬化。临床应针对病因对证治疗，以免贻误。

本病一旦发现，应立即隔离治疗，并对其餐具、用具加以消毒，将其排泄物深埋或用漂白粉消毒。黄疸经治疗消退后，不宜马上停药，应根据病情继续治疗，以免复发。

十二、水肿

【概述】

水肿是指体内水液潴留，泛溢肌肤而引起头面、眼睑、四肢、腹背，甚至全身浮肿的疾病。中医学认为，水肿是全身气化功能障碍的一种表现，与肺、脾、肾、三焦各脏腑密切相关。水肿依据症状表现不同而分为阳水、阴水两类，阳水发病急，初起面目微肿，继则遍及全身，腰以上肿甚；阴水发病较缓，足跗水肿渐及周身，腰以下为甚。水肿常见于现代医学的肾炎、慢性肺源性心脏病、肝硬化、营养障碍及内分泌失调等疾病。

【临床表现】

以头面、眼睑、四肢、腹背或全身浮肿为主症。

【辨证分型】

1. 阳水之风水泛滥

浮肿先见于面部，尤其是眼睑部，继而遍及全身，兼见小便不利，发热恶寒，恶风，头痛，肢体关节酸痛。偏风热者见咽部肿痛，舌红，脉浮数；偏风寒者见喘咳，舌苔薄白，脉浮或紧。

2. 阳水之湿毒浸淫

头面四肢或全身性的浮肿，恶风发热，可见身发疮痍，甚者溃烂。舌红，苔薄黄，脉浮数或滑数。

3. 阳水之水湿浸渍

全身水肿，按之没指，小便短少，肢体困重，胸闷，纳呆泛恶。舌苔白腻，脉沉缓。

4. 阳水之湿热壅盛

遍身浮肿，皮肤紧绷而亮，胸脘痞闷，烦热口渴，痰多黄稠，小便短赤或见大便干结。舌苔黄腻，脉濡数。

5. 阴水之脾阳虚损

浮肿以腰以下为甚，按之凹陷不易恢复。脘腹胀满，纳少便溏，面色微黄，神疲肢冷。舌质淡，舌苔白腻或白滑，脉沉缓。

6. 阴水之肾气衰微

全身高度水肿，腰以下尤甚，按之凹陷不易恢复。兼见心悸气促，四肢厥冷，神疲畏寒，少尿。舌质淡，舌苔白，脉沉细或沉迟无力。

【穴位贴敷治疗】

［处方 1］

方药：苍术 9g，厚朴 7g，陈皮 9g，甘草 10g，白术 9g，泽泻 9g，猪苓 12g，茯苓 12g。

取穴：神阙。

用法：上述药物研成细末，炒热后装入布袋内，热敷穴位。注意，热敷时药包不可过热，防止烫伤皮肤。每日 1 次。

主治：阴水之脾阳虚损。

［处方 2］

方药：大蒜 20g，蓖麻子 60g。

取穴：涌泉。

用法：大蒜去皮，蓖麻子去壳，一同捣烂，以纱布包裹，压制成饼状。于晚上敷于穴位处，胶布固定，次日清晨揭去，连续 7 日为 1 个疗程。

主治：阴水之肾气衰微。

［**处方 3**］

方药：蝼蛄 5 个。

取穴：神阙。

用法：将蝼蛄捣烂成泥状，纱布包裹后敷于穴位上，每 2 日一换。

主治：各种水肿。

［**处方 4**］

方药：大戟 10g，甘遂 10g，芫花 10g，海藻 10g，面粉适量，食醋适量。

取穴：阿是穴。

用法：上述药物研成细末，与面粉一同用食醋调成糊状，取适量涂于水肿处，盖以纱布，胶布固定。

主治：阳水之水湿浸渍。

［**处方 5**］

方药：牵牛子 15g，煅皂角 9g，木香 9g，沉香 9g，乳香 9g，没药 9g，琥珀 3g，砂糖 30g。

取穴：气海（图 2–91）。

气海，在下腹部，脐中下 1.5 寸，前正中线上。

用法：将上述药物研成细末，与砂糖一同拌匀炒热后装入布袋内，热敷穴位处。注意热敷时药包不可过热，防止烫伤皮肤。每日 1 次（图 2–92）。

主治：各种水肿。

［**处方 6**］

方药：地龙 10g，甘遂 10g，猪苓 10g，硼砂 10g，生姜适量，食醋适量。

取穴：神阙。

用法：将上述药物研成细末，生姜榨汁，用食醋和姜汁将药末调成糊状，取适量涂于穴位上，盖以纱布，胶布固定。每日 2 次。

主治：阳水之水湿浸渍。

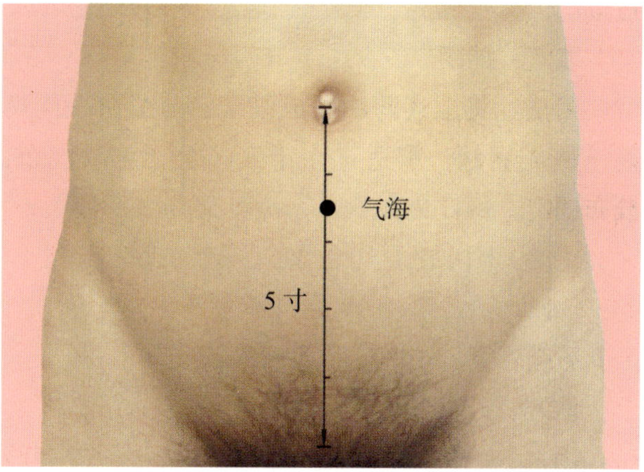

▲ 图 2–91　气海

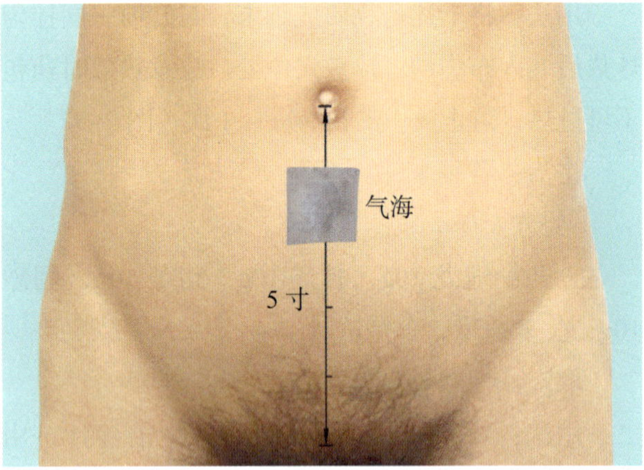

▲ 图 2-92　气海贴敷

［处方 7］

方药：地龙 50g，猪苓 50g，朱砂 50g，葱白适量。

取穴：神阙。

用法：将上述药物研成细末，与葱白一同捣烂，调成糊状，取适量涂于穴位上，盖以纱布，胶布固定。每日 2 次。

主治：阴水之肾气衰微。

［处方 8］

方药：酒糟 1500g。

取穴：涌泉。

用法：将酒糟蒸热，趁热包在脚上，外裹纱布，以汗出为度，每日 2 次。

主治：各种水肿。

【附记】

水肿初期，应无盐饮食，待肿势渐退后，再进行低盐饮食，病情好转后可逐渐适当增加盐量。治疗期间应忌食辛辣、生冷、肥厚之品，同时忌烟、忌酒。

十三、癃闭

【概述】

癃闭是指以小便量少，排尿困难，甚则小便闭塞不通为主症的一种疾病，其中小便不畅，点滴而短少，病势较缓者称为癃；小便闭塞，点滴不通，病势较急者称为闭。癃与闭都是指排尿困难，二者只是在程度上有差别，多合称为癃闭。癃闭有虚实之分，实证多因湿热、气结、瘀血阻碍气化运行；虚证多因中气、肾阳亏虚而气化不行。癃闭包括现代医学各种原因引起的尿潴留及无尿症。

【临床表现】

以排尿困难为主症，常伴小腹胀满。病情严重时，可见头晕，心悸，喘促，浮肿，恶心呕吐，视物模糊，甚至昏迷抽搐等尿毒内攻症状。

【辨证分型】

1. 膀胱湿热

小便点滴不通，或量极少而短赤灼热，小腹胀满，口苦口黏，或口渴不欲饮，兼见大便不畅，舌质红，苔黄腻，脉数或滑数。

2. 肺热壅盛

小便不畅或点滴不通，咽干，烦渴欲饮，呼吸急促，或有咳嗽，舌红，苔薄黄，脉数。

3. 肝郁气滞

小便不通或通而不畅，情志抑郁，口苦易怒，胁腹胀满，舌红，苔薄黄，脉弦。

4. 瘀血内阻

小便点滴而下，或尿如细线，甚则阻塞不通，小腹胀满疼痛。舌质紫暗，或有瘀点，脉涩。

5. 中气不足

小腹坠胀，时欲小便而不得出，或量少不畅，兼见小腹坠胀、神倦纳少，气短而语声低细。舌质淡苔薄白，脉细弱。

6. 肾阳虚衰

小便不通，或点滴不爽，面色发白，腰膝冷痛。舌质淡，脉沉弱。

【穴位贴敷治疗】

［处方 1］

方药：巴豆 15g，黄连 15g，葱白适量。

取穴：神阙。

用法：将上述药物研成细末，葱白榨汁，二者混合成糊状，制成药饼，置于脐上，用艾条灸。

主治：癃闭属膀胱湿热者。

［处方 2］

方药：生姜 30g，葱白 20g，豆豉 20g，穿山甲（代）15g，盐 3g，大蒜 2 头，黄酒适量。

取穴：神阙。

用法：将上述药物一同捣烂成糊状，制成药饼，烘热后贴于穴位上，胶布固定。

主治：癃闭属肺热壅盛者。

［处方 3］

方药：皂角 15g，半夏 10g，麝香 0.3g，面粉、黄酒、生姜各适量。

取穴：神阙。

用法：皂角与半夏研成细末，与麝香、面粉拌匀，生姜榨汁，用黄酒、生姜汁将面粉与药末调成糊状，制为药饼。用时敷于穴位上并用胶布固定，热水袋或炒热的盐粒袋热敷，注意热敷时不可过热，防止烫伤皮肤。每日 1 次。

主治：癃闭属肝郁气滞者。

［处方 4］

方药：麝香 0.3g，血竭 1g。

取穴：神阙。

用法：将上述药物研成细末，填于脐中，胶布固定。每日 1 次。

主治：癃闭属瘀血内阻者。

［处方 5］

方药：党参 30g，当归 15g，川芎 9g，柴胡 9g，升麻 9g。

取穴：会阴（图 2-93）。

会阴，在会阴部。男性当阴囊根部与肛门连线的中点，女性当大阴唇后联合与肛门连线的中点。

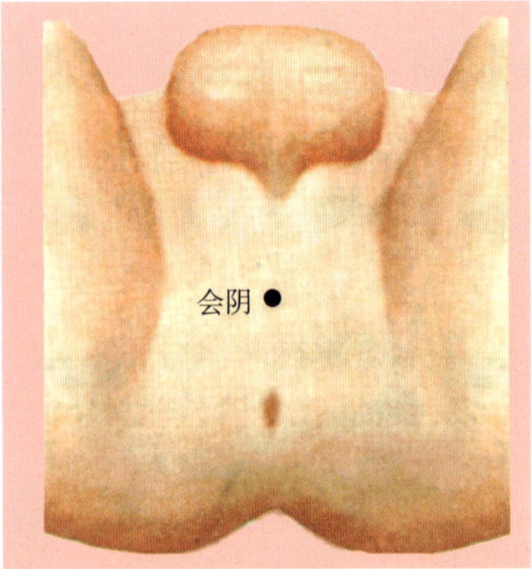

▲ 图 2-93　会阴

用法：将上述药物研成细末，与植物油一同按膏药的制作方法熬至滴水成珠时用黄丹收膏，装瓶密封。用时取膏药适量，烘热，涂于牛皮纸或棉布上，分别贴于穴位。每日或隔日换药 1 次（图 2-94）。

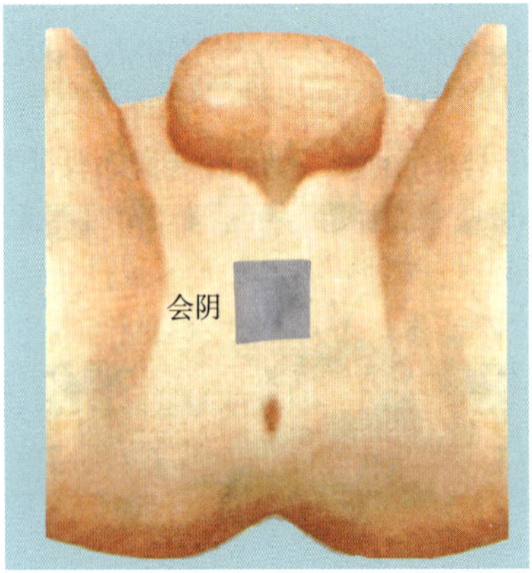

▲ 图 2-94　会阴贴敷

主治：癃闭属中气不足者。

［处方 6］

方药：①大蒜 120g，芒硝 30g；②大黄 150g，食醋 200ml。

取穴：肾俞、膀胱俞（图 2-95）。

肾俞，在脊柱区，第 2 腰椎棘突下，后正中线旁开 1.5 寸。

膀胱俞，在骶区，横平第 2 骶后孔，骶正中嵴旁开 1.5 寸。

用法：大蒜与芒硝一同捣烂成糊状，取适量敷于穴位处。第 2 日取大黄与食醋调和成糊状，取适量敷于穴位处。两种方法轮换使用（图 2–96）。

主治：癃闭属肾阳虚衰者。

［处方 7］

方药：磁石 5g，商陆 5g，麝香 0.1g。

取穴：神阙、关元。

用法：将磁石、商陆研成细末后与麝香混合均匀，取适量铺于穴位上，胶布固定。每日 1 次。

主治：产后癃闭。

［处方 8］

方药：葱白 500g，白矾 12g。

取穴：气海、关元。

用法：白矾碾成粉状，葱白捣烂，两者混合成糊状，取适量涂于穴位上，盖以纱布，胶布固定。每日 1 次。

主治：癃闭。

［处方 9］

方药：艾叶 60g，菖蒲 30g。

取穴：神阙。

用法：将上述药物研成细末，炒热后装入布袋内，热敷穴位处。注意热敷时药包不可过热，

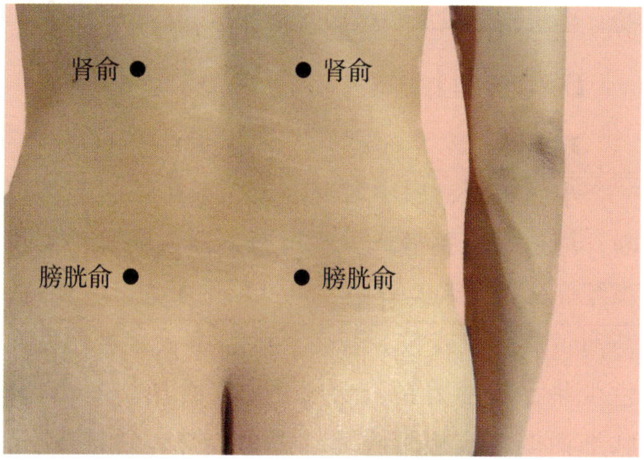

▲ 图 2–95　肾俞、膀胱俞

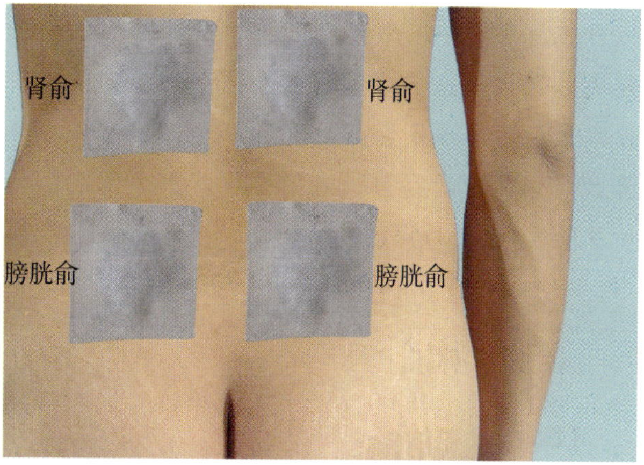

▲ 图 2–96　肾俞、膀胱俞贴敷

防止烫伤皮肤。每日1次。

主治：癃闭。

［处方10］

方药：甘遂5g，甘草5g。

取穴：神阙。

用法：将上述药物研成细末，填于脐中，胶布固定。每日1次。

主治：癃闭。

【附记】

患者应保持心情舒畅，消除紧张情绪，切忌忧思恼怒。应勤锻炼身体，避免久坐少动，尽量做到起居生活有规律，并减少对癃闭治疗有影响的各种因素，如憋尿，纵欲过度。

尿潴留需导尿患者，必须严格执行规范操作，避免细菌入侵，应经常保持会阴部卫生。鼓励多饮水，保证每日尿量在2500ml以上。宜每4小时开放导尿管1次，当患者能自行解出小便时，尽快拔除导尿管，切忌持续引流。

十四、淋证

【概述】

淋证是指以小便频数量少，排出不畅，尿道灼热疼痛，小腹拘急，痛引腰腹为主要表现的病症。小便涩滞者为气淋；遇劳即发者为劳淋；小便浑浊者为膏淋；尿中带血者为血淋；尿中带砂石者为石淋。临床见淋证还应详辨虚实，气淋实证兼见胸胁胀满，舌青脉弦；虚证多兼气短面白，舌淡脉细。血淋实证尿色鲜红，苔黄脉滑；虚证则尿血色淡，舌淡脉细。膏淋实证兼见舌红脉数；虚证则舌淡脉细。本病的临床表现类似于现代医学所指的急慢性尿路感染、泌尿道结核、尿路结石、急慢性前列腺炎、乳糜尿及尿道综合征等病。

【临床表现】

以尿频、尿急、尿痛为主症，常伴有排尿不畅、小腹拘急或痛引腰腹等症状。

【辨证分型】

1. 石淋

小便艰涩，尿中时夹砂石，或排尿时突然中断，尿道窘迫疼痛，少腹拘急，往往突发一侧腰腹绞痛，甚则牵及外阴，可见尿中带血。舌质红，苔薄黄，脉弦或数。若病久砂石不去，可伴见面色少华，精神委顿，少气乏力，舌淡边有齿印，脉细而弱；或腰腹隐痛，手足心热，舌红少苔，脉细数。

2. 膏淋

小便浑浊如米泔水，或滑腻如膏脂，上有浮油如脂，置之沉淀如絮状，或混有血液、血块。实证伴见尿道热涩疼痛，口干，舌质红，苔黄腻，脉濡数。虚证表现为久病不已，反复发作，淋出如脂，小便涩痛反见减轻，但形体日渐消瘦，头昏无力，腰酸膝软，舌质淡，苔腻，脉细弱无力。

3. 气淋

实证表现为郁怒之后小便涩滞，便后余沥不尽，少腹胀满疼痛，苔薄白，脉沉弦。虚证表现为尿时涩滞，小腹坠胀，尿有余沥，面白不华，舌质淡，脉虚细无力。

4. 血淋

实证表现为小便热涩刺痛，尿色深红，或夹有血块，小腹疼痛急剧，舌苔黄，脉滑数。虚证表现为尿色淡红，尿痛不明显，见腰酸膝软，神疲乏力，舌淡红，脉细数。

5. 劳淋

小便淋沥不已，时作时止，遇劳即发，痛不甚，可见腰酸膝软，神疲乏力，舌质淡，脉细弱。中气下陷者可见少腹坠胀，尿频涩滞，余沥难尽，不耐劳累，少气懒言；肾阴虚者可见舌红苔少；阴虚火旺者则颧红低热，小便黄赤伴有灼热不适感。

6. 热淋

小便频急短涩，尿道灼热刺痛，尿色黄赤，少腹拘急胀痛，或有寒热，口苦，呕恶，或腰痛拒按，或有大便秘结，苔黄腻，脉滑数。

【穴位贴敷治疗】

［**处方 1**］

方药：虎杖根 100g，乳香 15g，琥珀 10g，麝香 4g，葱白适量。

取穴：神阙、肾俞、膀胱俞。

用法：将上述药物一同捣烂，取适量涂于穴位上，盖以纱布，胶布固定。每日 1 次。

主治：石淋。

［**处方 2**］

方药：田螺 7 只，淡豆豉 10 粒，连须葱头 3 个，鲜车前草 3 棵，盐少许。

取穴：神阙。

用法：上述药物一同捣烂成糊状，制成药饼敷于穴位处。每日 1 次。

主治：石淋。

［**处方 3**］

方药：生川乌 100g，生草乌 100g，生姜 100g，白酒适量。

取穴：关元、气海、肾俞、膀胱俞、大肠俞（图 2–97）。

关元，在下腹部，脐中下 3 寸，前正中线上。

气海，在下腹部，脐中下 1.5 寸，前正中线上。

肾俞，在脊柱区，第 2 腰椎棘突下，后正中线旁开 1.5 寸。

膀胱俞，在骶区，横平第 2 骶后孔，骶正中嵴旁开 1.5 寸。

大肠俞，在脊柱区，第 4 腰椎棘突下，后正中线旁开 1.5 寸。

用法：川乌、草乌研成细末，生姜剁成姜末与前者一同炒热装入布袋内，趁热撒上适量白酒，然后热敷穴位。注意热敷时药包不可过热，防止烫伤皮肤。每日 1 次，每次 30～60 分钟（图 2–98）。

主治：石淋。

［处方 4］

方药：椿根白皮 100g，白芍 30g，干姜 30g，黄柏 30g，麻油 300g，黄丹适量。

取穴：气海。

用法：将上述药物研成细末，与麻油一同按膏药的制作方法熬至滴水成珠时用黄丹收膏，装瓶密封。用时取膏药适量，烘热，涂于牛皮纸或棉布上，分别贴于穴位处。注意烘烤不可过热，防止烫伤皮肤。每日 1 次。

主治：膏淋。

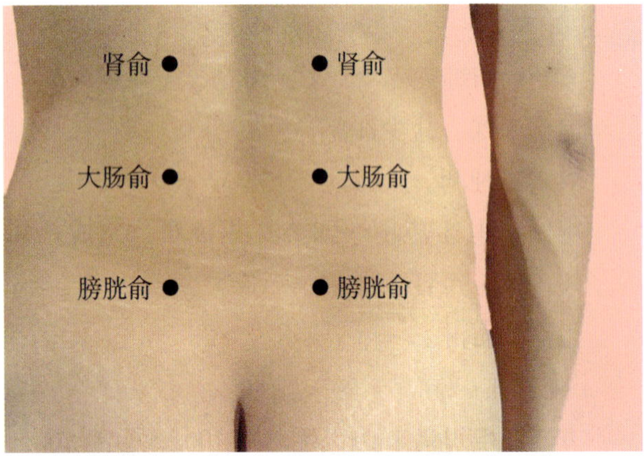

▲ 图 2–97 肾俞、膀胱俞、大肠俞

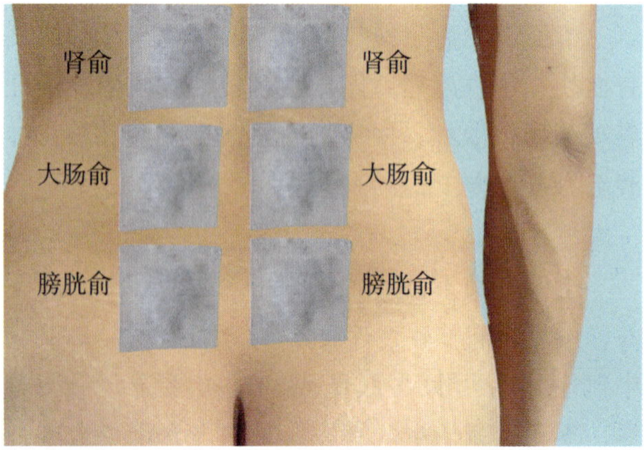

▲ 图 2–98 肾俞、膀胱俞、大肠俞贴敷

［处方 5］

方药：地龙 1 条，蜗牛 1 只。

取穴：神阙。

用法：将地龙与蜗牛一同捣烂，填于脐中，盖以纱布，胶布固定。每日 1 次，10 次为 1 个疗程。

主治：膏淋。

［处方 6］

方药：鲜莴苣 250g，黄柏 100g。

取穴：神阙、大肠俞、膀胱俞。

用法：将莴苣与黄柏一同捣烂成糊状，取适量涂于穴位上，盖以纱布，胶布固定。每日 1 次。

主治：血淋。

【附记】

淋证患者应多锻炼以增强体质，积极调畅情志，消除各种外邪入侵和湿热内生的有关因素，同时要养成良好的饮食起居习惯，如清淡饮食，忌肥腻辛辣之品，忌烟酒刺激；多饮水，不憋尿；避免纵欲过劳，房事后即行排尿；女性在月经期、妊娠期、产后更应注意外阴卫生，以免虚体受邪；尽量避免使用尿路器械，如导尿、膀胱镜、逆行膀胱造影，防止将外邪带入膀胱；积极治疗消渴、肺痨等肾虚疾病。

十五、胸痹

【概述】

胸痹是指胸部憋闷疼痛，甚者胸痛及背，伴以气短、喘息不得卧的一种病症，轻者仅感觉胸闷，呼吸欠通畅，重者感觉胸部疼痛，严重者心痛彻背，背痛彻心伴窒息感。胸痹多见于中老年人，往往发生于情绪激动、多饮暴食、劳累或受到寒热刺激后，疼痛持续数分钟至数日不等。本病相当于现代医学冠状动脉粥样硬化性心脏病、心肌梗死、心包炎等疾病引起的心前区疼痛，以及肺部疾病、胸膜炎、肋间神经痛等以胸痛为主症的疾病。另外，心脏自主神经功能紊乱、高血压性心脏病等临床表现与本病特点相符者，均可参照本病辨证论治。

【临床表现】

以胸部闷痛，甚则胸痛彻背，短气喘息不得卧为主症，轻者仅感胸闷如窒，呼吸欠畅，重者则有胸痛，严重者心痛彻背，背痛彻心。

【辨证分型】

1. 寒凝心脉

起病急骤，胸痛彻背伴心痛如绞，往往遇寒而发，冷则疼痛加重，常伴有形寒肢冷，胸闷气短或心悸，严重者见冷汗频出。舌苔薄白脉沉紧或沉细。

2. 痰浊闭阻

胸闷伴胸痛且闷重于痛，可有窒息感，气短，体胖多痰，肢体沉重，倦怠乏力。舌苔浊而白腻，脉滑。

3. 瘀血阻络

心胸区疼痛如刺如绞，可放射至肩背，痛处固定不移，疼痛入夜后加重。舌质暗红或紫暗，可见瘀点、瘀斑，苔薄，脉弦涩或结代。

4. 气滞心胸

胸痛满闷，脘腹胀闷，痛势隐隐欲太息，气出而痛减，情绪激动后疼痛加重。舌苔薄白，脉弦。

5. 气阴两虚

胸闷隐痛，时作时止，心悸气短，动则益甚，面色苍白，倦怠懒言。舌质偏红或有齿痕，舌苔薄白，脉沉细无力或结代。

6. 心肾阴虚

心胸疼痛略带烧灼感，心悸心烦，失眠少寐，可伴腰膝酸软，头晕耳鸣，口干便秘。舌红少津，脉细数或细涩。

7. 心肾阳虚

心悸而痛，遇冷则疼痛加剧，胸闷气短，汗出乏力，动则益甚。畏寒肢冷，面色苍白，唇甲淡或青紫。舌淡胖，可见齿痕，苔白或腻，脉沉细或迟。

【穴位贴敷治疗】

［处方 1］

方药：川芎 3g，乌头 12g，细辛 12g，附子 12g，羌活 12g，花椒 12g，桂枝 12g。

取穴：肺俞、厥阴俞、心俞、督俞、膻中。

用法：上述药物研成细末，用棉布制成 2 个 20cm×20cm 的布袋，内铺薄棉花。将药末均匀地撒在棉花上，将布袋封口。用时分别将 2 个布袋放于胸前及后背的穴位处，用热水袋或炒热的盐粒袋热敷，注意热敷时不可过热，防止烫伤皮肤。

主治：胸痹属寒凝心脉者。

［处方 2］

方药：栀子 15g，桃仁 15g，蜂蜜适量。

取穴：膻中。

用法：上述药物研成细末，用蜂蜜调成糊状，取适量涂于穴位上，盖以纱布，胶布固定。隔日换药 1 次，6 次为 1 个疗程。

主治：胸痹属瘀血阻络者。

［处方 3］

方药：川芎 3g，冰片 1g，硝酸甘油 1 片。

取穴：膻中、内关（图 2–99）。

膻中，在胸部，横平第 4 肋间隙，前正中线上。

内关，在前臂前区，腕掌侧远端横纹上 2 寸，掌长肌腱与桡侧腕屈肌腱之间。

用法：上述药物研成细末，用清水调成糊状，取适量涂于穴位上，盖以纱布，胶布固定。每日 1 次，10 次为 1 个疗程（图 2–100）。

主治：胸痹属气滞心胸者。

［**处方 4**］

方药：瓜蒌 10g，薤白 10g，白芷 10g，赤芍 10g，乳香 5g，没药 5g，附子 5g，朱砂 5g，冰片、生姜汁各适量。

取穴：膻中、心俞、厥阴俞、巨阙、阴郄、神阙（图 2–101 和图 2–102）。瘀血阻络者加膈俞、通里；寒凝心脉者加关元、内关；痰浊闭阻者加中脘、丰隆；气阴两虚者加气海、足三里；心肾阴虚者加肾俞、三阴交；心肾阳虚者加关元、命门、大赫。

膻中，在胸部，横平第 4 肋间隙，前正中线上。

心俞，在脊柱区，第 5 胸椎棘突下，后正中线旁开 1.5 寸。

厥阴俞，在脊柱区，第 4 胸椎棘突下，后正中线旁开 1.5 寸。

巨阙，在上腹部，脐中上 6 寸，前正中线上。

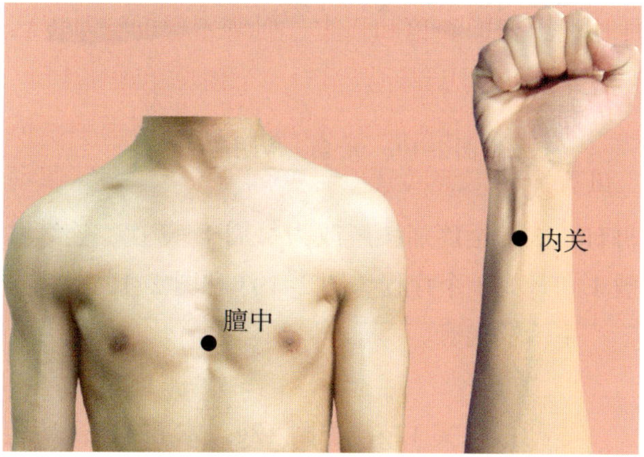

▲ 图 2–99　膻中、内关

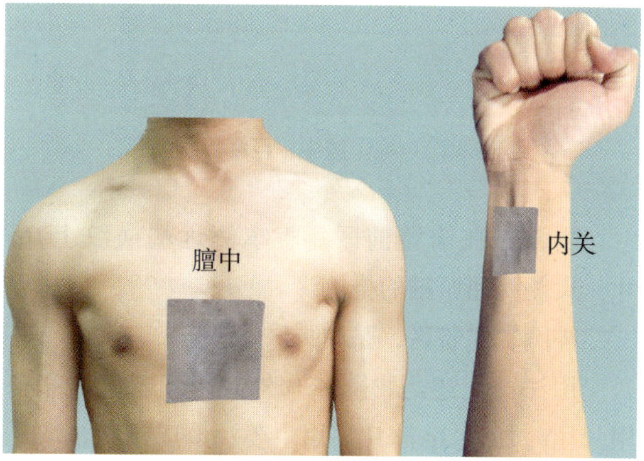

▲ 图 2–100　膻中、内关贴敷

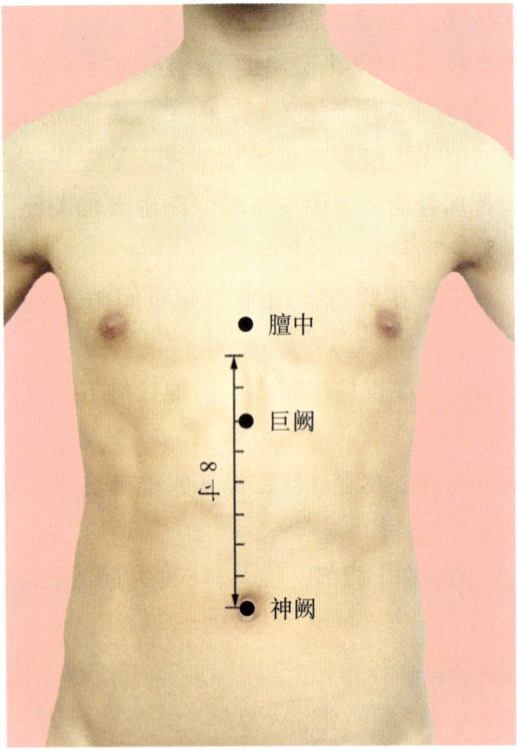

▲ 图 2–101 膻中、巨阙、神阙

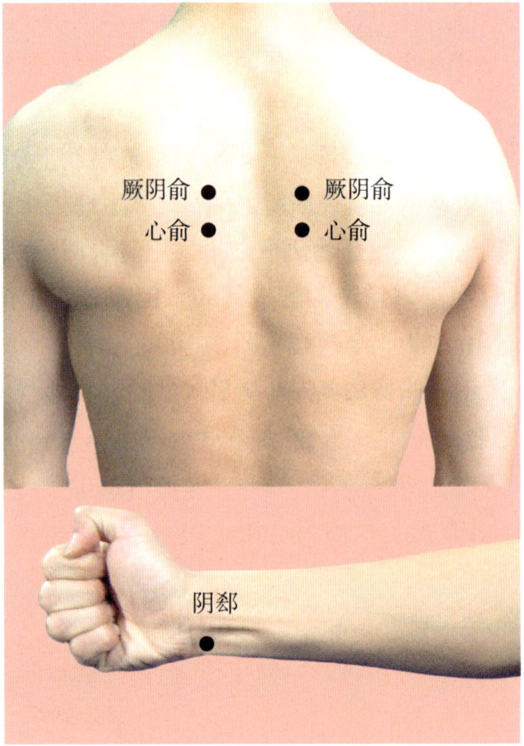

▲ 图 2–102 心俞、厥阴俞、阴郄

阴郄，在前臂前区，腕掌侧远端横纹上 0.5 寸，尺侧腕屈肌腱的桡侧缘。

神阙，在脐区，脐中央。

用法：上述药物除冰片外共研细末，贮瓶备用。用时加入 3g 冰片，用生姜汁调成糊状，取适量涂于穴位上，麝香膏固定。每次贴敷 4～6 小时，每日 1 次，至疼痛缓解改为每周 1～2 次，连续贴敷 1 个月为 1 个疗程（图 2–103 和图 2–104）。

主治：胸痹。

［处方 5］

方药：枳实 12g，香附 12g，木香 12g，乌药 12g，大腹皮 12g，鸡血藤 30g，食醋适量。

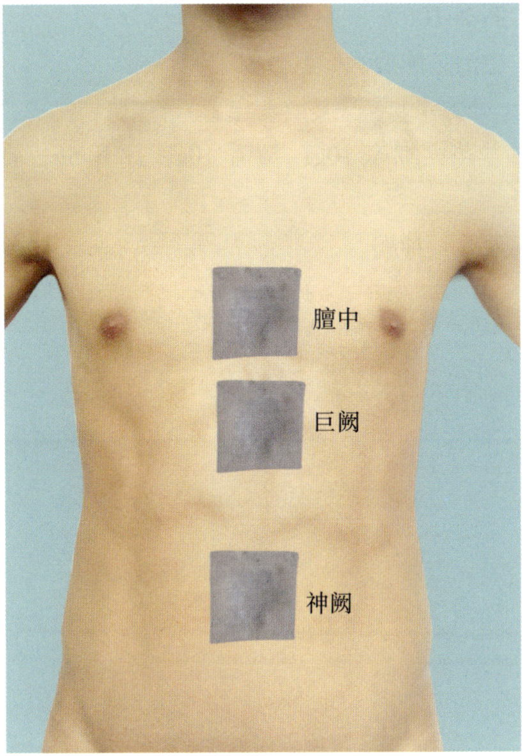

▲ 图 2-103　膻中、巨阙、神阙贴敷

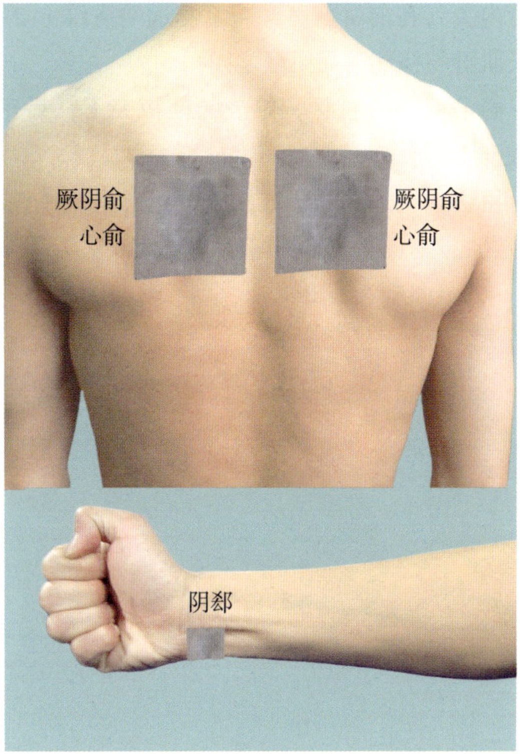

▲ 图 2-104　心俞、厥阴俞、阴郄贴敷

取穴：膻中、大椎、心俞。

用法：上述药物研成细末，用食醋调成糊状，取适量涂于穴位上，盖以纱布，胶布固定，每日1次。寒凝气滞者可加桂枝8g，用白酒代替食醋调和。

主治：胸痹。

［处方6］

方药：降香12g，檀香12g，田七12g，胡椒12g，冰片3g，麝香1g，白酒适量。

取穴：膻中、内关、心俞（图2-105）。

膻中，在胸部，横平第4肋间隙，前正中线上。

内关，在前臂前区，腕掌侧远端横纹上 2 寸，掌长肌腱与桡侧腕屈肌腱之间。

心俞，在脊柱区，第 5 胸椎棘突下，后正中线旁开 1.5 寸。

用法：上述药物研成细末，用白酒调成糊状，制成药饼贴于穴位上。每日 1 次，10 次为 1 个疗程（图 2–106）。

主治：胸痹。

［处方 7］

方药：细辛 10g，檀香 10g，冰片 5g，食醋适量。

取穴：神阙。

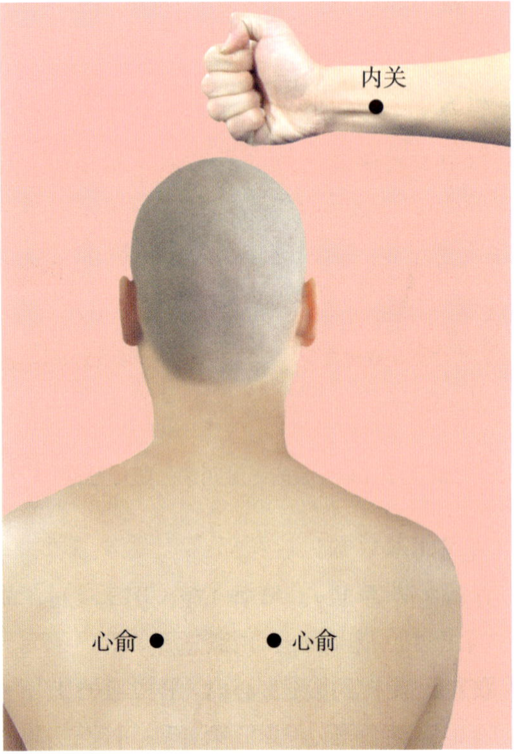

▲ 图 2–105　内关、心俞

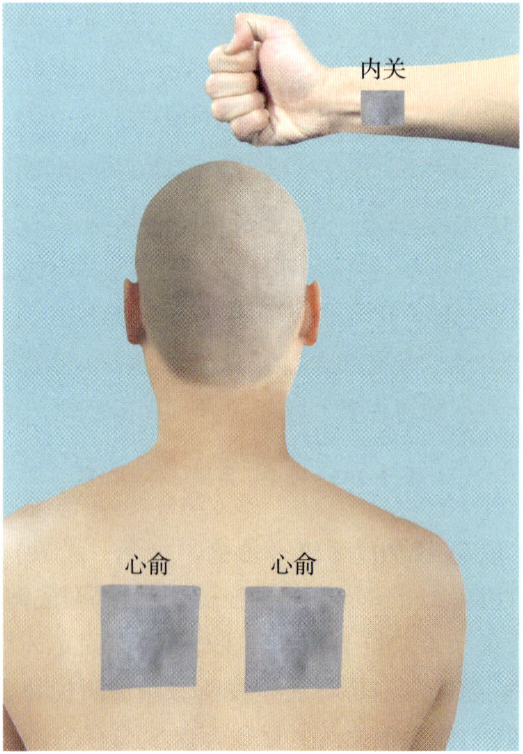

▲ 图 2–106　内关、心俞贴敷

用法：上述药物研成细末，用食醋调成糊状，制成药饼贴于穴位上。每日1次，10次为1个疗程。

主治：胸痹。

【附记】

一般胸痹患者要注意休息，适度活动；病情严重者，需绝对卧床休息。饮食上必须戒烟，慎饮酒，避免过食肥甘厚味；肥胖患者应限制饮食，控制体重以减轻心脏负担；气虚或血虚患者可适当进食些补益的食物，如桂圆、红枣。保持大便通畅，便秘时切忌用力过度以免诱发心痛。

生活上注意寒温适宜，防止受凉感冒。保持心情平静愉快，忌恼怒忧思情绪过度，同时积极防治有关疾病，如高血压、高脂血症、糖尿病。

十六、心悸

【概述】

心悸是指患者自觉心中悸动不安，甚至不能自主的症状，多伴有胸闷，心前区不适感。心悸可见于多种疾病，与失眠、健忘、眩晕、耳鸣等并存，常因紧张、焦虑、情绪激动等诱发，持续时间由几分钟至几小时不等。此外，过度劳累、循环系统缺乏适当锻炼不能适应活动量而表现出的心血管反应也可归为心悸。现代医学中某些疾病，如风湿性心脏病、肺源性心脏病、贫血、低钾血症、心脏神经症，各种能引起心脏搏动频率、节律发生异常的疾病，均可导致本病发生。

【临床表现】

自觉心动异常，或快速，或缓慢，或跳动过重，或忽跳忽止，呈阵发性或持续不解，神情紧张，心慌不安。可伴有头晕、胸闷不适、心烦不寐、颤抖乏力等。中老年患者还伴心胸疼痛、喘促不安、汗出肢冷、晕厥。脉象可见数、促、结、代、缓、迟等。常因情志刺激、惊恐、紧张、劳倦、饮酒等诱发。

【辨证分型】

1. 心阳不振

自觉心下空虚，心跳心慌，时作时息，易受惊吓。舌淡，脉大无力。

2. 阴血亏虚

自觉心下空虚，心跳心慌，时作时息，虚烦少寐，面色无华，甚者遗精盗汗，头晕耳鸣。舌淡脉细，若有虚火则舌质红，脉细数。

3. 痰气郁结

自觉胸闷，心跳心慌，时作时息，兼见胸脘

痞满，头晕恶心。舌苔厚腻，脉滑。

4. 瘀血阻络

自觉心跳心慌，时作时息，伴胸痛胸闷且痛有定处。舌质紫暗，可见瘀点，脉沉细或结代。

5. 水饮凌心

自觉心跳心慌，时作时息，胸闷气短，坐卧不安。小便短少，下肢浮肿，四肢不温。舌淡苔白，脉沉细。

【穴位贴敷治疗】

［处方 1］

方药：醋炒吴茱萸 300g，桂皮 300g，柏子仁 12g，远志 9g，丁香 6g，生姜适量。

取穴：关元、神阙、膻中、涌泉。

用法：将上述药物研成细末，生姜榨汁，二者调成糊状，取适量涂于穴位上，盖以纱布，胶布固定。每日 1 次。

主治：心悸属心阳不振者。

［处方 2］

方药：龙骨 30g，牡蛎 30g，煅磁石 30g，太子参 30g，淮小麦 30g，丹参 15g，百合 15g，麦冬 15g，五味子 6g。

取穴：膻中、神阙、心俞、足三里。

主治：心悸属阴血亏虚者。

［处方 3］

方药：天南星 15g，川乌 15g。

取穴：劳宫、涌泉。

用法：将上述药物研成细末，生姜榨汁，二者调成糊状，取适量涂于穴位上，盖以纱布，胶布固定。睡前贴敷，次日清晨取下，10 次为 1 个疗程。

主治：心悸属痰气郁结者。

［处方 4］

方药：丹参 6g，三七 6g，檀香 6g，莪术 5g，广郁金 5g，桃仁 3g，红花 3g，乳香 3g，没药 3g，王不留行 3g，血竭 3g，冰片 1g，食醋适量。

取穴：膻中、心俞。

用法：上述药物研成细末，用食醋调成糊状，取适量涂于穴位上，盖以纱布，胶布固定。隔日换药 1 次。

主治：心悸属瘀血阻络者。

［处方 5］

方药：党参 15g，白术 15g，茯苓 15g，甘草 15g，生地黄 15g，白芍 15g，当归 15g，川芎 15g，黄连 15g，瓜蒌 15g，半夏 15g，沉香 15g，栀子 15g，朱砂 5g，植物油、黄丹各适量。

取穴：膻中。

用法：将上述药物研成细末，与植物油一

同按膏药的制作方法熬至滴水成珠时用黄丹收膏，装瓶密封。用时取膏药适量，烘热，涂于牛皮纸或棉布上，分别贴于穴位处。注意热敷时药包不可过热，防止烫伤皮肤。每日或隔日换药1次。

主治：心悸。

【附记】

心悸患者应注意调节情志，保持情绪稳定，防止七情过极，还应避免惊恐刺激。生活作息要有规律，减少房事，避免剧烈运动。症状轻者可适当进行体力活动，以不觉劳累、不加重症状为度，散步、太极拳、体操、气功等均为适当的锻炼活动；症状严重者应卧床休息。饮食上应低盐、低脂，忌烟酒、辛辣刺激性食物。

十七、头痛

【概述】

头痛是临床上最常见的症状，通常指局限于眉弓以上、耳轮发际线以上和枕外隆凸连线以上部位处发生的疼痛。头痛可概括分为原发性头痛和继发性头痛，这两类又分成若干子类。头痛的中医分类方法可归纳如下：①按疼痛部位分为正头痛、偏头痛、巅顶痛、眉棱骨痛、太阳穴痛等；②按经络理论和兼症分为太阳头痛、阳明头痛、少阳头痛、太阴头痛、少阴头痛、厥阴头痛；③按病因分为外感、内伤两大类，包括风寒头痛、湿热头痛、痰浊头痛、血瘀头痛、气虚头痛等；④按病情轻重、病程长短、发作规律分为真头痛、头风等。

【临床表现】

反复发作或持续性头痛；疼痛部位在额颞、前额、巅顶、后枕，或左或右，辗转不定；疼痛的性质多为跳痛、刺痛、胀痛、昏痛、隐痛或头痛如裂；头痛发作和持续时间长短不一，可以数分钟到数日不等。

【辨证分型】

1. 风寒头痛

起病较急，痛连项背，偏头或满头紧痛、掣痛。恶寒重，发热轻，鼻塞流清涕；或恶寒、发热均无，头痛独重，遇风加剧。舌苔薄白，脉浮或浮紧。

2. 风热头痛

起病较急，头痛而胀，甚至头痛如裂。发热重，恶寒轻，面红目赤，口渴咽干，鼻流浊涕，或有牙痛，便秘溲黄。舌质红，苔黄，脉浮数。

3. 风湿头痛

头痛且沉重如裹，有紧缚感，四肢困重，天阴转甚。胸闷纳呆，口黏无味，小便不利，大便或溏。舌苔白腻，脉濡。

4. 肝阳头痛

头胀痛而晕，痛处多在偏侧或巅顶，有搏动感，遇怒加重。性急心烦，失眠多梦；头重脚轻，面部烘热，耳中蝉鸣，口苦咽干；或有筋惕肉瞤。舌质红，苔薄黄，脉弦细或弦数。

5. 肾虚头痛

头痛而空，兼见眩晕，遇劳加重。腰膝酸软，神疲乏力，易健忘。肾阳虚者见四肢不温，小便频数，舌质淡白，脉沉迟无力；肾阴虚者见精带下，耳鸣少寐，舌质红，少苔，脉细无力。

6. 血虚头痛

头痛而晕，起则痛增，卧则痛减，伴有心悸不宁，神疲乏力，健忘失眠，面色苍白或萎黄，口唇无华。舌质淡，舌苔薄白，脉细弱。

7. 气虚头痛

头痛头昏，病势绵绵，痛时有空虚感，遇劳加重。面色㿠白，自汗气短，神疲乏力，体倦懒言，口淡乏味，纳食不香。舌质淡，苔薄白，脉细弱。

8. 痰浊头痛

头痛，昏蒙而重，伴有目眩、恶呕痰涎，肢重体倦，脘腹满闷。舌体胖大有齿痕，苔白、厚腻，脉滑。

9. 瘀血头痛

头痛较剧烈，如同锥刺，痛处固定且经久不愈，天阴或入夜尤甚；或有头部外伤史。面色晦暗，舌质紫或有瘀斑、瘀点，苔薄白，脉沉细或细涩。

10. 火热头痛

头痛剧烈，伴有高热汗出，呕吐，口渴喜冷饮，面红溲赤，烦躁不安。舌苔黄燥，脉洪大而数。

【穴位贴敷治疗】

［处方 1］

方药：当归 12g，川芎 6g，香附 6g，食盐适量。

取穴：阿是穴。

用法：当归、川芎、香附研成细末，与食盐一同炒热后装入布袋内，热敷痛处。注意热敷时药包不可过热，防止烫伤皮肤。每日 1 次。

主治：风寒头痛。

［处方 2］

方药：川芎 15g，白芷 15g，葱白适量。

取穴：太阳（图 2–107）。

太阳，在头部，眉梢与目外眦之间，向后约

一横指的凹陷中。

用法：上述药物研成细末，与葱白一同捣烂，取适量涂于穴位上，盖以纱布，胶布固定。每日 1 次（图 2–108）。

主治：风寒头痛。

［处方 3］

方药：蚕沙 15g，生石膏 30g，食醋适量。

取穴：印堂、鱼腰（图 2–109）。

印堂，在头部，两眉毛内侧端中间的凹陷中。

鱼腰，在额部，瞳孔直上，眉毛中。

用法：上述药物研成细末，用食醋调成糊状，取适量涂于穴位上，尽量涂满前额处。4～6 小时后取下（图 2–110）。

主治：风热头痛。

［处方 4］

方药：白芷 15g，川芎 5g，生石膏 15g。

取穴：神阙。

用法：上述药物研成细末，用清水调成糊状，取适量涂于穴位四周，盖以纱布，胶布固定。每日 1 次。

主治：风热头痛。

［处方 5］

方药：生姜 30g，生半夏 20g，明矾 15g，食盐适量。

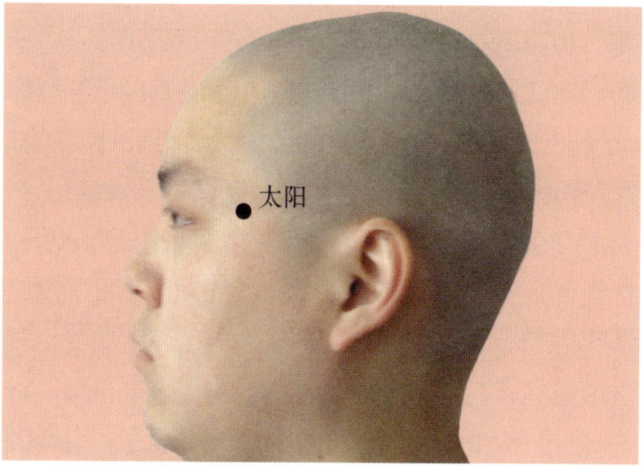

▲ 图 2–107　太阳

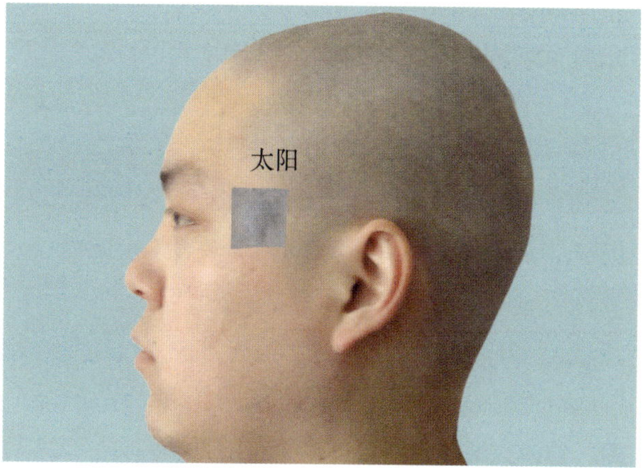

▲ 图 2–108　太阳贴敷

取穴：阿是穴。

用法：上述药物研成细末，与食盐一同炒热后装入布袋内，热敷痛处。注意热敷时药包不可过热，防止烫伤皮肤。每日 1 次。

主治：风湿头痛。

［处方 6］

方药：吴茱萸 10g，川芎 10g，白芷 10g，食醋适量。

取穴：神阙、涌泉。

用法：上述药物研成细末，用食醋调成糊状，取适量涂于穴位上，盖以纱布，胶布固定。每日 1 次。

主治：肝阳头痛。

［处方 7］

方药：紫苏子 15g，草决明 15g，草乌 5g。

取穴：太阳。

用法：上述药物研成细末，用清水调成糊状，取适量涂于穴位上，盖以纱布，胶布固定。每日 1 次。

主治：肝阳头痛。

［处方 8］

方药：甜瓜蒂。

取穴：内迎香（图 2-111）。

内迎香，在鼻孔内，当鼻翼软骨与鼻甲交界

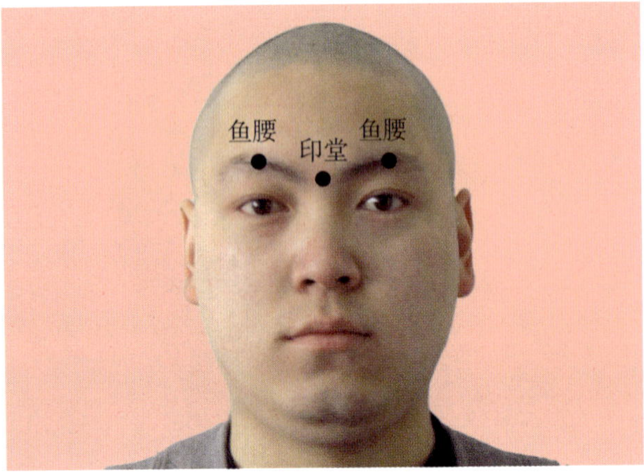

▲ 图 2-109　印堂、鱼腰

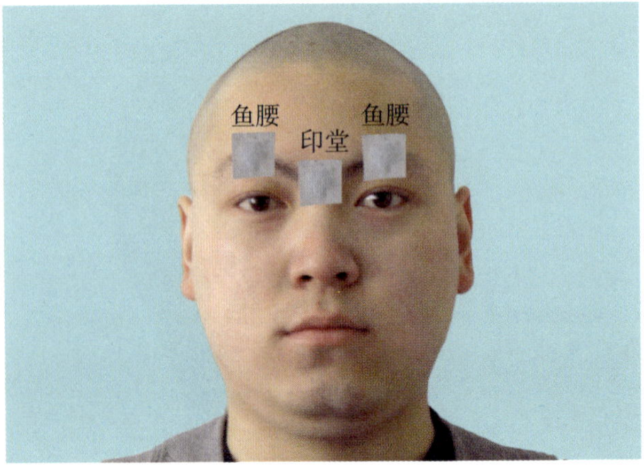

▲ 图 2-110　印堂、鱼腰贴敷

的黏膜处。

用法：将甜瓜蒂研成细末，将细末吹入鼻内，每日 3 次。

主治：痰浊头痛。

［处方 9］

方药：川芎 30g，白芷 30g，细辛 15g，红花 10g，桃仁 10g，冰片 3g，食醋适量。

取穴：太阳。

用法：上述药物研成细末，用食醋调成糊状，取适量涂于穴位上，盖以纱布，胶布固定。隔日 1 次，每次 12 小时。

主治：瘀血头痛。

［处方 10］

方药：大黄 15g，朴硝 15g，冰片 3g。

取穴：太阳。

用法：上述药物研成细末，用清水调成糊状，取适量涂于穴位上，盖以纱布，胶布固定。每日 1 次。

主治：火热头痛。

［处方 11］

方药：羌活 45g，独活 45g，赤芍 30g，白芷 20g，石菖蒲 20g，连须葱白 5 根。

取穴：太阳、风池（图 2-112）。

太阳，在头部，眉梢与目外眦之间，向后约一横指的凹陷中。

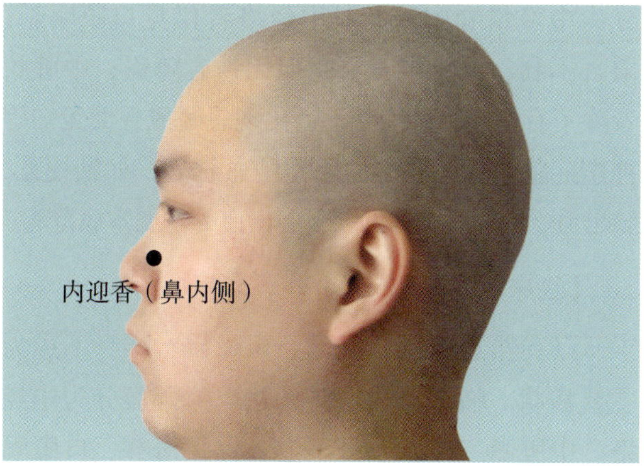

▲ 图 2-111 内迎香

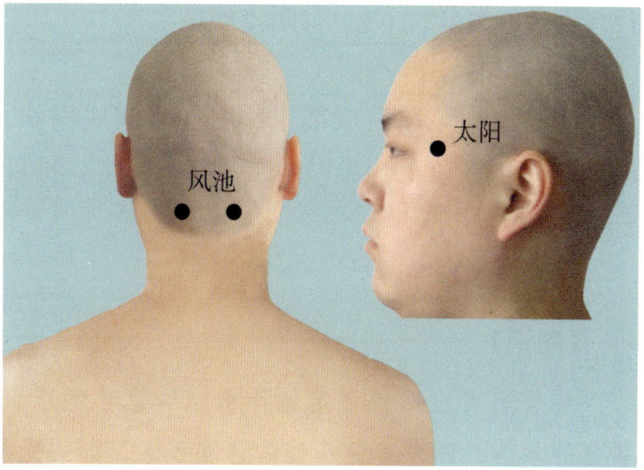

▲ 图 2-112 太阳、风池

风池，在颈后区，枕骨之下，胸锁乳突肌上端与斜方肌上端之间的凹陷中。

用法：将上述药物研成细末，葱白加水煎汁，二者调成糊状，制成药饼，置于穴位上，盖以纱布，胶布固定。每日 1 次。

主治：头痛。

［处方 12］

方药：白附子 3g，葱白适量。

取穴：太阳。

用法：白附子研成细末，与葱白一同捣烂，取适量涂于穴位，盖以纱布，胶布固定。

主治：偏头痛。

［处方 13］

方药：吴茱萸 15g，食醋适量。

取穴：涌泉。

用法：吴茱萸研成细末，用食醋调成糊状，取适量涂于穴位上，盖以纱布，胶布固定。每日 1 次。

主治：巅顶痛。

【附记】

头痛患者应保持稳定的作息，尽量避免处于紧张的状态，注意避免头痛的诱发因素，如强光、噪音、情绪刺激。饮食上根据疼痛的类型而有所偏重，内伤头痛患者适宜进补营养的食物，如芝麻、莲子、桂圆、大枣，外感头痛患者则慎用补品，宜食用有助于疏风散邪的食物，如葱、姜、豆豉。偏头痛的患者应少吃乳酪、巧克力、香蕉等高钾食物或具有刺激性的食物，应忌烟酒。

十八、中风

【概述】

中风是以突然昏厥，不省人事，伴有口眼㖞斜，言语不利，半身不遂为主要表现的疾病，亦有不经昏厥仅以半身不遂为临床表现者。本病发病急骤，变化多端，常留有后遗症。中医将中风分为中经络和中脏腑。中经络者仅见口眼㖞斜，语言不利，可见半身不遂但无神志障碍；中脏腑者除了有中经络的症状，还出现思睡或昏愦无知等神志症状。现代医学的急性脑血管病，如脑梗死、脑出血、脑栓塞、蛛网膜下腔出血等均属本病范畴。

【临床表现】

以突然意识障碍或无意识障碍、半身不遂为主要症状。临床上根据有无意识障碍而分为中经络、中脏腑。凡以半身不遂、舌强语謇、口眼㖞斜而无意识障碍为主症者属中经络；凡以神志恍惚、迷蒙、嗜睡或昏睡，甚者昏迷、半身不遂为主症者属中脏腑。

【辨证分型】

1. 中风先兆

恶心眩晕，肢麻，手足乏力，出现舌强，语言謇涩等症状。

2. 肝阳上亢

半身不遂，肢体拘挛，口眼㖞斜，舌强语謇，面红目赤，头晕或头痛，急躁易怒，口苦咽干，便秘溲赤。舌红，苔黄燥，脉弦有力。

3. 气虚血瘀

半身不遂，肢体痿软伴有疼痛，手足可见肿胀，气短乏力，言语不利。舌质淡，舌苔薄白，脉沉细或涩。

4. 痰热腑实

半身不遂，口眼㖞斜，脘腹满闷，口渴喜饮，口黏痰多，便秘溲黄。舌红，舌苔黄或腻，脉滑数或弦数。

5. 阴虚风动

半身不遂，肢体麻木，可见手足蠕动；心烦失眠，眩晕耳鸣。舌红少苔，脉细数。

6. 风痰阻络

半身不遂，口眼㖞斜，可见恶寒发热，头晕头痛，咳痰稀白。舌质淡红，舌苔薄白或滑，脉滑或弦。

7. 中脏腑之闭证

神志恍惚，迷蒙嗜睡，甚者昏迷，兼见牙关紧闭、肢体强痉，阳闭者面赤气粗，喉中痰鸣，二便不通，舌苔厚腻，脉弦滑而数。阴闭者见面色苍白，唇色暗，四肢不温，舌淡脉缓。

8. 中脏腑之脱证

神志恍惚，迷蒙嗜睡，甚者昏迷，兼见手撒口开，鼻息气微，二便失禁，四肢不温，脉微欲绝。

【穴位贴敷治疗】

［**处方1**］

方药：马钱子30g，蔓荆子30g，穿山甲（代）30g，黄芪45g，红花10g，桃仁10g，冰片3g。

取穴：涌泉、委中、环跳、大杼（图2-113至图2-115）。

涌泉，在足底，屈足卷趾时足心最凹陷处。

委中，在膝后区，腘横纹中点。

环跳，在臀区，股骨大转子最凸点与骶管裂孔连线上的外1/3与2/3交点处。

大杼，在脊柱区，第1胸椎棘突下，后正中线旁开1.5寸。

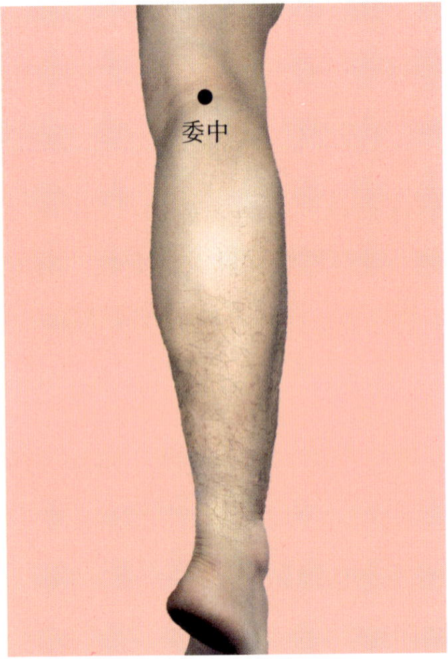

▲ 图 2-113　委中

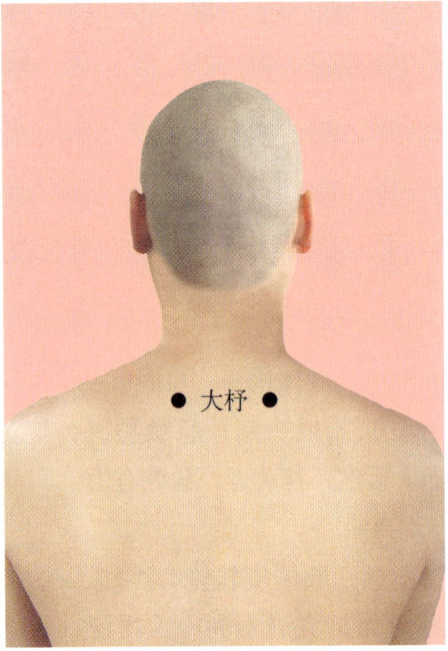

▲ 图 2-115　大杼

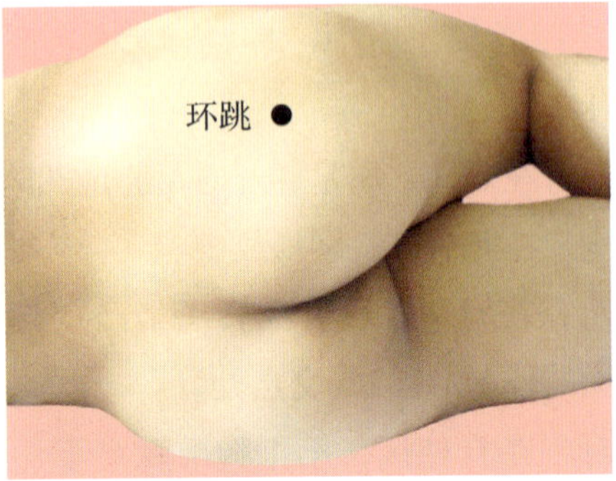

▲ 图 2-114　环跳

用法：上述药物研成细末，用清水调成糊状，取适量涂于穴位，盖以纱布，胶布固定。每日1次（图2-116至图2-118）。

主治：中风半身不遂。

［处方2］

方药：黄芪90g，羌活90g，威灵仙90g，乳香45g，没药45g，肉桂10g，食醋适量。

取穴：神阙。

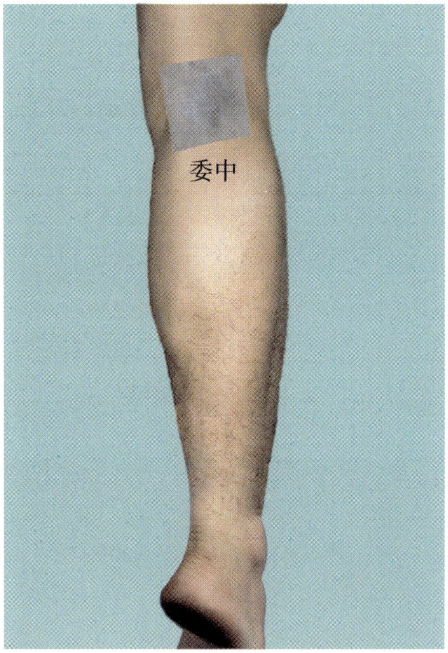

▲ 图 2-116　委中贴敷

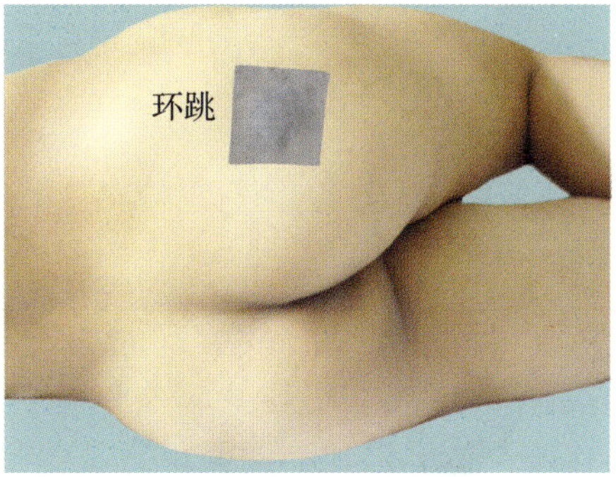

▲ 图 2-117　环跳贴敷

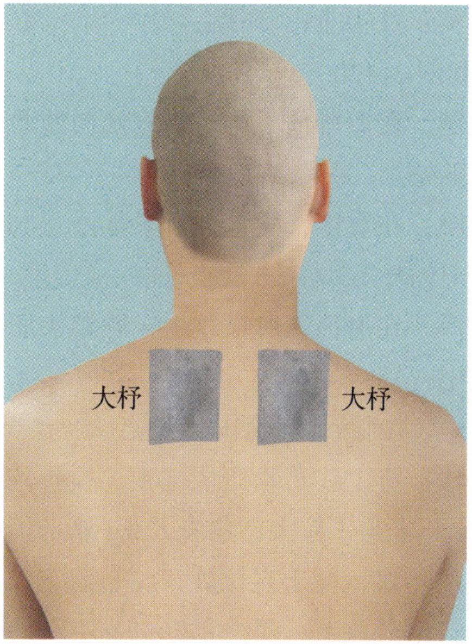

▲ 图 2-118　大杼贴敷

用法：上述药物研成细末，用食醋调成糊状，取适量填于穴位，盖以纱布，胶布固定。用热水袋或炒热的盐粒袋热敷，注意热敷时不可过热，防止烫伤皮肤。每日 1 次。

主治：中风半身不遂。

［处方 3］

方药：樟脑 60g，雄黄 45g，生姜 30g，桃仁 15g，牛膝 15g，红花 15g，半夏 6g，冰片 6g，麝香 1g，大活络丸适量。

取穴：①肩髃、环跳；②尺泽、委中（图2–119和图2–120）。

肩髃，在肩峰前下方，当肩峰与肱骨大结节之间凹陷处。

环跳，在臀区，股骨大转子最凸点与骶管裂孔连线上的外1/3与2/3交点处。

尺泽，在肘区，肘横纹上，肱二头肌腱桡侧缘凹陷中。

委中，在膝后区，腘横纹中点。

用法：将上述药物研成细末，搅拌均匀。用时取5g药末与1粒大活络丸及5g熟米饭一起捣烂，制成药饼，贴于穴位处，胶布固定。睡前贴敷，次日清晨取下，两组穴位交替使用，14次为1个疗程（图2–121和图2–122）。

主治：中风半身不遂。

［处方4］

方药：天牛30g，川芎150g，当归150g，黄连180g，黄丹120g，植物油750g。

取穴：听会、颊车、太阳、大椎（图2–123）。

听会，在面部，耳屏间切迹的前方，下颌骨髁突的后缘，张口有凹陷处。

颊车，在面部，下颌角前上方一横指（中指）。

太阳，在头部，眉梢与目外眦之间，向后约一横指的凹陷中。

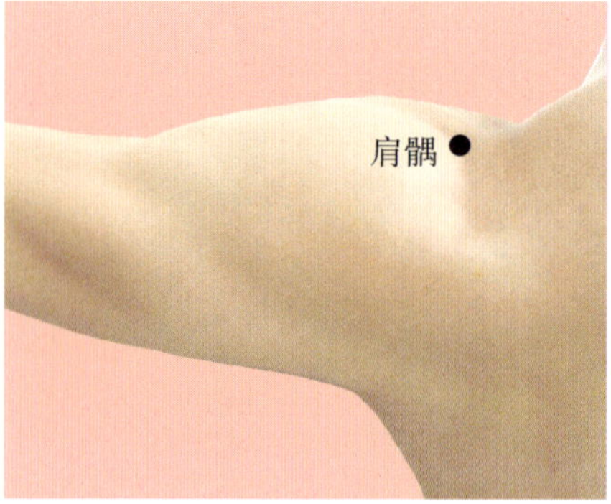

▲ 图2–119 肩髃

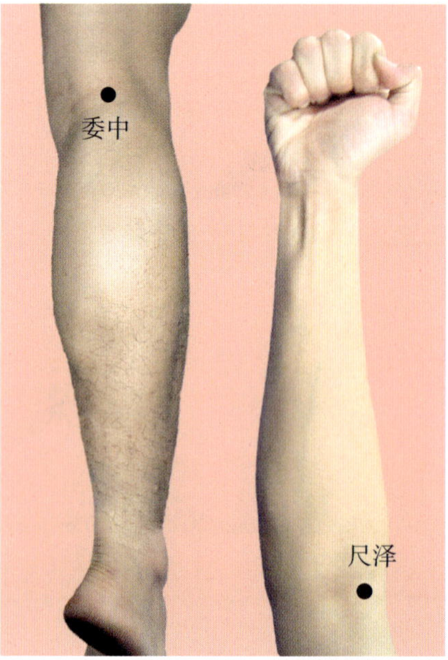

▲ 图2–120 尺泽、委中

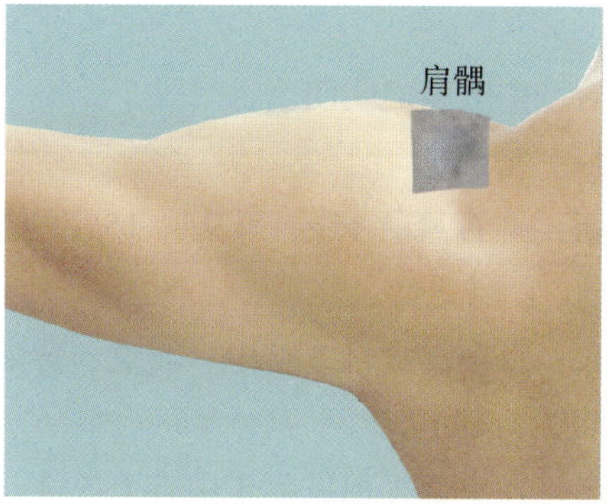

▲ 图 2-121 肩髃贴敷

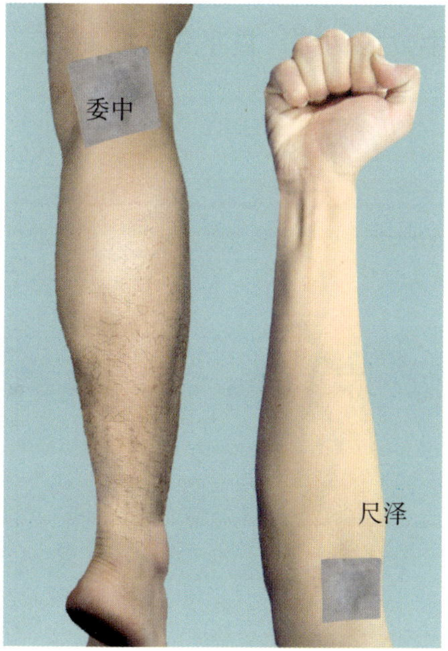

▲ 图 2-122 尺泽、委中贴敷

大椎，在脊柱区，第 7 颈椎棘突下凹陷中，后正中线上。

用法：除天牛外其余药物研成细末，与植物油一同按膏药的制作方法熬至滴水成珠时用黄丹收膏，装瓶密封。用时取膏药适量，烘热，涂于牛皮纸或棉布上，均匀撒入少量已粉碎的天牛粉，趁热分别贴于穴位处。注意不可过热，防止烫伤皮肤，隔日换药 1 次（图 2-124）。

主治：中风口眼㖞斜。

［处方 5］

方药：半夏 15g，全瓜蒌 15g，川贝母 15g，白蔹 15g，白及 15g，川乌 12g，白附子 12g，白

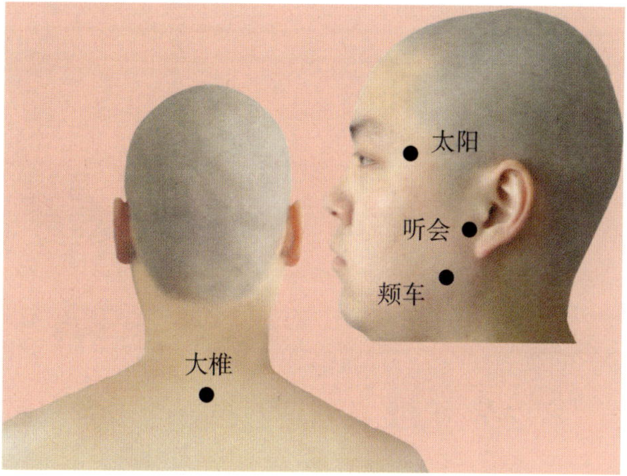

▲ 图 2-123 听会、颊车、太阳、大椎

芥子 20g，食醋适量。

取穴：阿是穴。

用法：将上述药物研成细末，加食醋拌湿炒热，装入布袋内热敷于患侧。注意热敷时药包不可过热，防止烫伤皮肤。每日 1 次。

主治：中风口眼㖞斜。

［处方 6］

方药：麻黄 60g，杏仁 30g，甘草 15g，肉桂 15g，白酒适量。

取穴：神阙、心俞、膻中。

用法：上述药物研成细末，用白酒调成糊状，取适量涂于穴位上，盖以纱布，胶布固定。每日 1～2 次。

主治：中脏腑之阴闭。

［处方 7］

方药：鲜石菖蒲 15g，鲜艾叶 15g，生姜 30g，葱白 30g，食醋适量。

取穴：百会、大椎、膻中、涌泉、背俞穴（图 2–125 和图 2–126）。

百会，在头部，前发际正中直上 5 寸。

大椎，在脊柱区，第 7 颈椎棘突下凹陷中，后正中线上。

膻中，在胸部，横平第 4 肋间隙，前正中线上。

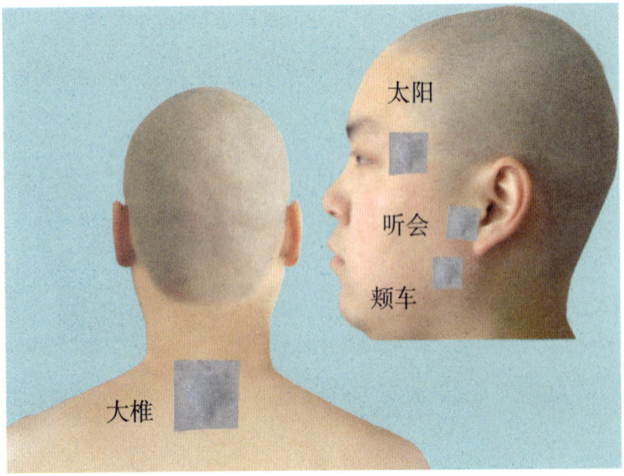

▲ 图 2–124　听会、颊车、太阳、大椎贴敷

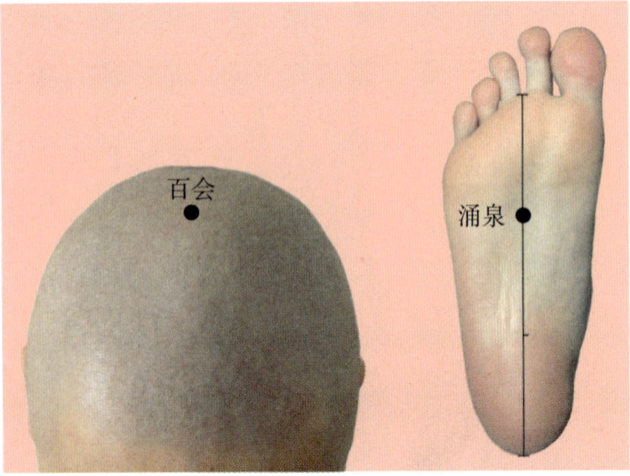

▲ 图 2–125　百会、涌泉

涌泉，在足底，屈足卷趾时足心最凹陷处。

用法：上述药物捣烂如泥，加入食醋炒热，装入布袋内，热敷穴位处。注意热敷时药包不可过热，防止烫伤皮肤。每日 1 次（图 2–127 和图 2–128）。

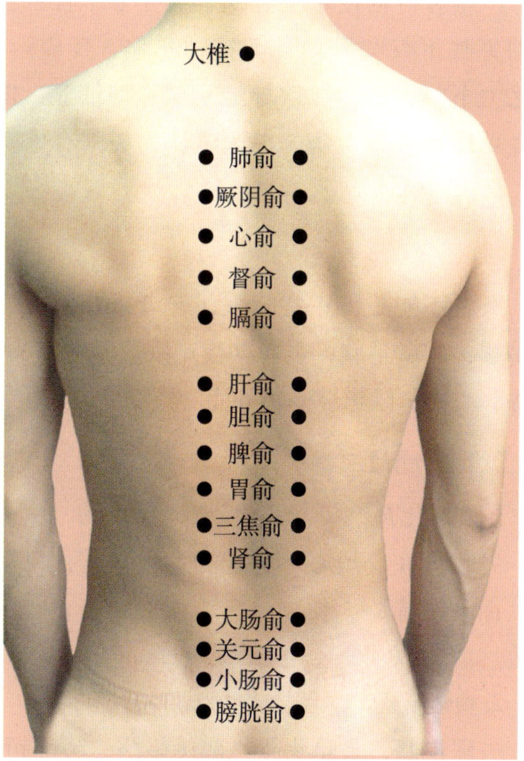

▲ 图 2–126 大椎、背俞穴

主治：中脏腑之阳闭。

【附记】

患者应树立信心，调整好精神状态，积极进行四肢的功能锻炼，避免发生肌肉和神经的失用性萎缩。卧床患者应注意经常变换姿势，防止产生褥疮。房间内适当通风，注意保暖，防止发生感冒。对于有语言障碍的患者，要鼓励其多与他人交流，以重建语言功能。在饮食上应食用一些易消化且富有营养的食物，进食不可过急，以免发生吸入性肺炎。

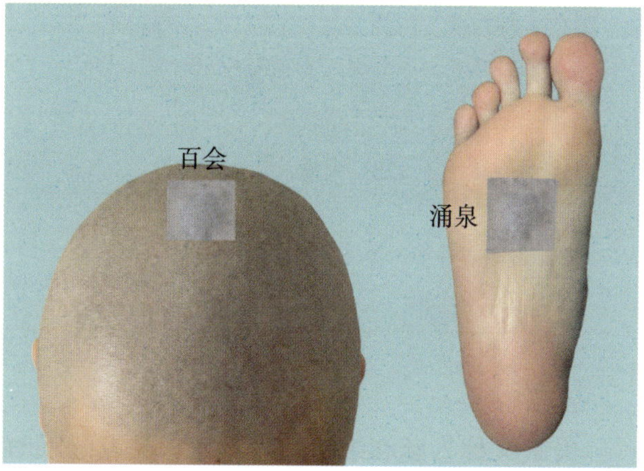

▲ 图 2–127 百会、涌泉贴敷

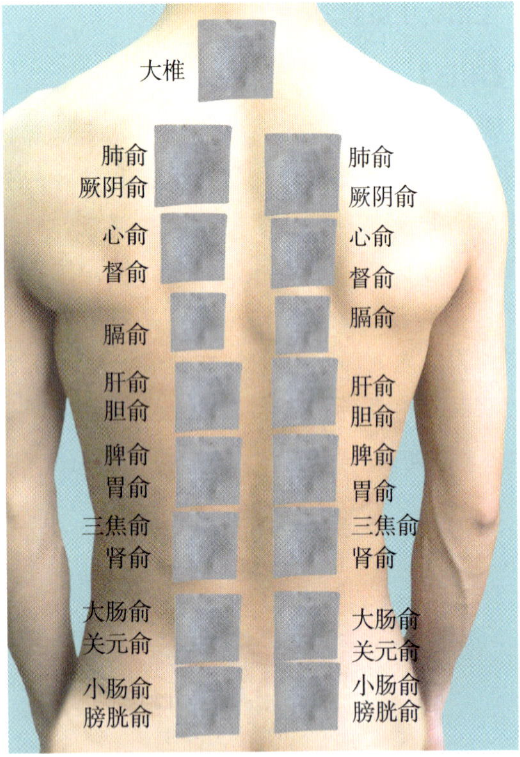

▲ 图 2-128　大椎、背俞穴贴敷

十九、失眠

【概述】

失眠又称入睡和维持睡眠障碍，是以睡眠时间不足或质量不高为临床表现且对日常生活造成影响的一种疾病。失眠可细分为，①入睡困难，入睡时间常超过 30 分钟；②不能熟睡或夜间觉醒次数超过 2 次；③睡眠时间总少，早醒且醒后无法再入睡；④睡眠质量差，多噩梦或浅睡眠；⑤有日间残留效应，睡后精力得不到恢复。失眠的发病时间可长可短，轻者偶发或病程小于 1 个月，严重者可彻夜难眠且病程大于 6 个月。长时间的失眠不仅会导致日间精神不振、反应迟钝、记忆力下降，还会导致神经衰弱、抑郁症、自主神经功能紊乱等疾病。中医学认为失眠有虚实之分，临床应辨证治疗。

【临床表现】

患者不能获得正常睡眠，轻者入寐困难或寐而易醒，醒后不寐；重者彻夜难眠。常伴有头痛、头昏、心悸、健忘、多梦等症。

【辨证分型】

1. 肝郁化火

失眠少寐，烦心，急躁易怒，口苦，口渴喜饮，面红溲赤，大便秘结。舌质红，苔黄，脉弦而数。

2. 痰热上扰

失眠少寐，头晕头重，胸闷多痰，嗳气频作，不思饮食。舌苔黄腻或黄浊，脉滑数。

3. 脾胃不和

失眠少寐，缺少睡意，脘腹胀满不适，呕恶吞酸，矢气频作，心烦。舌苔黄腻或干黄少津，脉弦滑或滑数。

4. 瘀血内阻

失眠少寐，心慌心悸，梦多易醒，可伴有头痛。舌多紫暗，或见瘀斑、瘀点，脉弦细或涩。

5. 心脾两虚

失眠少寐，梦多易醒，心慌健忘，头晕，肢乏体倦，纳差，面色少华。舌质淡，舌苔薄白，脉细弱。

6. 心胆气虚

失眠少寐，梦多易醒，心慌心悸，遇事易惊，气易乱而不易平复。舌质淡，脉弦细。

7. 心肾不交

失眠少寐，五心烦热，夜汗出，或有腰酸梦遗，头晕耳鸣，口干咽燥。舌红少津，脉细数。

【穴位贴敷治疗】

［处方 1］

方药：菊花 100g，荆芥 100g，绿豆 150g，磁石 30g。

取穴：风池、太阳、百会（图 2–129）。

风池，在颈后区，枕骨之下，胸锁乳突肌上端与斜方肌上端之间的凹陷中。

太阳，在头部，眉梢与目外眦之间，向后约一横指的凹陷中。

百会，在头部，前发际正中直上 5 寸。

用法：上述药物研成细末，用清水调成糊状，取适量涂于穴位上，盖以纱布，胶布固定。每日 1 次（图 2–130）。

主治：失眠属肝郁化火者。

［处方 2］

方药：丹参 30g，白芍 30g，首乌藤 30g，朱砂 15g，酸枣仁 15g，远志 10g，蜂蜜适量。

取穴：神阙。

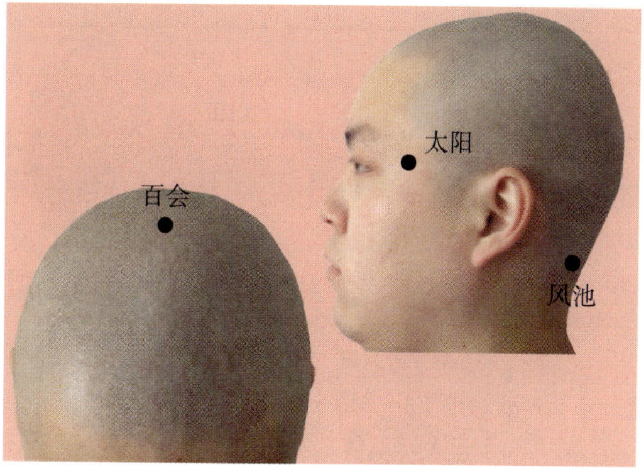

▲ 图 2–129　风池、太阳、百会

用法：上述药物研成细末，用蜂蜜调成糊状，取适量填涂于穴位上，盖以纱布，胶布固定。每日1次。

主治：失眠属心脾两虚者。

［处方3］

方药：酸枣仁30g，丹参30g，首乌藤30g，蜂蜜适量。

取穴：神阙、神门（图2-131）。

神阙，在脐区，脐中央。

神门，在腕前区，腕掌侧远端横纹尺侧端，尺侧腕屈肌腱的桡侧缘。

用法：上述药物研成细末，用蜂蜜调成糊状，取适量填涂于穴位上，盖以纱布，胶布固定。每日1次（图2-132）。

主治：失眠属心脾两虚者。

［处方4］

方药：黄连15g，白芍15g，黄芩10g，阿胶5g。

取穴：膻中。

用法：除阿胶外其余药物放入砂锅内加水浸泡，按中药煎制方法煎煮，去渣取液。阿胶烊化后与药液及面粉调和成糊状，制成药饼，趁热敷于穴位处，胶布固定。每日1次。注意热敷时药饼不可过热，防止烫伤皮肤。

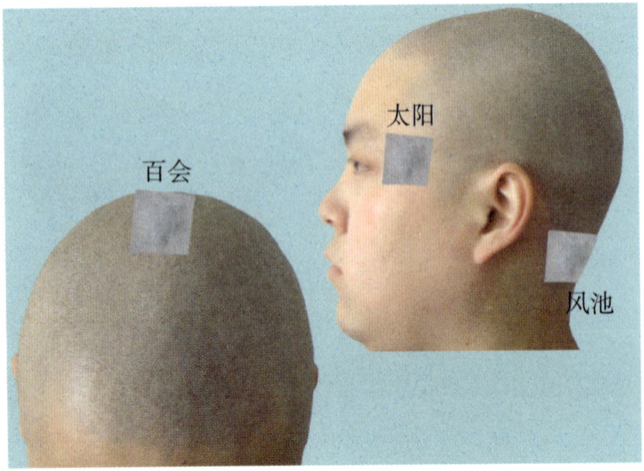

▲图2-130　风池、太阳、百会贴敷

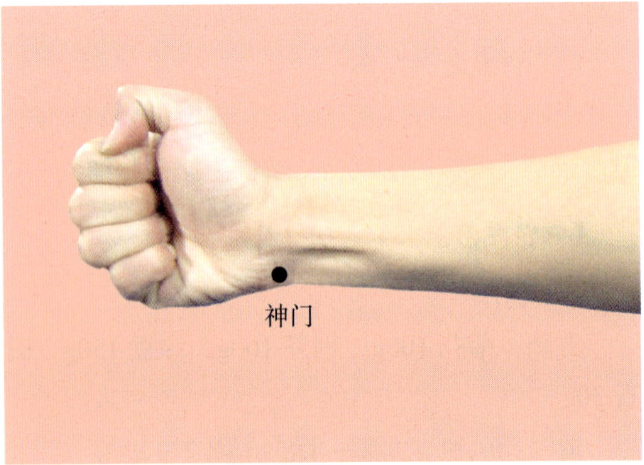

▲图2-131　神门

主治：失眠属心脾两虚者。

［处方 5］

方药：珍珠粉 10g，丹参 15g，硫黄 5g。

取穴：膻中、气海、内关。

用法：上述药物研成细末，用清水调成糊状，取适量涂于穴位上，盖以纱布，胶布固定。每日1次。

主治：失眠属心胆气虚者。

［处方 6］

方药：磁石 30g，茯神 30g，五味子 15g，刺五加 15g，丹参 10g。

取穴：涌泉。

用法：将上述药物放入砂锅内加水浸泡，按中药煎制方法煎煮，去渣取液。将药液与面粉调和成糊状，趁热制成直径 2cm 的药饼，分别贴于穴位上。每日 1 次。

主治：失眠属心肾不交者。

［处方 7］

方药：黄连 30g，肉桂 10g，米醋适量。

取穴：内关、神门、涌泉、太溪（图 2-133）。

内关，在前臂前区，腕掌侧远端横纹上 2 寸，掌长肌腱与桡侧腕屈肌腱之间。

神门，在腕前区，腕掌侧远端横纹尺侧端，尺侧腕屈肌腱的桡侧缘。

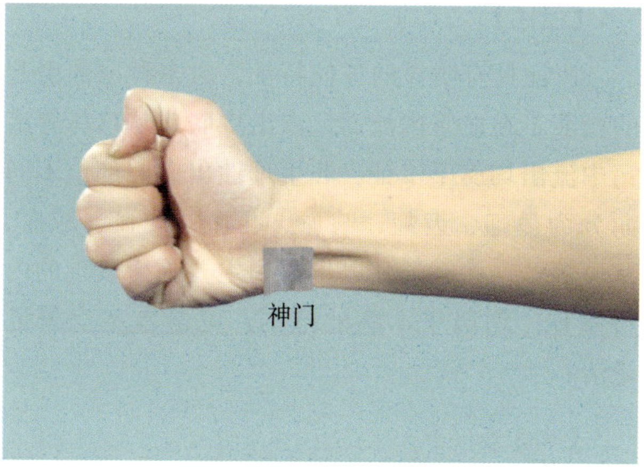

▲ 图 2-132　神门贴敷

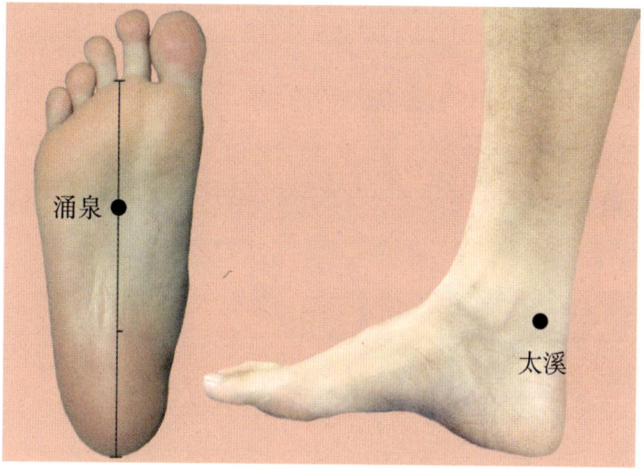

▲ 图 2-133　涌泉、太溪

涌泉，在足底，屈足卷趾时足心最凹陷处。

太溪，在踝区，内踝尖与跟腱之间的凹陷中。

用法：上述药物研成细末，用米醋调成糊状，取适量涂于穴位上，盖以纱布，胶布固定。每日1次，半个月为1个疗程（图2-134）。

主治：失眠属心肾不交者。

［处方8］

方药：吴茱萸15g，食醋适量。

取穴：涌泉。

用法：吴茱萸研成细末，用食醋调成糊状，取适量涂于穴位上，盖以纱布，胶布固定。每晚睡前贴敷4～6小时。

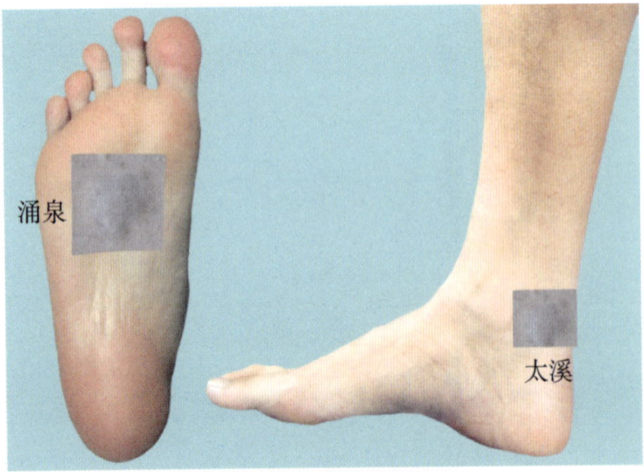

▲ 图2-134 涌泉、太溪贴敷

主治：失眠属心肾不交者。

【附记】

对于偶发的失眠，不必感到忧虑，应相信身体的自主调节能力。平日养成良好的生活规律并保持适度的运动。睡前不要做激烈的运动，或看悬疑片、恐怖片等节目，尽量让心情放松，不要过于兴奋。过饱对睡眠不利，因此睡前尽量避免进食；饮食上还应注意避免浓茶、咖啡、可乐等含咖啡因的食物。空气流通、隔音效果良好、光线和温度适宜的环境有助于睡眠。

二十、血证

【概述】

血证具有明显的证候特征，由多种原因引起的血液不在血管内流动，渗出皮肤或从口鼻等诸窍中流出均属于本证。非生理性出血因部位不同而分为鼻衄、齿衄、咳血、吐血、便血、尿血、紫斑等。现代医学凡以出血为主要临床表现的内科病症，均属于本病的范围，可参考本病辨证论治。

【临床表现】

1. 鼻衄：血从鼻腔流出，且排除外伤、鼻腔局部病变和女性经行衄血者。

2. 齿衄：血从牙龈或牙缝中溢出，且排除外伤者。

3. 咳血：血从肺及气管外溢，经口咳嗽而出，可见痰中带血、痰血相兼、纯血夹泡沫等情况。

4. 吐血：血从消化道外溢，经口呕吐而出，可见血色鲜红或紫暗呈咖啡色，常夹带有食物残渣。

5. 便血：血从消化道外溢，随大便而出，可见大便夹带血块或血丝，颜色鲜红或暗红，亦可见大便色黑如柏油样。痔疮出血者不包括在内。

6. 尿血：血从泌尿系统外溢，小便中混有血液、血块或夹有血丝，亦可见小便呈淡红色或茶褐色。

7. 紫斑：血从皮肤血管中溢出至皮下，肌肤出现青紫斑点，或小如针尖，或融合成片，按之不褪色。

【辨证分型】

1. 鼻衄

(1) 热邪犯肺：出血量大，色红，鼻咽干燥，口渴欲饮，咳嗽少痰，可伴有身热心烦，小便黄，量少。舌质红，苔薄黄，脉数。

(2) 胃热壅盛：出血色鲜红，伴有牙龈出血，口渴欲饮，舌咽干燥，便秘溲黄。舌质红，苔黄而干，脉洪数。

(3) 肝火上炎：鼻出血，伴有头晕目眩，耳鸣心烦，口苦易怒。舌质红，苔薄黄，脉弦数。

(4) 气血亏虚：出血色淡质稀，伴有头晕目眩，心慌心悸，少气懒言，精神倦怠。舌质淡，脉细弱。

2. 齿衄

(1) 胃火炽盛：出血色鲜红，可伴有牙龈肿痛，口臭，口渴欲饮，便秘溲黄。舌质红，苔黄而干，脉洪数。

(2) 阴虚火旺：出血色淡红，牙齿摇动不坚，可伴有颧红，头晕耳鸣，潮热盗汗。舌质红，苔少，脉细数。

3. 咳血

(1) 燥热伤肺：咳嗽，痰中带血，口干咽痒，鼻唇干燥，或有身热。舌红少津，苔薄黄，脉数。

(2) 肝火犯肺：咳痰带血，色鲜红，常由情致因素诱发，可伴有胸胁胀痛，烦躁易怒，头晕耳鸣，口苦。舌质红，苔薄黄，脉弦数。

(3) 虚火灼肺：咳嗽，痰中带血，色红，五心烦热，口干咽燥，可伴有颧红，头晕耳鸣，潮热盗汗。舌质红，苔少，脉细数。

(4) 气虚不摄：起病缓慢，咳嗽声弱，反复出血，可伴有头晕目眩，心慌心悸，少气懒言，精神倦怠。舌质淡，脉细弱。

4. 吐血

(1) 胃热壅盛：脘腹疼痛，吐血色鲜红或紫暗，常夹带有食物残渣，可伴有牙龈出血及口臭，便秘或柏油便，小便色黄量少。舌质红，苔黄而干，脉洪数。

(2) 肝火犯胃：吐血色鲜红，常由情志因素诱发，可伴有胸胁胀痛，心烦易怒，头晕耳鸣，口苦。舌质红，苔薄黄，脉弦数。

(3) 气虚不摄：病程缠绵，血色暗淡，可伴有头晕目眩，心慌心悸，少气懒言，精神倦怠。舌质淡，脉细弱。

5. 便血

(1) 肠道湿热：血色鲜红，大便黏腻不爽，可伴口黏口苦。舌质红，舌苔黄腻，脉濡数。

(2) 气虚不摄：血色淡红或紫暗，时出时止，面色不华，可伴有心慌心悸，少气懒言，精神倦怠。舌质淡，脉细弱。

6. 尿血

(1) 下焦湿热：小便黄赤灼热，血色鲜红，心烦口渴，夜卧不安。舌质红，脉数。

(2) 阴虚火旺：小便短赤带血，伴有颧红，头晕耳鸣，潮热盗汗，神疲乏力，腰膝酸软。舌质红，苔少，脉细数。

(3) 脾不统血：病程缠绵，反复出血，血尿色淡量少，体倦乏力，面色不华，少气懒言，可伴有牙龈出血。舌质淡，脉细弱。

(4) 肾气不固：病程缠绵，反复出血，血尿色淡量少，头晕耳鸣，精神困顿，腰膝酸冷。舌质淡，脉沉细弱。

7. 紫斑

(1) 血热妄行：皮肤出现红色斑点，点多而密，可伴有其他血证，口渴，便秘，甚者神昏谵语。舌红，苔黄，脉洪大。

(2) 阴虚火旺：皮肤出现青紫色斑点，时发时止，可伴有其他血证，颧红，五心烦热，盗汗，神疲乏力。舌质红，苔少，脉细数。

(3) 气不摄血：病程缠绵，时发时止，出血点模糊不清，可伴有神疲乏力，头晕耳鸣，精神困顿，面色无华。舌质淡，脉沉细弱。

【穴位贴敷治疗】

［处方 1］

方药：青黛 15g。

取穴：内迎香。

用法：青黛研成细末，用棉球蘸取青黛粉塞入鼻腔内。

主治：鼻衄。

［处方 2］

方药：百草霜 15g，龙骨 15g，枯矾 60g。

取穴：内迎香。

用法：上述药物研成细末，棉球用清水浸湿，蘸取药末后塞入鼻腔内。

主治：鼻衄。

［处方 3］

方药：薄荷 15g，牡丹皮 15g，栀子 15g，冰片 3g，小蓟 9g，葱白适量。

取穴：印堂。

用法：上述药物研成细末，与葱白一同捣烂成糊状，敷于前额。每日 1 次。

主治：鼻衄属热邪犯肺者。

［处方 4］

方药：大蓟 15g，小蓟 15g，荷叶 15g，大黄 15g，白茅根 30g，侧柏叶 9g，茜草根 9g，牡丹皮 9g，棕榈皮 9g，栀子 9g，藕节 150g，白萝卜 150g。

取穴：膻中。

用法：藕节及白萝卜榨汁，其余药物煅烧取灰，将二者混合成糊状，取适量涂于穴位上，盖以纱布，胶布固定。每日 1 次。

主治：吐血属胃热壅盛者及咳血属燥热伤肺者。

［处方 5］

方药：生栀子 15g，生大黄 15g，食醋适量。

取穴：神阙。

用法：上述药物研成细末，用食醋调成糊状，取适量填涂于穴位中，盖以纱布，胶布固定。每日 1 次。

主治：吐血属肝火犯胃者。

［处方 6］

方药：生地黄 60g，白芍 30g，黄芩 30g，黄柏 30g，山栀 30g，生甘草 30g，牡丹皮 15g，犀角 15g，石膏 120g，麻油 500g，黄丹 250g。

取穴：膻中。

用法：将上述药物研成细末，与麻油一同按膏药的制作方法熬至滴水成珠时用黄丹收膏，装瓶密封。用时取膏药适量，烘热，涂于牛皮纸或棉布上，分别贴于穴位处。注意热敷时不可过热，防止烫伤皮肤，每日或隔日换药 1 次。

主治：吐血。

［处方 7］

方药：生大黄 30g，食醋适量。

取穴：神阙。

用法：生大黄研成细末，用食醋调成糊状，取适量填涂于穴位中，盖以纱布，胶布固定。每日 1 次。

主治：便血。

［处方 8］

方药：大蒜 30g。

取穴：涌泉。

用法：将大蒜捣烂成糊状，取适量涂于穴位处，盖以纱布，胶布固定。每日 1 次。

主治：吐血、尿血。

【附记】

血证患者应注意劳逸结合，饮食上宜进食清淡之品，忌食辛辣香燥、油腻之物，胃肠道出血严重者避免食用芹菜等粗纤维食品，或暂予禁食。密切关注病情的发展情况，若出现头晕、心慌、无力等症状，应及时就医。

二十一、虚劳

【概述】

虚劳指长期劳心或劳力过度导致的虚弱性疾病，又称为虚损，是中医内科中范围最广的一个疾病。各种慢性疾病迁延反复，到了最后阶段以脏腑阴阳气血亏虚为表现的病症均属于虚劳。现代医学中慢性消耗性和功能衰退性疾病，出现类似虚劳的临床表现时，亦可以按照本病介绍的方法辨证论治。

【临床表现】

以慢性功能减退或虚性亢奋为主症，包括自身免疫功能低下或免疫功能稳定失调、内分泌失调、造血功能障碍、代谢紊乱、营养缺乏、神经功能低下或过分抑制（非保护性）引起的疾病，以及其他器官系统功能衰退等。

【辨证分型】

1. 气虚

(1) 肺气不足：咳声无力，痰质清稀，面色苍白，气短声低，神疲乏力。舌苔薄白，脉细无力。

(2) 心气不足：心悸气短，自汗，遇劳则甚，神疲乏力。舌苔薄白，脉细无力。

(3) 脾气不足：食少纳呆，食后胃脘不舒，倦怠乏力，手足不温，大便稀溏，面色萎黄。舌胖大，苔薄白，脉细弱。

(4) 肾气不足：倦怠乏力，腰膝酸软，头晕耳鸣，小便清长，女子白带清稀。舌质淡，脉弱无力。

2. 血虚

(1) 心血不足：心悸怔忡，失眠多梦，健忘，面色无华，唇甲色白。舌质淡，脉细涩。

(2) 肝血不足：头晕目眩，肢体麻木，手足蠕动，面色萎黄，纳差。苔薄白，脉细。

3. 阴虚

(1) 肺阴不足：干咳少痰，口干咽燥，潮热盗汗。舌质红，少津，脉细数。

(2) 心阴不足：心烦不安，夜梦多，潮热盗汗，面色潮红。舌质红，脉细数。

(3) 脾胃阴虚：纳差，口唇干燥，大便秘结，五心烦热，面色潮红。舌红少苔，脉细数。

(4) 肝阴不足：头晕目眩，目涩，视物不明，肌肉瞤动，面色潮红，低热。舌质红，脉细数。

(5) 肾阴不足：五心烦热，腰膝酸软，头晕耳鸣，失眠，遗精盗汗。舌红少津，脉沉细。

4. 阳虚

(1) 心阳不足：心悸怔忡，手足不温，面色苍白，冷汗频出，精神倦怠。舌质胖嫩，苔白润，脉细微。

(2) 脾阳不足：纳差，四肢无力，面色萎黄，倦怠嗜卧，肠鸣辘辘，大便完谷不化。脉细无力。

(3) 肾阳不足：五更泄泻，小便清长，形寒肢冷，面色苍白。舌质淡胖，脉沉迟。

【穴位贴敷治疗】

［**处方 1**］

方药：黄芪 60g，熟地黄 60g，沙参 60g，当归 15g，陈皮 15g，炙甘草 10g，五味子 10g，绿豆 150g。

取穴：膻中、气海。

用法：将上述药物放入砂锅内加水浸泡，按中药煎制方法煎煮，去渣取液。将绿豆磨粉，二者调和成糊状，趁热制成直径 3cm 的药饼，分别贴于穴位上。注意热敷时不可过热，防止烫伤皮肤，每日 1 次。

主治：虚劳属肺气不足者。

［**处方 2**］

方药：黄芪 30g，党参 30g，茯神 15g，麦冬 15g，黄精 15g，白术 15g，当归 15g，柴胡 9g，炙甘草 9g，五味子 9g。

取穴：膻中、神阙。

用法：将上述药物放入砂锅内加水浸泡，按中药煎制方法煎煮，去渣取液。将药液与面粉调和成糊状，制成药饼，分别贴于穴位上，胶布固定。每日 1 次。

主治：虚劳属心气不足者。

［**处方 3**］

方药：黄芪 60g，白术 60g，茯苓 60g，山楂

30g，党参30g，陈皮30g，半夏15g，神曲15g，炙甘草15g。

取穴：神阙、足三里。

用法：将上述药物放入砂锅内加水浸泡，按中药煎制方法煎煮，去渣取液。将药液与面粉调和成糊状，制成直径3cm的药饼，分别贴于穴位上，胶布固定。每日1次。

主治：虚劳属脾气不足者。

［处方4］

方药：黄芪60g，山药60g，党参60g，当归30g，白术30g，山茱萸30g，熟地黄30g，枸杞子15g，五味子15g，益智仁15g，陈皮15g，杜仲15g，炙甘草15g，植物油500g，黄丹250g。

取穴：关元、肾俞、涌泉。

用法：将上述药物研成细末，与植物油一同按膏药的制作方法熬至滴水成珠时用黄丹收膏，装瓶密封。用时取膏药适量，烘热，涂于牛皮纸或棉布上，分别贴于穴位处。每日或隔日换药1次，注意热敷时药包不可过热，防止烫伤皮肤。

主治：虚劳属肾气不足者。

［处方5］

方药：生地黄60g，黄连30g，党参15g，玄参15g，丹参15g，当归15g，天冬15g，麦冬15g，远志15g，酸枣仁15g，柏子仁15g，茯神15g，桔梗15g，五味子15g，龙眼肉15g，首乌藤15g，植物油500g，黄丹250g。

取穴：神阙。

用法：将上述药物研成细末，与植物油一同按膏药的制作方法熬至滴水成珠时用黄丹收膏，装瓶密封。用时取膏药适量，烘热，涂于牛皮纸或棉布上，分别贴于穴位处。每日或隔日换药1次，注意热敷时药包不可过热，防止烫伤皮肤。

主治：虚劳属心血不足者。

［处方6］

方药：熟地黄30g，当归30g，白芍30g，白术30g，黄芪30g，制首乌30g，鸡血藤30g，郁金30g，佛手30g，大枣30g，植物油500g，黄丹250g。

取穴：神阙。

用法：将上述药物研成细末，与植物油一同按膏药的制作方法熬至滴水成珠时用黄丹收膏，装瓶密封。用时取膏药适量，烘热，涂于牛皮纸或棉布上，分别贴于穴位处。每日或隔日换药1次，注意热敷时药包不可过热，防止烫伤皮肤。

主治：虚劳属肝血不足者。

［处方7］

方药：沙参60g，麦冬60g，熟地黄30g，天花粉30g，乌梅15g，五味子15g，甘草15g，面粉适量。

取穴：肺俞。

用法：将上述药物放入砂锅内加水浸泡，按中药煎制方法煎煮，去渣取液。将药液与面粉调和成糊状，制成药饼敷于穴位处，胶布固定。每日 1 次。

主治：虚劳属肺阴不足者。

［**处方 8**］

方药：生地黄 30g，麦冬 30g，玄参 30g，黄精 30g，淡竹叶 60g，地骨皮 15g，牡蛎 15g，龟板 15g。

取穴：膻中。

用法：将上述药物放入砂锅内加水浸泡，按中药煎制方法煎煮，去渣取液。将药液与面粉调和成糊状，制成药饼敷于穴位处，胶布固定。每日 1 次。

主治：虚劳属心阴不足者。

［**处方 9**］

方药：生地黄 120g，茯苓 90g，龟甲 90g，锁阳 90g，牛膝 60g，枸杞子 60g，党参 60g，麦冬 60g，知母 30g，五味子 30g，肉桂 30g，六味地黄丸 6 枚，植物油 500g，黄丹 250g。

取穴：膻中、关元、肾俞。

用法：将上述药物研成细末，与植物油一同按膏药的制作方法熬至滴水成珠时用黄丹收膏，收膏时加入六味地黄丸拌匀，装瓶密封。用时取膏药适量，烘热，涂于牛皮纸或棉布上，分别贴于穴位处。每日或隔日换药 1 次。

主治：虚劳属肾阴不足者。

［**处方 10**］

方药：熟附子 15g，杜仲 15g，山茱萸 15g，熟地黄 15g，山药 15g，当归 15g，党参 15g，丹参 15g，黄芪 15g，肉桂 9g，郁金 9g，鹿角胶 9g，面粉适量。

取穴：膻中、神阙。

用法：将上述药物放入砂锅内加水浸泡，按中药煎制方法煎煮，去渣取液。将药液与面粉调和成糊状，制成药饼敷于穴位处，胶布固定。每日 1 次。

主治：虚劳属心阳不足者。

［**处方 11**］

方药：熟附子 15g，高良姜 15g，山茱萸 15g，熟地黄 15g，山药 15g，当归 15g，党参 15g，陈皮 15g，炙甘草 15g，肉桂 9g，郁金 9g，香附 9g，面粉适量。

取穴：中脘。

用法：将上述药物放入砂锅内加水浸泡，按中药煎制方法煎煮，去渣取液。将药液与面粉调和成糊状，制成药饼敷于穴位处，胶布固定。每日1次。

主治：虚劳属脾阳不足者。

［处方12］

方药：白术90g，炙甘草90g，党参60g，当归60g，大枣60g，炮姜30g，白芍30g，赤芍30g，黄芪30g，熟地黄30g，茯苓30g，肉桂30g，附子30g，蛤蚧30g，陈皮30g。

取穴：关元。

用法：将上述药物研成细末，与植物油一同按膏药的制作方法熬至滴水成珠时用黄丹收膏，装瓶密封。用时取膏药适量，烘热，涂于牛皮纸或棉布上，分别贴于穴位处。每日或隔日换药1次。

主治：虚劳属肾阳不足者。

【附记】

虚劳患者应注意休息，积极消除引起虚劳的原因，同时应保持心情舒畅，避免思虑伤神，劳心过度。生活中做到动静结合，适当参加体育锻炼并节制房事。饮食上不应食用辛辣刺激制品，也不宜过多食用肥甘厚味。此外，应避风寒，尽量减少伤风感冒对病情的影响。

二十二、汗证

【概述】

汗证是指由于人体阴阳偏盛偏衰，营卫不和，湿热熏蒸，痰瘀内蓄，以及情志过极，饮食劳伤，房事不节等原因引起腠理开阖失调，以汗出异常为主要表现的一种常见病症。汗证既可单独出现，也可见于其他疾病的过程中，如甲状腺功能亢进症、自主神经功能紊乱。自汗和盗汗为常见的汗证，白天不因气温或劳动，也无明显诱因而时时汗出，动辄益甚的症状称为自汗；而在睡眠状态下汗泄而出，醒后汗止的症状称为盗汗。除自汗和盗汗外，异常汗出还包括战汗、黄汗、脱汗等。

【临床表现】

以不受外界天气或运动、精神等因素影响而汗液外溢为主症。

【辨证分型】

1. 肺气不足

汗出，动则益甚，畏风，易于感冒，神疲体倦，面色少华。舌质淡，苔薄白，脉细弱。

2. 营卫不和

汗出恶风，伴有周身酸楚不适，半身或局部

汗出，手足汗多。舌质淡红，苔白薄，脉缓。

3. 内热郁蒸

蒸蒸汗出，以头额为甚，面赤烘热，或有口臭，渴喜冷饮，大便秘结，小便短赤。舌质红，舌苔黄厚，脉洪大或滑数。

4. 肝胆湿热

汗出而黏，伴胁肋不适，纳差口苦，阴部湿热发痒。小便色黄，舌苔黄腻，脉弦数。

5. 瘀血阻滞

半身汗出或但头汗出，心烦少寐，口渴却不欲饮，可伴有头部刺痛或隐痛。唇色紫暗，舌部可见瘀斑或瘀点，脉细涩。

6. 阴虚火旺

以盗汗为主，亦可有自汗出，五心烦热，两颧色红，口渴，心阴不足者还可见心悸怔忡，失眠健忘。舌红少苔，脉细数。

7. 心血不足

自汗或盗汗，眠差，心悸心慌，气短乏力，面色少华。舌质淡，脉细。

8. 心肾阳虚

自汗或盗汗，汗出身冷，畏寒，神疲乏力，腰膝酸软，小便清长。舌质淡，苔薄白，脉沉细。

【穴位贴敷治疗】

［处方 1］

方药：黄芪 20g，麻黄根 20g，白术 10g，防风 10g，白芷 10g，干姜 10g。

取穴：神阙、关元、肺俞、大椎。

用法：将上述药物放入砂锅内加水浸泡，按中药煎制方法煎煮，去渣取液。将药液与面粉调和成糊状，趁热制成药饼，分别贴于穴位。注意热敷时药饼不可过热，防止烫伤皮肤，每日 1 次。

主治：自汗属肺气不足者。

［处方 2］

方药：五倍子 15g，黄芪 15g。

取穴：神阙。

用法：上述药物研成细末，用清水调成糊状，取适量填于穴位中，盖以纱布，胶布固定，每日 1 次。

主治：自汗属肺气不足者。

［处方 3］

方药：煅龙骨 30g，浮小麦 30g，桂枝 15g，白芍 10g，甘草 6g，大枣 5 枚，生姜适量。

取穴：大椎、关元（图 2-135）。

用法：将上述除生姜外药物放入砂锅内加水浸泡，按中药煎制方法煎煮，去渣取液。生姜捣烂，与药液、面粉一起调和成糊状，趁热制成药饼，分别贴于穴位上。注意热敷时药饼不可过热，防止烫伤皮肤，每日 1 次（图 2–136）。

主治：自汗属营卫不和者。

［处方 4］

方药：龙胆草 15g，黄芩 15g，栀子 15g，黄柏 10g，柴胡 6g，茵陈 6g，当归 6g，生地黄 6g，葱白适量。

取穴：膻中、大椎、肝俞、肺俞（图 2–137）。

用法：将上述药物研成细末，葱白捣烂，二者调成糊状，取适量涂于穴位上，盖以纱布，胶布固定。每日 1 次（图 2–138）。

主治：自汗属肝胆湿热者。

［处方 5］

方药：滑石适量。

取穴：阿是穴。

用法：滑石研成细末，用清水调成糊状，取适量涂于汗出最多之处，每日 1 次，连续 1 周。

主治：自汗。

［处方 6］

方药：黄芪 30g，牡蛎 30g，浮小麦 30g，生地黄 15g，熟地黄 15g，五味子 10g，地骨皮 10g，秦艽 9g，黄连 9g，黄芩 9g。

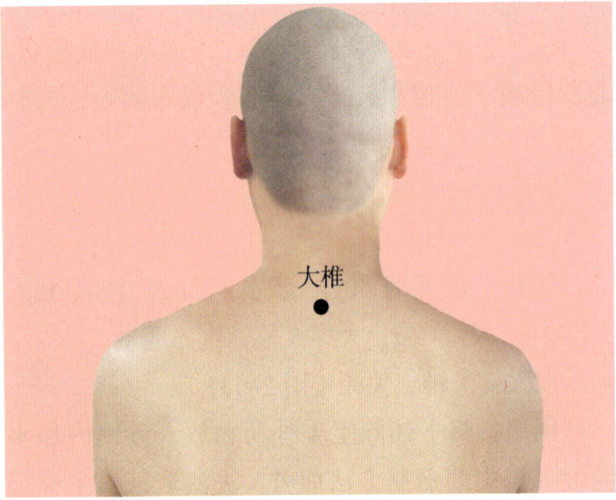

▲ 图 2–135　大椎

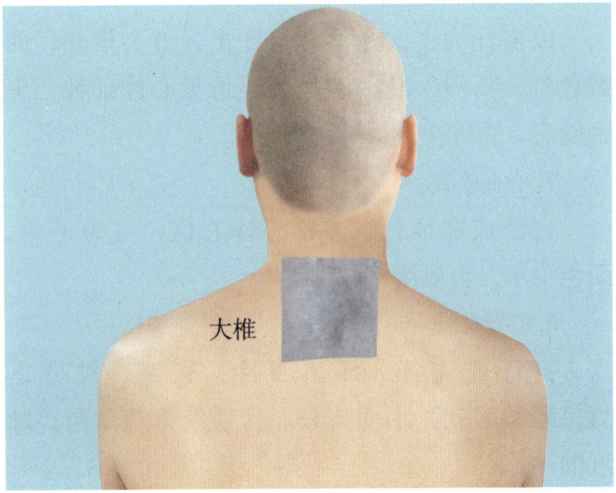

▲ 图 2–136　大椎贴敷

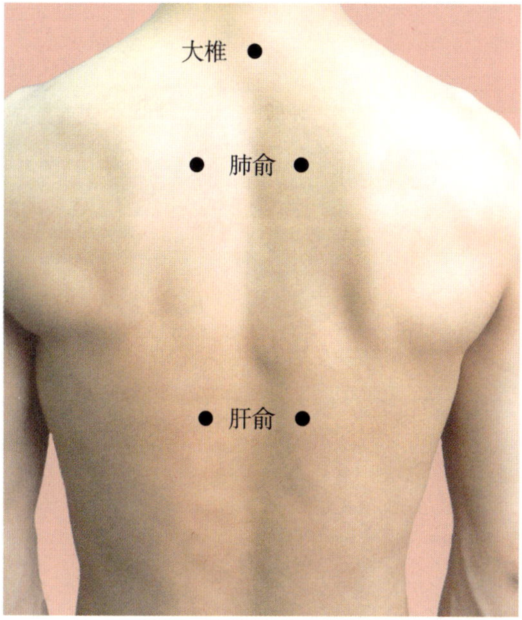

▲ 图 2-137 大椎、肺俞、肝俞

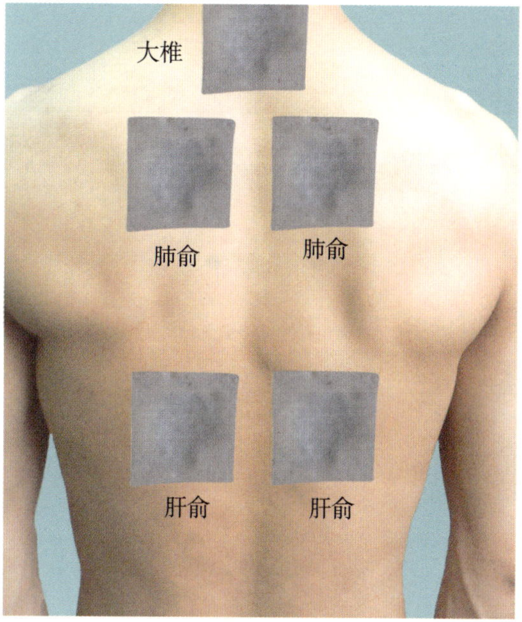

▲ 图 2-138 大椎、肺俞、肝俞贴敷

取穴：膻中、神阙、涌泉。

用法：将上述药物放入砂锅内加水浸泡，按中药煎制方法煎煮，去渣取液。将药液与面粉调和成糊状，制成药饼，分别贴于穴位上，胶布固定。每日 1 次。

主治：盗汗属阴虚火旺者。

［处方 7］

方药：浮小麦 15g，黄芪 15g，生地黄 10g，白芷 9g，乌梅 9g，大枣 5 枚。

取穴：气海、心俞、肺俞（图 2-139）。

用法：将上述药物放入砂锅内加水浸泡，按中药煎制方法煎煮，去渣取液。将药液与面粉调和成糊状，制成药饼，分别贴于穴位上，胶布固定。每日 1 次（图 2-140）。

主治：盗汗属阴虚火旺者。

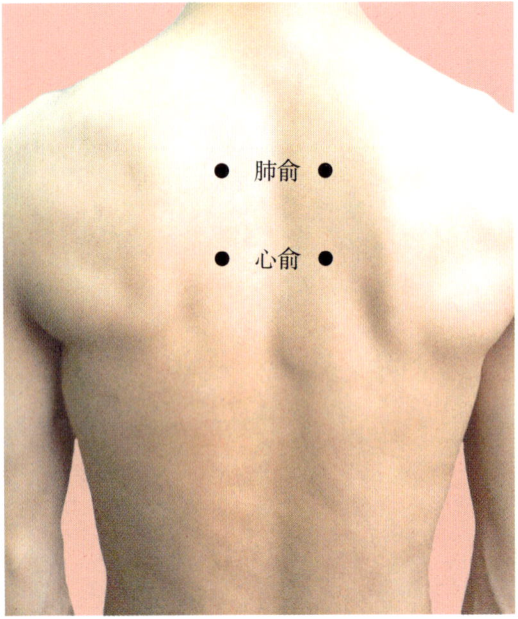

▲ 图 2-139　肺俞、心俞

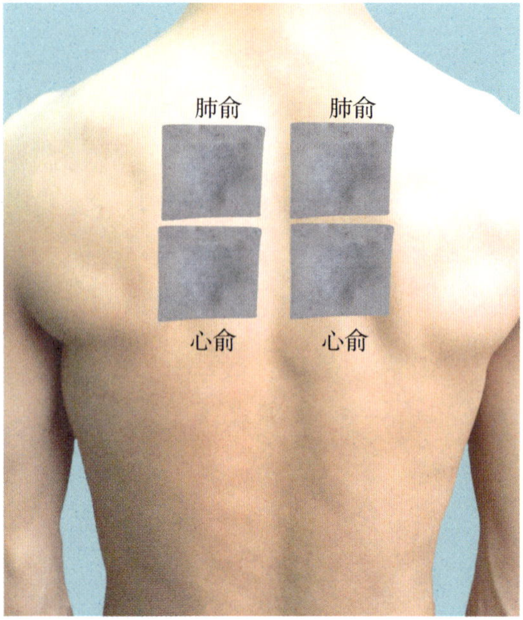

▲ 图 2-140　肺俞、心俞贴敷

［处方 8］

方药：五倍子 10g，黄柏 10g，枯矾 10g。

取穴：神阙。

用法：上述药物研成细末，用清水调成糊状，取适量填于穴位中，盖以纱布，胶布固定。睡前贴敷，次日清晨取下，每日 1 次。

主治：盗汗。

［处方 9］

方药：煅龙骨 15g，五倍子 15g，食醋适量。

取穴：神阙。

用法：上述药物研成细末，用食醋调成糊状，取适量填于穴位中，盖以纱布，胶布固定。睡前贴敷，次日清晨取下，每日 1 次，3 次为 1 个疗程。

主治：盗汗。

［处方10］

方药：浮小麦30g，龙骨20g，牡蛎20g，党参20g，黄芪15g，当归15g，茯苓15g，远志9g，酸枣仁9g，龙眼肉9g，白术9g，五味子6g，大枣5枚，麻油500g，黄丹250g。

取穴：神阙。

用法：将上述药物研成细末，与麻油一同按膏药的制作方法熬至滴水成珠时用黄丹收膏，装瓶密封。用时取膏药适量，烘热，涂于牛皮纸或棉布上，分别贴于穴位处。注意热敷时药包不可过热，防止烫伤皮肤，每日或隔日换药1次。

主治：汗证属心血不足者。

【附记】

汗证患者应劳逸结合，适当进行体育锻炼，增强体质。养成良好的饮食习惯，少食辛辣、多饮水等。生活上注意调节居住和工作环境的温度与湿度，使汗腺的分泌功能逐步恢复正常。

二十三、高血压

【概述】

高血压病是临床常见病，非同日3次测得的血压大于140/90mmHg即可确诊。高血压病常伴有脂肪和糖代谢紊乱，以及心、脑、肾等器官功能性或器质性改变，是以器官重塑为特征的全身性疾病，常见的临床伴随症状包括眩晕、头痛、呕吐等。中医学无高血压病之病名，根据高血压病的主要症状可归之于中医学的“眩晕”“头痛”“中风”等病症范围。

【临床表现】

高血压病早期约半数患者无明显症状，常在体检时偶然发现。如血压波动幅度大可有较多症状，常见头痛、头晕、头胀、眼花、耳鸣、心悸、失眠、健忘等。随着病情的发展，血压明显而持续性地升高，则可出现脑、心、肾、眼底等器质性损害和功能障碍。

【辨证分型】

1. 肝阳上亢

头痛头晕，夜卧不宁，急躁易怒，面部潮红，可伴有耳鸣，口干口苦。舌红，苔薄黄或薄白，脉弦有力。

2. 痰浊中阻

头重头昏，脘腹胀满，纳差呕恶。舌胖大有齿痕，舌苔白厚滑腻，脉弦滑。

3. 肝肾阴虚

眩晕耳鸣，心悸失眠，夜间盗汗，记忆力减

退，腰膝酸软无力。舌质红嫩，苔少，脉弦细或细数。

4. 阴阳两虚

头晕耳鸣，视物模糊，腰膝冷痛，手足不温，夜尿频多，男子阳痿遗精，女子带下清长。舌质淡嫩，舌苔薄白，脉沉细。

【穴位贴敷治疗】

［处方 1］

方药：黄芩 30g，天麻 30g，首乌藤 15g，杭白菊 15g，生地黄 15g，牡丹皮 10g，莲子心 6g，薄荷 10g。

取穴：肝俞、肾俞（图 2–141）。

肝俞，在脊柱区，第 9 胸椎棘突下，后正中线旁开 1.5 寸。

肾俞，在脊柱区，第 2 腰椎棘突下，后正中线旁开 1.5 寸。

用法：将上述药物放入砂锅内加水浸泡，按中药煎制方法煎煮，去渣取液。将药液与面粉调和成糊状，制成药饼分别贴于穴位上，胶布固定。每日 1 次（图 2–142）。

主治：高血压属肝阳上亢者。

［处方 2］

方药：吴茱萸 30g，食醋适量。

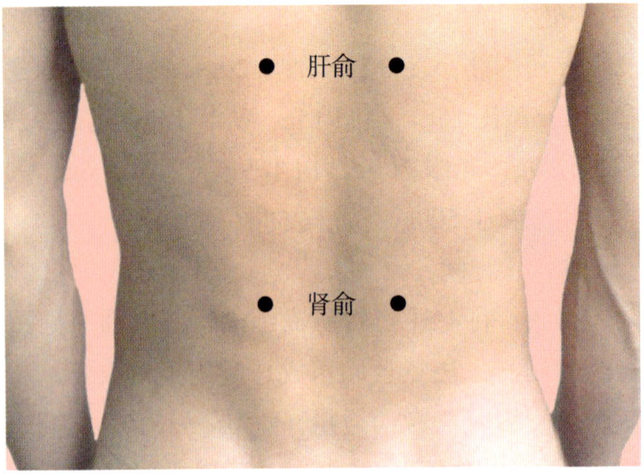

▲ 图 2–141　肝俞、肾俞

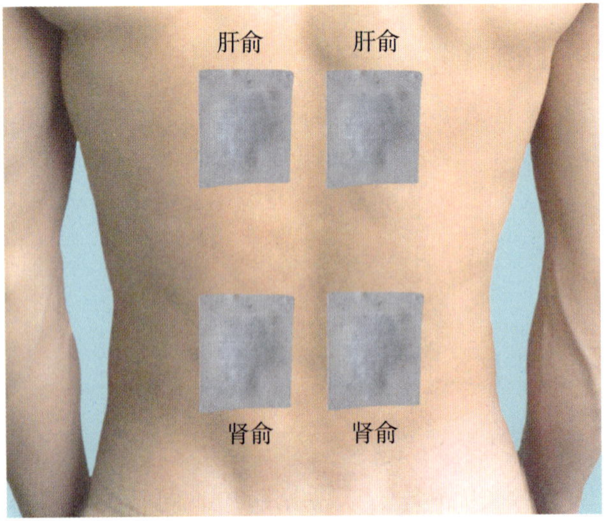

▲ 图 2–142　肝俞、肾俞贴敷

取穴：涌泉。

用法：吴茱萸研成细末，用食醋调成糊状，取适量涂于穴位上，盖以纱布，胶布固定。每日1次。

主治：高血压属肝阳上亢者。

[处方3]

方药：黄芪30g，陈皮15g，茯苓15g，香附12g，木香12g，白术9g，食醋适量。

取穴：中脘、脾俞（图2-143）。

中脘，在上腹部，脐中上4寸，前正中线上。

脾俞，在脊柱区，第11胸椎棘突下，后正中线旁开1.5寸。

用法：上述药物研成细末，用食醋调成糊状，取适量涂于穴位上，盖以纱布，胶布固定，每日1次（图2-144）。

主治：高血压属痰浊中阻者。

[处方4]

方药：蓖麻子50g，吴茱萸20g，附子20g，冰片10g，生姜150g。

取穴：涌泉。

用法：上述药物研成细末，生姜捣烂，二者调成糊状，取适量涂于穴位上，盖以纱布，胶布固定。每日1次。

主治：高血压。

[处方5]

方药：肉桂30g，吴茱萸30g，珍珠粉15g，食醋适量。

取穴：神阙、涌泉。

用法：肉桂、吴茱萸研成细末，二者与珍珠粉一同混匀，加入食醋搅拌成糊状，取适量涂于穴位上，盖以纱布，胶布固定。每日1次。

主治：高血压。

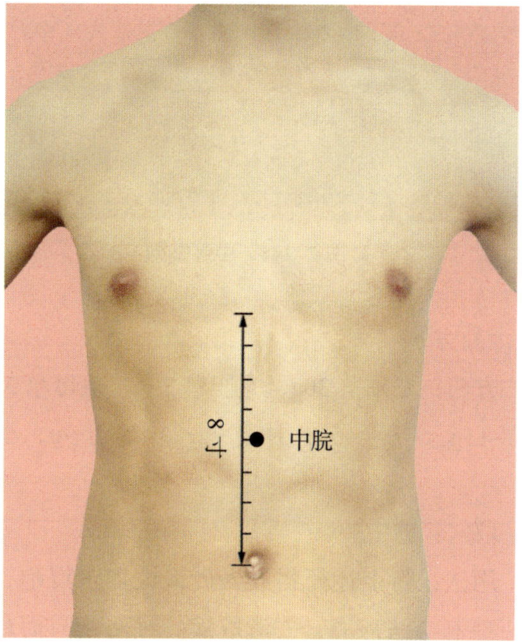

▲图2-143　中脘

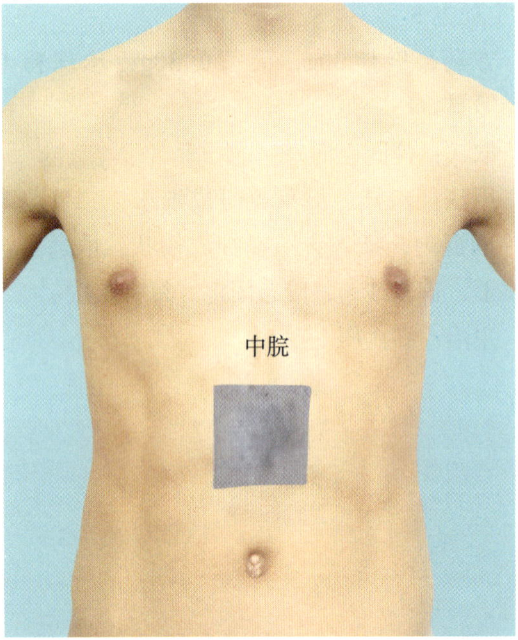

▲ 图 2-144　中脘贴敷

［处方 6］

方药：夏枯草 30g，龙胆草 30g，益母草 30g，石斛 15g，芍药 15g，甘草 9g，珍珠母 9g，栀子 9g。

取穴：膻中。

用法：将上述药物放入砂锅内加水浸泡，按中药煎制方法煎煮，去渣取液。将药液与面粉调和成糊状，制成药饼分别贴于穴位上，胶布固定。每日 1 次。

主治：高血压。

［处方 7］

方药：杏仁 10g，桃仁 10g，红花 10g，胡椒 3g，栀子 3g，鸡蛋 1 枚。

取穴：涌泉。

用法：上述药物研成细末，用鸡蛋清调成糊状，取适量涂于穴位上，盖以纱布，胶布固定。每晚睡前贴敷，次日清晨取下，10 次为 1 个疗程。

主治：高血压。

［处方 8］

方药：野菊花 50g，淡竹叶 50g，生石膏 50g，桑叶 50g，白芍 50g，川芎 50g，磁石 50g，蔓荆子 50g，青木香 50g，蚕沙 50g，薄荷 50g。

取穴：阿是穴。

用法：上述药物打碎，混合均匀，装入布袋内制成枕芯。每晚枕于颈枕处，3 个月为 1 个疗程。

主治：高血压。

【附记】

良好的生活习惯可以帮助高血压患者将血压控制在稳定的水平。患者先要做到定期测量血压，坚持服用降压药，不随意减药停药。此外，本病与精神因素的关系较大，应调畅情志，避免精神紧张和过大的压力；重视劳逸结合，一方面充足的休息有助于血压的恢复，另一方面适当的体育锻炼可以增强体质。饮食上应做到低盐低脂，同时戒烟限酒。

二十四、癌痛

【概述】

癌痛即由各种肿瘤引起的疼痛，约有 70% 的癌症患者伴有不同程度的癌痛。癌症以各种方式引起疼痛，表现形式因所患肿瘤部位的不同而各异，与癌症有关的原因最常见的是骨转移、压迫或浸润破坏神经，由治疗引起的疼痛包括手术、放疗、化疗、组织活检等。

【辨证分型】

1. 风寒客邪

疼痛呈游走性，得温则舒，遇冷则甚，肌肉僵硬，关节酸痛。舌苔薄白，脉弦紧。

2. 热毒蕴积

局部疼痛灼热，可伴有肿胀，发热口渴，便秘口苦，面红目赤。舌暗红有瘀点，苔黄腻，脉滑数或洪大。

3. 痰湿内聚

局部疼痛隐隐，可扪及包块，胸腹满闷不舒，恶心欲呕，纳差。舌苔白滑厚腻，脉滑或滑数。

4. 气滞不通

局部胀痛，遇情志刺激而加重，胸闷善太息。舌暗，舌苔薄白，脉弦。

5. 瘀血阻络

局部刺痛，痛处固定不移，昼轻夜重，甚者可扪及包块，按压则痛甚。舌紫暗，有瘀点或瘀斑，脉涩。

6. 阳气亏虚

局部隐隐作痛，绵绵不止，四肢不温，神疲乏力，易心慌心悸，食欲不振，唇甲色白。舌淡红，苔薄白，脉细弱。

7. 阴血虚少

局部疼痛隐隐，有灼热感，朝轻暮重，五心烦热，颧红口干。舌质红，少苔，脉细或细数。

【穴位贴敷治疗】

［处方 1］

方药：金钱白花蛇 15g，乌梢蛇 15g，蜈蚣 15g，地龙 15g，露蜂房 15g，川乌 15g，威灵仙 15g，寻骨风 15g。

取穴：阿是穴。

用法：将上述药物放入砂锅内加水浸泡，按中药煎制方法煎煮，去渣取液。将药液与面粉调和成糊状，趁热敷于穴位处。注意热敷时药包不可过热，防止烫伤皮肤，每日1次。

主治：癌痛属风寒客邪者。

［处方2］

方药：川乌50g，胆南星50g，半夏50g，冰片30g，马钱子6g。

取穴：中脘。

用法：川乌、半夏、马钱子均用生药，上述药物研成细末，用清水调成糊状，取适量涂于穴位上，盖以纱布，胶布固定。每日1次。

主治：癌痛属痰湿内聚者。

［处方3］

方药：青皮15g，郁金15g，木香15g，香附15g，乌药15g，川楝子15g，厚朴15g，芙蓉叶适量。

取穴：阿是穴。

用法：上述药物研成细末，与芙蓉叶一同捣碎成糊状，取适量涂于穴位上，盖以纱布，胶布固定。每日1次。

主治：癌痛属气滞不通者。

［处方4］

方药：三棱10g，土鳖虫10g，天南星10g，穿山甲（代）10g，川乌10g，草乌10g，红花10g，桃仁10g，樟脑3g，芒硝3g，食醋适量。

取穴：阿是穴。

用法：上述药物研成细末，用食醋调成糊状，取适量涂于疼痛处，盖以纱布，胶布固定。每日1次。

主治：癌痛属瘀血阻络者。

［处方5］

方药：乳香20g，没药20g，大黄20g，姜黄20g，栀子20g，白芷20g，黄芩20g，小茴香12g，丁香12g，赤芍12g，木香12g，黄柏12g，蓖麻子12g。

取穴：中府、乳根（图2–145）。

中府，在胸部，横平第1肋间隙，锁骨下窝外侧，前正中线旁开6寸。

乳根，在胸部，第5肋间隙，前正中线旁开4寸。

用法：上述药物研成细末，用清水调成糊状，取适量涂于穴位上，盖以纱布，胶布固定。每日1次（图2–146）。

主治：肺癌疼痛。

［处方6］

方药：蟾蜍1只，大蒜适量。

取穴：阿是穴。

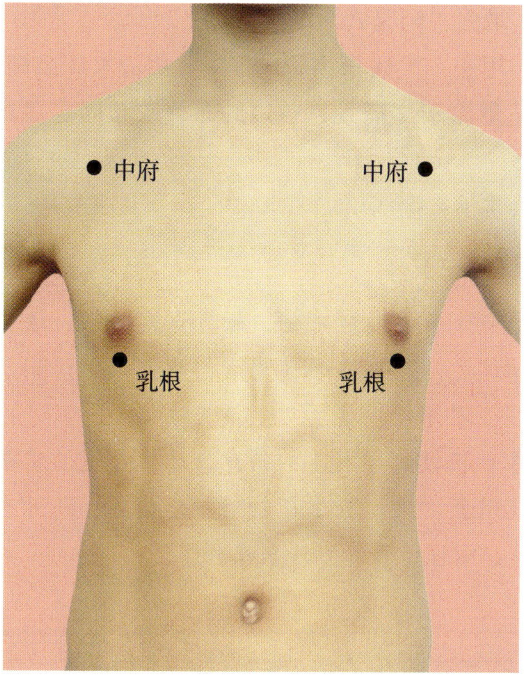

▲ 图 2-145　中府、乳根

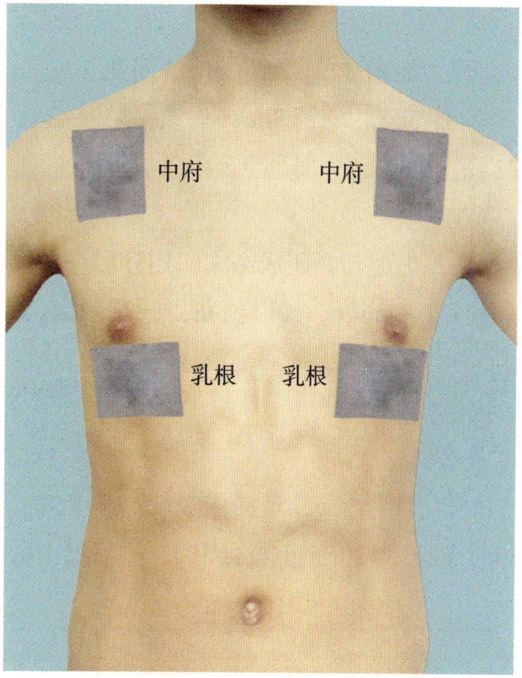

▲ 图 2-146　中府、乳根贴敷

用法：蟾蜍剥皮，大蒜捣烂后涂在蟾蜍皮上，敷于疼痛处。

主治：肝癌疼痛。

［处方 7］

方药：蟾酥 30g，马钱子 30g，生川乌 30g，生南星 30g，白芷 30g，姜黄 30g，冰片 10g，植物油 500g，黄丹 250g。

取穴：阿是穴。

用法：除冰片外其余药物研成细末，与植物油一同按膏药的制作方法熬至滴水成珠时用黄丹收膏。冰片研成细末，分别装瓶密封。用时取膏药适量，烘热，涂于牛皮纸或棉布上，均匀撒上冰片粉，分别贴于疼痛处。每日或隔日换药 1 次。

主治：癌痛。

［处方 8］

方药：朴硝 30g，雄黄 30g，明矾 30g，青黛 30g，乳香 30g，没药 30g，血竭 15g，冰片 5g，食醋适量。

取穴：阿是穴。

用法：上述药物研成细末，用食醋调成糊状，取适量涂于疼痛处，盖以纱布，胶布固定。每日 1 次。

主治：癌痛。

［处方 9］

方药：甘遂 30g，延胡索 30g，冰片 30g，血竭 30g，威灵仙 30g，土鳖虫 10g，干蟾皮 10g。

取穴：阿是穴。

用法：上述药物研成细末，用清水调成糊状，取适量涂于疼痛处，盖以纱布，胶布固定。每日 1 次。

主治：癌痛。

【附记】

癌痛多为慢性疼痛，轻者影响睡眠，消耗精力和体力，严重者会使患者出现焦虑、恐惧、抑郁等心理障碍，甚至对生活失去信心。家人应鼓励患者积极配合医生的治疗，选择合适的镇痛药物及用药方法。除用药物对抗疼痛外，还可选择按摩、心理干预等方法来减轻疼痛。

第3章　妇科疾病

一、痛经

【概述】

痛经是妇科常见病和多发病，表现为经期前后或行经期间出现的下腹部疼痛，并伴有全身不适。轻者仅表现为小腹疼痛伴背部酸痛，严重者可伴有心慌，恶心呕吐，胃痛腹泻，倦怠乏力，手脚冰凉，冷汗不断，甚至虚脱昏厥。痛经且生殖器官无异常者为原发性痛经，痛经伴随生殖器官病变者为继发性痛经。

【临床表现】

经期或行经前后小腹疼痛，随着月经周期而发作。疼痛可放射到胁肋、乳房、腰骶部、股内侧、阴道或肛门等处。一般于经期来潮前数小时即已感到疼痛，成为月经来潮之先兆。重者疼痛难忍，面青肢冷，呕吐汗出，周身无力，甚至晕厥。

【辨证分型】

1. 气滞血瘀

行经前或行经期间小腹胀痛或绞痛，伴胸胁乳房胀痛，行经不畅，经色深暗，可有血块，块出痛减。舌质紫暗或有瘀斑、瘀点，脉弦细。

2. 寒湿内停

行经前或行经期间小腹疼痛，遇寒痛甚，得温痛减，伴四肢不温，口唇色白。舌苔薄白或白滑，脉沉紧。

3. 湿热下注

行经前或行经期间小腹疼痛，腰腹不适，白带黄稠量多，可伴有低热。舌质红，苔黄腻，脉濡数。

4. 气血虚弱

行经期间或行经后小腹隐痛绵绵，伴空坠感，按之痛减，可伴有神疲乏力，大便溏薄。月经量少，色淡质稀。舌质淡，苔薄白，脉细弱。

5. 肝肾亏损

行经期间或行经后小腹隐痛绵绵，头晕耳鸣，腰膝酸软，可伴有颧红低热。舌质红，苔少，脉弦细。

【穴位贴敷治疗】

［处方 1］

方药：当归 15g，川芎 10g，乳香 10g，没药 10g，五灵脂 9g，蒲黄 9g，食醋适量。

取穴：神阙。

用法：将上述药物研成细末，取适量涂于穴位上，盖以纱布，胶布固定。每日 1 次。

主治：痛经属气滞血瘀者。

［处方 2］

方药：葱白 250g，红花 50g，三七 50g。

取穴：气海。

用法：将上述药物研成细末，与葱白一同捣烂成糊状，取适量涂于穴位上，盖以纱布，胶布固定。每日 1 次。

主治：痛经属气滞血瘀者。

［处方 3］

方药：吴茱萸 30g，白芥子 30g，食盐 100g。

取穴：涌泉、关元。

用法：将上述药物研成细末，用清水搅拌成糊状，取适量涂于穴位上，盖以纱布，胶布固定。用热水袋或炒热的盐粒袋热敷，注意热敷时不可过热，防止烫伤皮肤，每日 2～3 次。

主治：痛经属寒湿内停者。

［处方 4］

方药：当归 15g，川芎 15g，白芍 15g，生地黄 15g，牡丹皮 15g，黄连 10g，黄柏 10g，丹参 10g。

取穴：关元。

用法：将上述药物研成细末，用清水搅拌成糊状，取适量涂于穴位上，盖以纱布，胶布固定。每日 1 次。

主治：痛经属湿热下注者。

［处方 5］

方药：益母草 30g，当归 30g，白芍 30g，白术 30g，黄芪 30g，鸡血藤 30g，郁金 30g，香附 15g，大枣 30g，植物油 500g，黄丹 250g。

取穴：神阙、三阴交（图 3–1）。

神阙，在脐区，脐中央。

三阴交，在小腿内侧，内踝尖上 3 寸，胫骨内侧缘后际。

用法：将上述药物研成细末，与植物油一同按膏药的制作方法熬至滴水成珠时用黄丹收膏，装瓶密封。用时取膏药适量，烘热，涂于牛皮纸或棉布上，分别贴于穴位处。每日或隔日换药 1 次，注意热敷时不可过热，防止烫伤皮肤（图 3–2）。

主治：痛经属气血虚弱者。

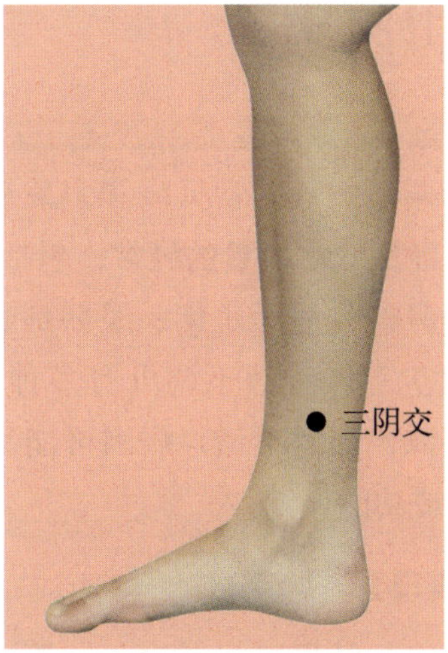

▲ 图 3-1 三阴交

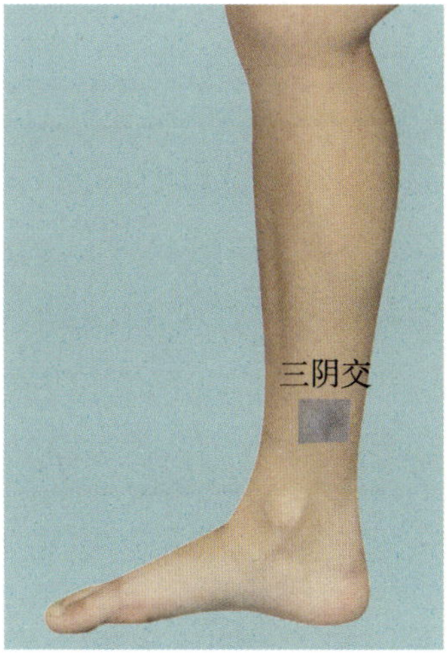

▲ 图 3-2 三阴交贴敷

［处方 6］

方药：云南白药粉剂、白酒各适量。

取穴：神阙。

用法：用白酒将云南白药调成糊状，填于穴位中，盖以纱布，胶布固定。用热水袋或炒热的盐粒袋热敷，注意热敷时不可过热，防止烫伤皮肤。每日 1 次。

主治：痛经。

［处方 7］

方药：乳香 15g，没药 15g，白芍 15g，川牛膝 15g，丹参 15g，香附 15g，红花 15g，冰片 3g，黄酒适量。

取穴：神阙、子宫（图 3-3）。

神阙，在脐区，脐中央。

子宫，在下腹部，脐中下 4 寸，前正中线旁开 3 寸。

用法：上述药物研成细末，用黄酒调成糊状，取适量涂于穴位上，盖以纱布，胶布固定。每日 1 次（图 3-4）。

主治：痛经。

［处方 8］

方药：当归 20g，延胡索 20g，红花 10g，胡椒 10g，蚕沙 6g。

取穴：阿是穴。

用法：上述药物研成细末，炒热后装入布袋内，热敷痛处。注意热敷时药包不可过热，防止烫伤皮肤。每日 1 次。

主治：痛经。

【附记】

痛经患者应注意保暖，避免着凉感冒。饮食上应以清淡为主，避免生冷、辛辣之品。适度的运动有助于加速血液循环，松弛肌肉紧张，宜在行经前 3～5 天进行。此外，行经期间还应勤换衣裤，避免房事。

二、月经不调

【概述】

月经不调是妇科的常见病和多发病，表现为月经周期、经期或出血量的异常，包括月经先期、月经后期、月经先后无定期、经期延长、月经过多、月经过少等。月经不调可有多种伴随症状，如疼痛，烦躁，周身不适，病因可能是生殖系统器质性病变或功能异常。

【临床表现】

经期不定，经量或多或少，淋漓不尽，心烦易怒，夜寐不安，小腹胀痛，大便时秘时溏。

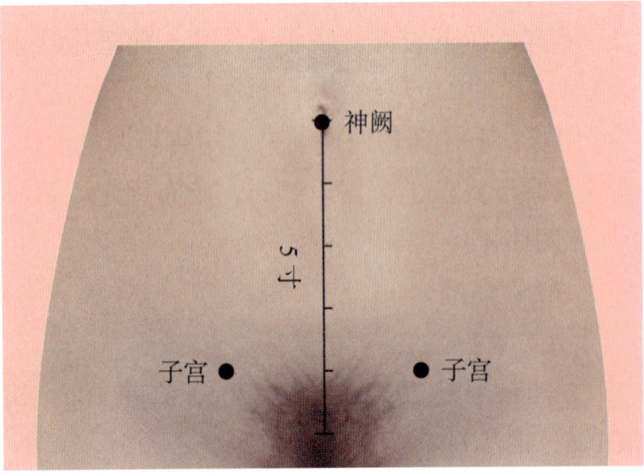

▲ 图 3-3　神阙、子宫

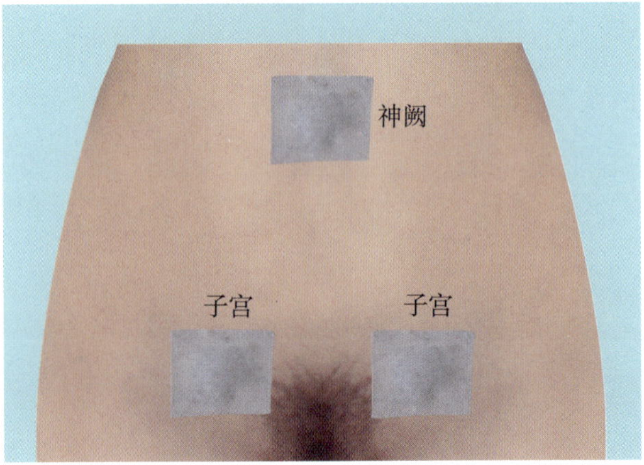

▲ 图 3-4　神阙、子宫贴敷

【辨证分型】

1. 阳盛血热

月经先期而至，量多色红，伴有面赤口渴，心烦易怒，小便短赤，大便秘结。舌质红，苔黄，脉滑数。

2. 寒凝血瘀

月经延后，量少色暗，夹有血块，小腹冷痛，得温则减，伴有畏寒肢冷，小便清长。苔薄白，脉沉紧或沉迟。

3. 气滞血瘀

月经先后无定期，经行不畅，量时多时少，小腹胀痛或刺痛，胸胁胀满不舒，纳差。舌质紫暗，可见瘀点，苔薄白，脉弦涩。

4. 阴虚血热

月经先期而至，量少色红，经期可见延长，伴两颧潮红，五心烦热，失眠盗汗。舌质红，苔少，脉细数。

5. 气虚不摄

月经先期而至，量多色淡，伴有心慌心悸，神疲气短。舌淡，苔薄白，脉细弱。

6. 阴血虚少

月经延后，量少色淡，质清稀，伴有心悸失眠，头晕耳鸣，唇甲色白。舌淡，苔薄白，脉弦细。

7. 肾虚不固

经期提前或错后，量少色淡，质清稀，伴有腰膝酸痛，头晕耳鸣，小便清长。舌淡，脉沉迟。

【穴位贴敷治疗】

［**处方 1**］

方药：大黄 120g，玄参 60g，生地黄 60g，当归 60g，赤芍 30g，白芷 30g，肉桂 30g，植物油 500g，黄丹 250g。

取穴：关元。

用法：将上述药物研成细末，与植物油一同按膏药的制作方法熬至滴水成珠时用黄丹收膏，装瓶密封。用时取膏药适量，烘热，涂于牛皮纸或棉布上，分别贴于穴位处。注意热敷时不可过热，防止烫伤皮肤，每日或隔日换药 1 次。

主治：月经不调属阳盛血热者。

［**处方 2**］

方药：当归 50g，附子 50g，小茴香 50g，高良姜 50g，川芎 50g，木香 50g，沉香 15g，鹿茸 3g，植物油 600g，黄丹 300g。

取穴：神阙、气海。

用法：沉香、鹿茸研成细末，其余药物与植物油一同按膏药的制作方法熬至滴水成珠时用黄丹收膏，装瓶密封。用时取膏药适量，烘热，涂于牛皮纸或棉布上，均匀撒上沉香与鹿茸末，分别贴于穴位处。每日或隔日换药1次。

主治：月经不调属寒凝血瘀者。

［处方3］

方药：乳香15g，没药15g，白芍15g，川牛膝15g，丹参15g，山楂15g，红花15g，冰片3g，生姜适量。

取穴：神阙、子宫。

用法：上述药物研成细末，生姜捣烂，二者调成糊状，取适量涂于穴位上，盖以纱布，胶布固定。每日1次。

主治：月经不调属气滞血瘀者。

［处方4］

方药：当归50g，川芎25g，白芍10g，益母草10g，柴胡10g，茯神10g，陈皮10g，香附10g，泽兰10g，肉桂10g，植物油800g，黄丹300g。

取穴：气海、关元。

用法：上述药物除肉桂外研成细末，与植物油一同按膏药的制作方法熬至滴水成珠时用黄丹收膏，装瓶密封，肉桂研磨成粉。用时取膏药适量，烘热，涂于牛皮纸或棉布上，均匀撒入肉桂粉，分别贴于穴位处。每日或隔日换药1次。

主治：月经不调属气滞血瘀者。

［处方5］

方药：当归9g，肉桂9g，熟地黄9g，白芍6g，川芎6g，干姜6g，鹿茸3g，白酒适量。

取穴：神阙。

用法：上述药物研成细末，用白酒调成糊状，取适量填入穴位中，盖以纱布，胶布固定。用热水袋或炒热的盐粒袋热敷，注意热敷时不可过热，防止烫伤皮肤，每日1次。

主治：月经不调属肾虚不固者。

［处方6］

方药：益母草60g，夏枯草30g。

取穴：气海。

用法：将上述药物研碎，炒热后装入布袋内，热敷穴位处。注意热敷时不可过热，防止烫伤皮肤。每日1次。

主治：月经不调。

【附记】

引起月经不调的原因很多，在生活中应注意保持良好的精神状态，起居有常，避免劳累过度，在经期特别要防寒避潮。饮食方面避免辛辣刺激，同时应戒烟限酒。有研究表明，只有体内脂肪含量达到体重的22%时，才能维持正常的月经周期，因此女性切不可为追求身材而盲目节食。

三、闭经

【概述】

闭经是指女性从未有过月经或月经周期已建立后又停止的现象，凡年满18周岁月经尚未来潮者称为原发性闭经；月经周期建立后，非孕期而又连续3个月以上无月经者称为继发性闭经。常见可导致闭经的原因有子宫内膜损伤或粘连、卵巢功能早衰及多囊卵巢、肿瘤、精神创伤及营养不良等外界因素变化、注射长效避孕针或口服避孕药等。

【临床表现】

3个周期以上无月经来潮，有月经初潮延迟和月经后期病史。可伴有体格发育不良、绝经前后诸症、肥胖、多囊或结核病等。由于病因不同，临床表现各异，一般是月经超龄未至，或先见月经周期延长，经量少，终至停闭。

【辨证分型】

1. 寒凝血瘀

月经数月不行，小腹胀痛，得温痛减，四肢不温，面色青白。舌淡或有瘀斑，舌苔薄白，脉沉紧或沉迟。

2. 气滞血瘀

月经数月不行，小腹胀痛，两胁、乳房胀闷疼痛，情志起伏后症状加重，多烦躁不安，失眠易怒，善太息。舌暗或有瘀点，脉弦涩。

3. 痰湿阻滞

月经数月不行，脘腹胀满，头晕嗜睡，带下量多色白，精神疲倦，食少纳呆。舌质淡胖，舌苔白腻，脉弦滑。

4. 气血不足

月经数月不行，目眩头晕，面色萎黄，倦怠乏力，少气懒言，或有心悸失眠。舌质淡，舌苔薄白，脉细无力。

5. 肝肾阴虚

月经数月不行，消瘦低热，心烦少寐，头晕耳鸣，两颧发红。舌红少苔，脉细数或涩。

【穴位贴敷治疗】

［**处方1**］

方药：益母草15g，肉桂6g，干姜6g，吴茱萸6g，白酒适量。

取穴：神阙、命门（图3–5）。

神阙，在脐区，脐中央。

命门，在脊柱区，第2腰椎棘突下凹陷中，后正中线上。

用法：上述药物研成细末，用白酒炒热后装入布袋内，热敷穴位处。注意热敷时药包不可过热，防止烫伤皮肤。每日1次（图3-6）。

主治：闭经属寒凝血瘀者。

［处方2］

方药：食盐30g，山楂15g，桂枝12g，大黄12g，延胡索12g，赤芍9g，五味子9g。

取穴：肾俞、关元。

用法：上述药物研成细末，炒热后装入布袋内，热敷穴位处。注意热敷时药包不可过热，防止烫伤皮肤。每日1次。

主治：闭经属气滞血瘀者。

［处方3］

方药：柴胡12g，白术12g，白芍12g，当归12g，茯苓9g，三棱6g，牛膝6g，薄荷3g。

取穴：关元。

用法：上述药物研成细末，用清水调成糊状，取适量涂于穴位上，盖以纱布，胶布固定。每日1次。

主治：闭经属气滞血瘀者。

［处方4］

方药：大黄120g，玄参60g，生地黄60g，当归60g，赤芍60g，白芷30g，肉桂30g，植物油800g，黄丹300g。

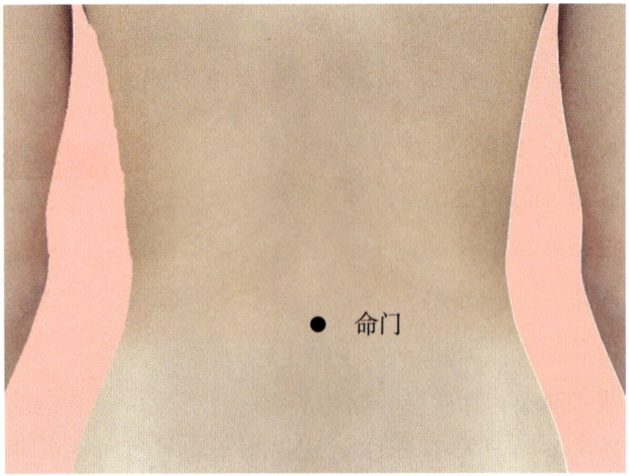

▲图3-5 命门

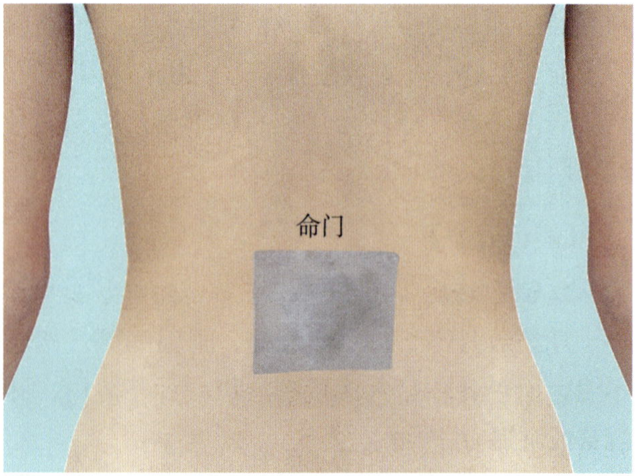

▲图3-6 命门贴敷

取穴：关元。

用法：将上述药物研成细末，与植物油一同按膏药的制作方法熬至滴水成珠时用黄丹收膏，装瓶密封。用时取膏药适量，烘热，涂于牛皮纸或棉布上，分别贴于穴位处。注意热敷时药包不可过热，防止烫伤皮肤，每日或隔日换药1次。

主治：闭经见瘀血症状者。

［**处方5**］

方药：益母草30g，月季50g。

取穴：关元。

用法：将上述两味药捣烂，敷于穴位处，用热水袋或炒热的盐粒袋热敷，注意热敷时不可过热，防止烫伤皮肤。每日2次。

主治：闭经。

［**处方6**］

方药：蚕沙30g，黄酒适量。

取穴：气海。

用法：蚕沙用黄酒炒热后装入布袋内，热敷穴位处，范围可扩大到整个腹部。注意热敷时不可过热，防止烫伤皮肤。每日1次。

主治：闭经。

【附记】

月经受内分泌激素控制，外界许多因素都能影响到人体的内分泌水平，如环境的变化、季节的转换、心情的变化。这些因素都可明显造成月经不正常，以至闭经。因此，女性应合理饮食，增强营养，保证充足的睡眠，避免不良情绪反应。注意经期健康，避免劳累受凉。此外，应做好计划生育的相关工作，尽量减少宫腔手术，防止不必要的宫腔损伤。

四、崩漏

【概述】

崩漏是月经周期、月经期与月经量严重紊乱的一类疾病，指女性非周期性子宫出血。发病急骤，大量出血者为“崩”；淋漓不断但病势缓和者为“漏”。崩漏可见于现代医学的功能失调性子宫出血及其他原因引起的子宫出血。生殖器炎症和某些生殖器肿瘤引起的不规则阴道出血亦可参照本病辨证治疗。

【临床表现】

月经周期紊乱，出血时间延长，经量增多，甚至大量出血或淋漓不止。兼见面红口干，心中烦躁，精神疲倦，头晕目眩。

【辨证分型】

1. 肾阳虚衰

经乱无期，出血量多或淋漓不尽，色淡红，质清稀。小腹冷痛，腰膝无力，小便清长，大便溏薄。舌质淡暗，舌苔白润，脉沉细。

2. 肾阴不足

经乱无期，出血淋漓不净或量多，色鲜红，质稠。两颧潮红，心烦少寐，可伴有腰膝酸软或头晕耳鸣。舌红少苔，脉细数。

3. 气血虚弱

经血非时而至，崩中与漏下交替无常，血色淡，质稀薄。神疲乏力，少气懒言，面色㿠白，手足不温，纳呆便溏。舌质淡，或见齿痕，舌苔薄白，脉弱无力。

4. 血热妄行

经乱无期，或淋漓不净又时而增多，色深红或鲜红，质黏稠，或夹杂血块。唇红面赤，口干喜饮，大便秘结，小便短赤，或有口臭，心烦失眠。舌质红，舌苔干黄，脉滑数或洪数。

5. 瘀血阻络

经血非时而至，或淋漓不净又时而增多，色暗红，或夹杂血块。小腹疼痛拒按，血出痛减，心烦失眠，夜卧不安。舌质紫暗或有瘀点，脉弦或沉涩。

【穴位贴敷治疗】

［处方 1］

方药：仙鹤草 30g，龙骨 30g，乌贼骨 30g，枸杞子 30g，熟地黄 20g，山药 20g，鹿角胶 15g，阿胶 15g，植物油 500g，黄丹 250g。

取穴：关元、脾俞。

用法：将上述药物研成细末，与植物油一同按膏药的制作方法熬至滴水成珠时用黄丹收膏，装瓶密封。用时取膏药适量，烘热，涂于牛皮纸或棉布上，分别贴于穴位处。每日或隔日换药 1 次。

主治：崩漏属肾阳虚衰者。

［处方 2］

方药：川牛膝 15g，熟地黄 15g，山药 15g，牡蛎 15g，枸杞子 15g，蒲黄炭 15g，山茱萸 15g，菟丝子 15g，续断 15g，黄芪 15g，海螵蛸 10g，地骨皮 15g，植物油 500g，黄丹 250g。

取穴：神阙，隐白（图 3–7）。

神阙，在脐区，脐中央。

隐白，在足大趾末节内侧，距趾甲角 0.1 寸。

用法：将上述药物研成细末，与植物油一同按膏药的制作方法熬至滴水成珠时用黄丹收膏，装瓶密封。用时取膏药适量，烘热，涂于牛皮纸或棉布上，分别贴于穴位处。每日或隔日换药

1次（图3–8）。

主治：崩漏属肾阴不足者。

［处方3］

方药：党参30g，白术30g，黄芪30g，熟地黄20g，桑寄生20g，山茱萸15g，当归12g，荆芥炭12g，仙鹤草10g，炮姜10g，炙甘草9g，大枣9g。

取穴：中脘、神阙、足三里。

用法：将上述药物放入砂锅内加水浸泡，按中药煎制方法煎煮，去渣取液。将药液与面粉调和成糊状，趁热敷于穴位处。注意药包不可过热，防止烫伤皮肤，每日2次。

主治：崩漏属气血虚弱者。

［处方4］

方药：当归9g，吴茱萸6g，干姜6g，香附6g，小茴香6g，肉桂3g，沉香3g。

取穴：神阙。

用法：上述药物研成细末，炒热后装入布袋内，热敷穴位处。注意热敷时药包不可过热，防止烫伤皮肤。每日1次。

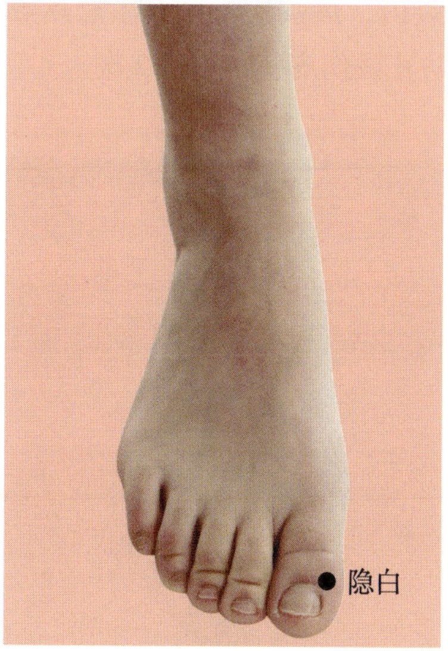

▲ 图3–7 隐白

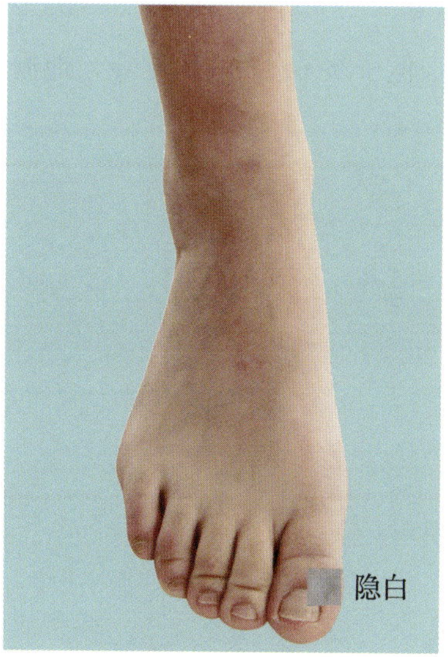

▲ 图3–8 隐白贴敷

主治：崩漏属气血虚弱者。

［处方 5］

方药：生地榆 50g，生地黄 15g，当归 15g，花蕊石 10g，藕节适量。

取穴：中极、神阙（图 3-9）。

中极，在下腹部，脐中下 4 寸，前正中线上。

神阙，在脐区，脐中央。

用法：将上述药物研成细末，藕节榨汁，二者调成糊状，取适量涂于穴位上，盖以纱布，胶布固定。每日 2 次（图 3-10）。

主治：崩漏属血热妄行者。

［处方 6］

方药：栀子炭 6g，棕榈炭 6g，地榆 6g，鲜小蓟 15g，生地黄 15g。

取穴：子宫。

用法：将小蓟捣烂，其余药物研成细末，二者调成糊状，取适量涂于穴位上，盖以纱布，胶布固定。每日 2 次。

主治：崩漏属血热妄行者。

［处方 7］

方药：五灵脂 10g，蒲黄炭 10g，三七 10g，丹参 10g，炮姜 10g，食醋适量。

取穴：神阙。

用法：将上述药物研成细末，食醋炒热拌匀后装入布袋内，热敷穴位处。注意热敷时药包不可过热，防止烫伤皮肤。每日 2 次。

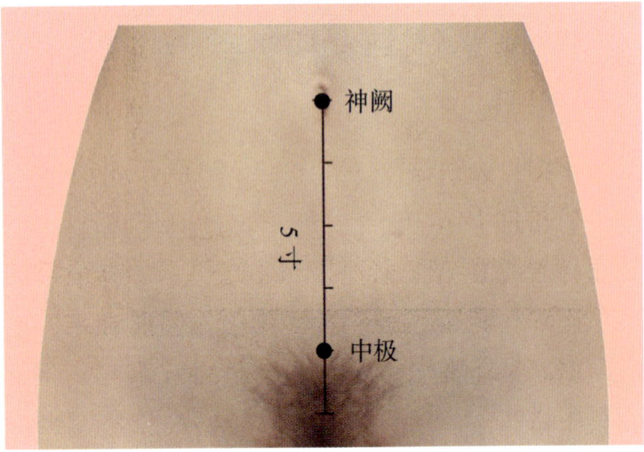

▲ 图 3-9 中极、神阙

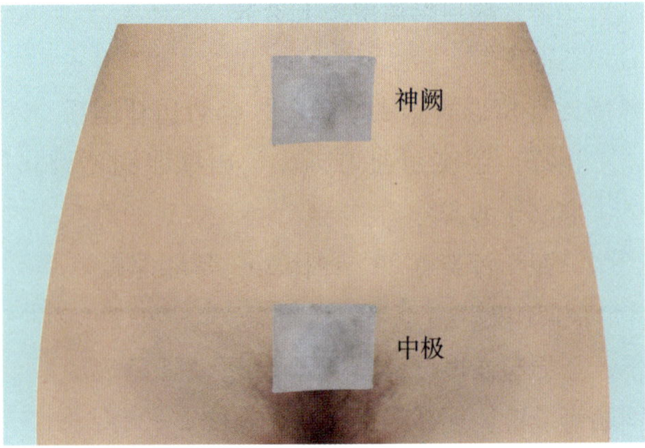

▲ 图 3-10 中极、神阙贴敷

主治：崩漏属瘀血阻络者。

［处方 8］

方药：白芍 15g，香附 12g，蒲黄 12g，川牛膝 10g，鸡血藤 10g，食醋适量。

取穴：神阙。

用法：将上述药物研成细末，食醋炒热拌匀后装入布袋内，热敷穴位处。注意热敷时药包不可过热，防止烫伤皮肤。每日 2 次。

主治：崩漏属瘀血阻络者。

［处方 9］

方药：食盐 30g，艾叶 30g。

取穴：神阙、三阴交。

用法：上述药物研成细末，炒热后装入布袋内，热敷穴位处。注意热敷时药包不可过热，防止烫伤皮肤。每日 1 次。

主治：崩漏。

［处方 10］

方药：吴茱萸 30g，蒲黄炭 15g，食盐适量，黄酒适量。

取穴：神阙、三阴交、隐白。

用法：将前三种药物研成细末，用黄酒炒热后装入布袋内，热敷穴位处。注意热敷时药包不可过热，防止烫伤皮肤。每日 2 次。

主治：崩漏。

【附记】

崩漏出血量大时可发生一些并发症，如贫血、虚脱，严重者甚至可以出现失血性休克。出现虚脱时要立刻采取抢救措施，如强刺激人中、百会、涌泉等穴位，并应及时送往医院治疗。对于顽固性崩漏，特别是更年期女性应尽早做妇科相关检查以明确诊断，及早排除癌性病变，以免贻误病情。

五、带下病

【概述】

带下是阴道壁及宫颈等组织分泌的一种黏稠液体，色白无味，在女性经期前后及妊娠期带下量均可增多。带下病是指女性阴道分泌物明显增多，色、质、气味发生异常，并伴有局部或全身症状的一组疾病，临床以带下过多，带下色白、黄、赤为常见。现代医学的阴道炎、宫颈炎、盆腔炎、妇科肿瘤等疾病引起的带下异常与带下过多临床表现类似者，可按本病辨证论治。

【临床表现】

带下量过多，持续不断，或颜色、性质、气味等见异常变化，并伴有面色萎黄，精神疲倦，乏力，腰酸腹冷，小腹坠胀，阴部瘙痒，小便短黄等全身或局部症状。

【辨证分型】

1. 湿热下注

带下量多，如涕如脓，色黄绿或黄白，或夹血液，腥臭难闻。阴部灼热瘙痒伴小腹疼痛，口苦咽干，小便短赤。舌质红，舌苔黄腻，脉滑数或濡数。

2. 脾虚湿困

带下量多，绵绵不断，质或稀或稠，色白或淡黄，无臭味。神疲乏力，少气懒言，纳少便溏，面色㿠白或萎黄。舌质淡胖，可见齿痕，舌苔白腻，脉濡弱。

3. 阳虚水泛

带下量多，质稀薄如水，色白，微有腥气。腰酸膝软，小腹冷痛喜暖，夜尿频多，小便清长，大便溏薄，面色晦暗，四肢不温。舌质淡，舌苔薄白，脉沉迟。

4. 阴虚内热

带下量不甚多，质稠，色黄或赤白相兼，无臭味。阴部灼热干涩，五心烦热，两颧潮红，伴口燥咽干，失眠多梦。舌红少苔，脉细数。

【穴位贴敷治疗】

［处方 1］

方药：萹蓄 30g，生薏苡仁 20g，川牛膝 10g，瞿麦 10g，滑石 10g，龙胆草 10g，蛇床子 6g，通草 6g，厚朴 6g。

取穴：阿是穴。

用法：消毒纱布缝制成长 8cm、宽 1cm 的条形口袋。将上述药物研成细末拌匀后装入纱布袋中，封口并留置引线，药条置入阴道内，隔日换药 1 次。

主治：带下病属湿热下注者。

［处方 2］

方药：苦参 15g，黄柏 15g，蛇床子 15g，白鲜皮 9g，苍术 9g，白果 9g，栀子 9g，牡丹皮 9g，冰片 3g。

取穴：神阙。

用法：上述药物研成细末，用清水调成糊状，取适量涂于穴位中，盖以纱布，胶布固定。每日 1 次。

主治：带下病属湿热下注者。

［处方 3］

方药：党参 15g，白术 15g，干姜 10g，牡蛎 6g，炙甘草 6g，黄酒适量。

取穴：神阙。

用法：上述药物研成细末，用黄酒炒热，取适量涂于穴位上，盖以纱布，胶布固定。注意热敷时药包不可过热，防止烫伤皮肤。每日 1 次。

主治：带下病属脾虚湿困者。

［处方 4］

方药：薏苡仁 15g，淮山药 12g，茯苓 12g，党参 10g，白术 10g，莲子肉 10g，木香 6g，芡实 6g，炙甘草 3g。

取穴：神阙、脾俞（图 3–11）。

用法：将上述药物放入砂锅内加水浸泡，按中药煎制方法煎煮，去渣取液。将药液与面粉调和成糊状，制成药饼，趁热敷于穴位处。注意热敷时药饼不可过热，防止烫伤皮肤，每日 1 次（图 3–12）。

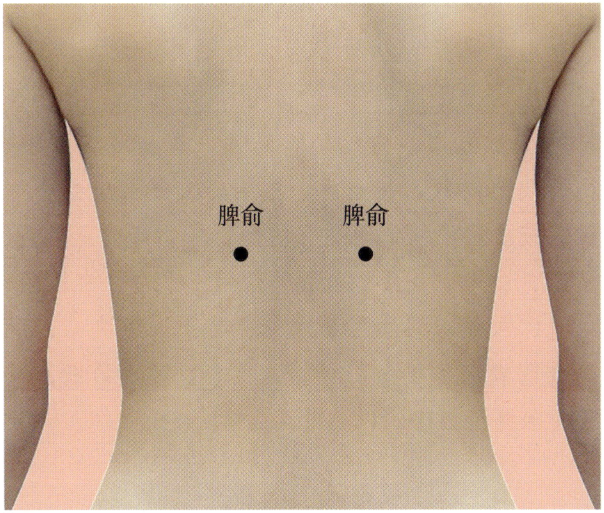

▲ 图 3–11　脾俞

主治：带下病属脾虚湿困者。

［处方 5］

方药：海马 2 只，附子 70g，穿山甲（代）15g，锁阳 15g，川椒 15g，丁香 15g，补骨脂 15g，五味子 15g，麝香 1g，植物油 500g，黄丹 250g。

取穴：神阙、涌泉。

用法：上述药物除麝香外研成细末，与植物油一同按膏药的制作方法熬至滴水成珠时用黄丹收膏，装瓶密封。用时取膏药适量，烘热，涂于牛皮纸或棉布上，将研好的麝香粉撒入，趁热分别贴于穴位处。注意不可过热，防止烫伤皮肤，

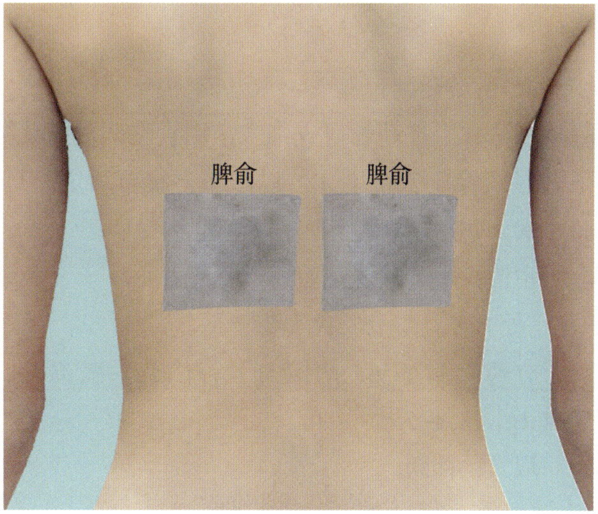

▲ 图 3–12　脾俞贴敷

每日或隔日换药1次。

主治：带下病属阳虚水泛者。

［处方6］

方药：白芥子、白果、白胡椒、白术、白扁豆各适量。

取穴：神阙。

用法：上述药物研成细末，用清水调成糊状，取适量填涂于穴位中，盖以纱布，胶布固定。每日1次。

主治：带下过多。

［处方7］

方药：芡实30g，桑螵蛸30g，白芷10g，食醋适量。

取穴：神阙。

用法：上述药物研成细末，用食醋调成糊状，取适量填涂于穴位中，盖以纱布，胶布固定。每日1次，7次为1个疗程。

主治：带下过多。

［处方8］

方药：丁香5g，胡椒5g，杏仁5g，硫黄3g，麝香1g，大枣5枚。

取穴：神阙。

用法：大枣去核，其余药物研成细末，与大枣一同捣烂，取药泥制成药丸，填于穴位中，胶布固定。隔日一换。

主治：带下赤白者。

［处方9］

方药：牡丹皮10g，赤芍10g，红枣10枚。

取穴：神阙。

用法：将牡丹皮与赤芍研成细末，红枣去核捣烂，二者混合成泥状，取适量填涂于穴位中，盖以纱布，胶布固定。每日1次。

主治：带下赤白者。

【附记】

患者平日应积极参与体育锻炼，增强体质；经期应注意下腹部保暖，防止风寒入侵。养成良好的卫生习惯，内衣勤洗勤换、多淋浴少盆浴、厕所改为蹲式，防止病菌感染。饮食上忌生冷油腻，按虚实证候选用适宜的食物，如乌鸡、鳖肉、淡菜、白果、苋菜、鱼腥草。带下赤白伴有尿频、尿急、尿痛者应去医院就诊；带下五色夹杂，腥臭难闻者应尽早做妇科相关检查以明确诊断，及早排除癌性病变，以免贻误病情。

六、乳腺炎

【概述】

乳腺炎是乳腺管内和周围结缔组织的化脓性感染，多发生于女性哺乳期，以产后1～4周常见。金黄色葡萄球菌或链球菌一般从乳头破口或皲裂处侵入而引起感染，主要表现为寒战高热，乳腺肿胀、肿块触痛，表面皮肤红热，当病情控制不佳时，患侧乳房疼痛呈搏动性，同时可在腋窝发现肿大的淋巴结，甚至出现脓毒血症。

【临床表现】

初期感乳房肿胀疼痛，患处出现有压痛的硬块，表面皮肤红热；同时可有发热等全身表现。炎症继续发展，疼痛呈搏动性，患者可有寒战、高热，脉率加快；患侧腋窝淋巴结常肿大，并有压痛。炎块常在数天内软化而形成脓肿，表浅脓肿容易被发现，深部脓肿常需进行穿刺才能确定。乳房脓肿可能是单房的，但较多呈多房性；同一乳房也可同时有几个炎症病灶而先后形成几个脓肿。表浅脓肿可自行向外溃破，或穿破乳管而自乳头流出脓液。深部脓肿除缓慢地向外溃破外，也可向深部穿至乳房与胸肌间的疏松结缔组织中，形成乳房后脓肿。感染严重者，可并发败血症。

【辨证分型】

1. 肝郁气滞

乳房胀痛，乳汁不通，红肿不明显，或见硬结，胸闷嗳气，食欲不振。舌质淡红，舌苔薄白或薄黄，脉弦。

2. 胃热炽盛

乳汁不通，乳房红肿，疼痛剧烈，或见肿块，身热口渴，可见恶寒发热或寒热往来。舌苔黄厚，脉弦数。

3. 气血虚弱

乳房肿块已久，皮肤破溃，残有疮面，伴体虚乏力，心悸气短，目眩头晕。舌淡红，苔薄白，脉沉细。

【穴位贴敷治疗】

［**处方 1**］

方药：天花粉30g，生大黄30g，黄柏30g，姜黄20g，白芷20g，天南星10g，陈皮10g，苍术10g，厚朴10g，甘草10g，薄荷5g，蜂蜜适量。

取穴：阿是穴。

用法：上述药物研成细末，用蜂蜜调成糊状，取适量涂于穴位上，盖以纱布，胶布固定。每日1次。

主治：乳腺炎属肝郁气滞者。

［处方 2］

方药：青皮 15g，食醋适量。

取穴：阿是穴。

用法：青皮研碎捣烂，用食醋调成糊状，取适量涂于穴位上，盖以纱布，胶布固定。每日 1 次。

主治：乳腺炎属肝郁气滞者。

［处方 3］

方药：朴硝 30g。

取穴：阿是穴。

用法：将朴硝装入纱布袋中，封口，覆盖于患处，以胶布固定。每日 2 次。

主治：乳腺炎属胃热炽盛者。

［处方 4］

方药：白鲜皮 300g，绿豆 300g。

取穴：阿是穴。

用法：白鲜皮煎煮，去渣取液，绿豆磨粉。将药液与绿豆粉调和成糊状，敷于患处，盖以纱布，胶布固定。每日 2 次。

主治：乳腺炎属胃热炽盛者。

［处方 5］

方药：露蜂房 20g，乳香 10g，没药 10g，大黄 10g，蜂蜜适量。

取穴：阿是穴。

用法：上述药物研成细末，用蜂蜜调成糊状，取适量涂于穴位上，盖以纱布，胶布固定。每日 1 次。

主治：乳腺炎。

［处方 6］

方药：生大黄 30g，芒硝 30g。

取穴：阿是穴。

用法：上述药物研成细末，用清水调成糊状，取适量涂于穴位上，盖以纱布，胶布固定。每日 2 次。

主治：乳腺炎。

［处方 7］

方药：鲜蒲公英适量，鲜薄荷适量。

取穴：阿是穴。

用法：上述药物捣烂成糊状，取适量涂于穴位上，盖以纱布，胶布固定。每日 2 次。

主治：乳腺炎。

【附记】

乳腺炎是妇产科的常见病，预防及病后防变极为重要。产妇应注意妊娠期乳房卫生，不要让婴儿养成含乳头入睡的习惯，同时要注意哺乳的姿势。随时保持乳汁通畅，及时将壅滞的乳汁挤出。饮食上应多饮汤液，不吃辛辣刺激之物及鱼腥生冷之品。需要提醒的是，产后不宜马上进补过浓的汤品，避免乳汁过稠，发生乳腺管阻塞或乳汁壅滞的情况；可适当多吃一些黄芪、党参、当归、糯米、小米、红糖等食品，能补气补血，有助于乳汁的分泌。

七、乳腺增生

【概述】

乳腺增生既非炎症又非肿瘤，是单纯性乳腺增生、乳腺腺病、乳腺囊性增生病的总称，属于腺组织的一种良性增生性疾病，主要表现为乳腺腺体数量的增多，临床可见乳房肿块、乳房疼痛伴随月经失调或情志改变，少数患者还可出现乳头自发性溢液。

【临床表现】

以乳房胀痛和乳房肿块为主症。胀痛轻者不为患者注意，重者则影响工作和生活。胀痛具有周期性，常发生或加重于月经前期。肿块常为多发性，可见于一侧或双侧，也可局限于乳房一部分或分散于整个乳房。肿块呈结节状，大小不一，质韧而不硬，与皮肤和深部组织之间并无粘连，可被推动，但与周围组织的分界不清。肿块于月经前增大，经后缩小。腋窝淋巴结不肿大。有时可有乳头溢液，呈黄绿色、棕色或血性，偶为无色浆液。

【辨证分型】

1. 肝郁气滞

乳房可扪及大小不等的结节肿块，伴有经前乳房胀痛，胸胁胀满，烦躁易怒，病情随情志变化而波动。舌质微红，舌苔薄白，脉弦数。

2. 痰阻血瘀

乳房可扪及大小不等的结节肿块，疼痛轻微或无痛，胸腹满闷，呕恶不舒，食少纳呆，身形肥胖。舌苔厚腻，脉弦滑。

【穴位贴敷治疗】

［处方 1］

方药：生地黄 30g，木香 15g，莪术 15g，食醋适量。

取穴：阿是穴。

用法：上述药物研成细末，用食醋调成糊状，取适量涂于穴位上，盖以纱布，胶布固定。每日 1 次。

主治：乳腺增生属肝郁气滞者。

［处方 2］

方药：玫瑰花 20g，佛手 20g，麦芽 20g，香附 20g，蒲公英 20g。

取穴：阿是穴。

用法：上述药物均用鲜品，一同捣烂后贴敷于患处，每日 1 次。

主治：乳腺增生属肝郁气滞者。

［处方 3］

方药：芒硝 60g，天南星 20g，山慈菇 20g，露蜂房 20g，佛手 20g，乳香 10g，没药 10g，血竭 10g。

取穴：阿是穴。

用法：上述药物研成细末，用清水调成糊状，取适量涂于穴位上，盖以纱布，胶布固定。每日 1 次。

主治：乳腺增生属痰阻血瘀者。

［处方 4］

方药：瓜蒌 20g，当归 20g，茯苓 20g，赤芍 20g，丹参 20g，红花 20g，芒硝 20g，鸡血藤 20g，香附 20g。

取穴：阿是穴。

用法：上述药物碾碎，装入布袋，封口后上锅蒸热，外敷于患处，注意热敷时不可过热，防止烫伤皮肤。每日 2 次。

主治：乳腺增生属痰阻血瘀者。

［处方 5］

方药：当归 100g，川乌 60g，细辛 60g，山慈菇 60g，三棱 60g，白芥子 60g，白芷 50g，樟脑 30g，植物油 500g，黄丹 250g。

取穴：阿是穴。

用法：除樟脑外其余约物研成细末，与植物油一同按膏药的制作方法熬至滴水成珠时加入樟脑，用黄丹收膏，装瓶密封。用时取膏药适量，烘热，涂于牛皮纸或棉布上，分别贴于穴位处。注意热敷时不可过热，防止烫伤皮肤，每日或隔日换药 1 次。

主治：乳腺增生。

［处方 6］

方药：山慈菇 50g，白芷 30g，鹿角胶 30g，穿山甲（代）30g，血竭 30g，麝香 1g，植物油 500g，黄丹 250g。

取穴：阿是穴。

用法：鹿角胶烊化，除麝香外其余药物研成细末，二者与植物油一同按膏药的制作方法熬至滴水成珠时用黄丹收膏，装瓶密封。用时取膏药适量，烘热，涂于牛皮纸或棉布上，均匀撒上麝香粉，分别贴于穴位处。每日或隔日换药 1 次。

主治：乳腺增生。

［处方 7］

方药：青皮 120g，桃仁 60g，米醋适量。

取穴：阿是穴。

用法：将青皮浸于米醋中 24～48 小时，然后风干，研成细末后用清水调成糊状，取适量敷于患处，盖以纱布，胶布固定。每日 1 次。

主治：乳腺增生。

【附记】

心情的好坏对内分泌的调节很重要，而内分泌是否正常又直接关系乳腺增生的治疗。因此，尽量保持情绪稳定，远离紧张、焦虑、悲伤等负面情绪，保持开朗愉快的心情。饮食方面要多食用粗粮和果蔬，少进食油腻、辛辣之物。多做运动，特别是上肢扩展和胸部扩展可促进乳房局部的淋巴和血液循环，利于肿块的消除。此外，日常生活中还应注意尽量少用避孕药及含雌激素的美容用品，做好计生工作，避免行人工流产术，并进行乳房的定期自我检查。

八、妊娠呕吐

【概述】

妊娠呕吐是指女性在怀孕 6 周左右出现不同程度的恶心呕吐。按呕吐的严重程度可分为晨吐和妊娠剧吐两种。前者又称“早孕反应”，是孕妇在怀孕期间出现择食，食欲不振、轻度恶心呕吐、头晕、倦怠等症状，因多在清晨空腹时较严重，故亦称“晨吐”。早孕反应一般对生活和工作影响不大，不需特殊治疗，多在妊娠 12 周左右消失。少数孕妇早孕反应严重，恶心呕吐频繁，不能进食，甚至吐出胆汁及血性物，严重者可因剧吐引起失水、酸中毒和肝功能衰竭，威胁孕妇的生命。

【临床表现】

孕妇在怀孕早期出现恶心呕吐、食欲不振、头晕、倦怠等反应，具体表现为食入即吐，或厌闻食气，不食也吐甚则滴水不进，呕吐物多为胆汁或清水。妊娠呕吐轻者可影响进食，严重者可出现脱水及代谢性酸中毒，危及生命。

【辨证分型】

1. 脾胃虚弱

妊娠早期，呕恶清水，食入即吐，口淡乏味，不思饮食。神疲体倦，头昏嗜睡。舌质淡，舌苔薄白，脉弱无力。

2. 肝火犯胃

妊娠早期，呕恶吞酸，嗳气频作，胸胁满闷，心烦易怒。头晕目眩，口苦咽干，喜冷饮，大便秘结，小便短赤。舌质红，舌苔薄黄，脉弦滑数。

3. 胃阴不足

妊娠早期，干呕连连，胃中嘈杂，心烦口渴。

两颧泛红，大便秘结，小便短赤。舌质红，苔薄黄少津，或有裂纹，脉细数。

4. 痰湿阻滞

妊娠早期，呕吐痰涎，胸腹满闷不适。口中黏腻，不思饮食，神疲体倦，心悸气短。舌淡胖，苔白腻，脉滑。

【穴位贴敷治疗】

［处方 1］

方药：太子参 12g，白术 9g，茯苓 9g，焦山楂 9g，焦谷芽 9g，大枣 9g，炙甘草 6g，姜半夏 6g，陈皮 6g，广木香 6g，吴茱萸 3g，蜂蜜适量。

取穴：神阙、足三里。

用法：上述药物研成细末，用蜂蜜调成糊状，取适量涂于穴位上，盖以纱布，胶布固定。每日 1 次。

主治：妊娠呕吐属脾胃虚弱者。

［处方 2］

方药：芦根 15g，陈皮 10g，竹茹 10g，半夏 10g，紫苏叶 10g，砂仁 5g，黄连 5g，生姜适量。

取穴：中脘。

用法：将上述药物研成细末，生姜榨汁，二者调成糊状，取适量涂于穴位上，盖以纱布，胶布固定。每日 2 次。

主治：妊娠呕吐属肝火犯胃者。

［处方 3］

方药：芦根 15g，太子参 12g，生地黄 12g，石斛 12g，玄参 9g，麦冬 9g，沙参 9g，姜竹茹 9g，葛根 9g，生甘草 6g，五味子 3g，黄连 3g。

取穴：中脘。

用法：上述药物研成细末，用清水调成糊状，取适量涂于穴位上，盖以纱布，胶布固定。每日 1 次。

主治：妊娠呕吐属胃阴不足者。

［处方 4］

方药：丁香 15g，半夏 15g，陈皮 15g，生姜适量。

取穴：神阙、丰隆（图 3–13）。

神阙，在脐区，脐中央。

丰隆，在小腿外侧，外踝尖上 8 寸，胫骨前肌的外缘。

用法：丁香、半夏研成细末，生姜榨汁，两者混合成糊状，取适量填于穴位中，盖以纱布，胶布固定。每日 1 次（图 3–14）。

主治：妊娠呕吐属痰湿阻滞者。

［处方 5］

方药：半夏 15g，砂仁 3g，豆蔻 3g，萝卜适量。

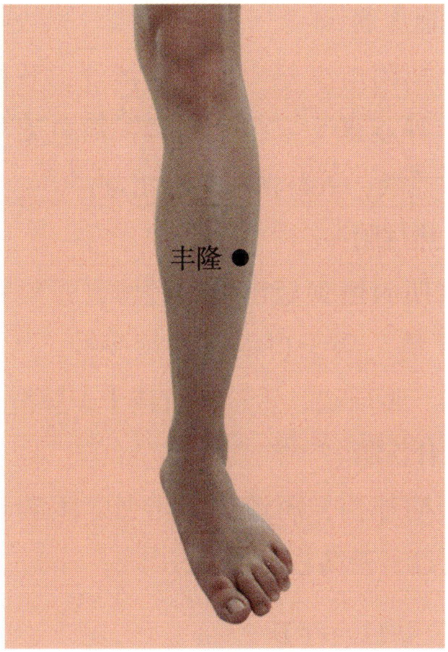

▲ 图 3-13 丰隆

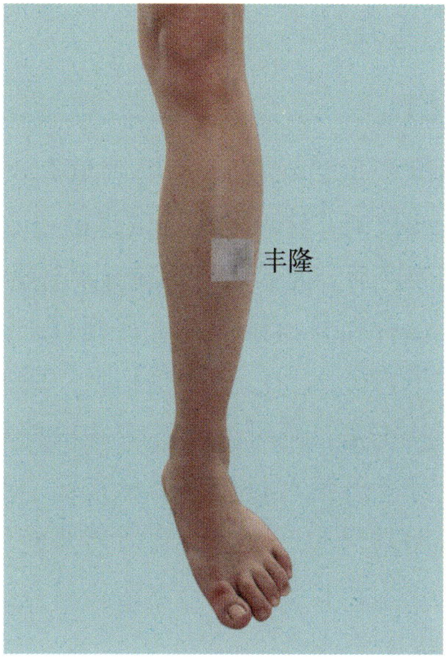

▲ 图 3-14 丰隆贴敷

取穴：神阙。

用法：将上述药物研成细末，萝卜榨汁，用萝卜汁将药末调成糊状，取适量填涂于穴位中，盖以纱布，胶布固定。每日 1 次。

主治：妊娠呕吐。

［处方 6］

方药：丁香 15g，半夏 15g，生姜适量。

取穴：神阙、内关。

用法：丁香与半夏研成细末，生姜榨汁，用姜汁将药末调成糊状，取适量填涂于穴位中，盖以纱布，胶布固定。每日 1 次。

主治：妊娠呕吐。

【附记】

孕妇应尽量保持心情轻松愉快，避免紧张、焦虑等不良情绪。适度活动并搭配合理膳食，饮食以富含营养、易于消化为原则，对饮食气味反应比较强烈的孕妇可以采取少食多餐的方式。呕吐严重者应及时就医，用药控制症状。

九、先兆流产

【概述】

先兆流产是指妊娠28周前阴道有少量出血，持续数日或数周并伴随下腹轻微疼痛或坠胀不适。出现先兆流产后，是否流产取决于胚胎是否异常，若早孕反应存在且妇科检查子宫颈口未开大；胎膜未破；子宫大小与停经周数相吻；尿妊娠试验阳性；胚胎正常，则可继续妊娠并根据病情使用保胎药治疗。若流产是由胚胎异常而引起，则不能滥用保胎药保胎。孕妇因病情需要使用保胎药时，应注意用药指征和用药方法，只有这样才能正确使用保胎药。

【临床表现】

妊娠28周前阴道有少量出血，持续数日或数周，并伴随下腹疼痛，胎动有下坠感，或腰酸腹胀不适。

【辨证分型】

1. 肾虚不固

妊娠期阴道少量出血，色淡红或暗，腰酸无力，下腹坠痛。头晕耳鸣，小便频数，舌质淡，舌苔薄白，脉沉滑无力。

2. 气血虚弱

妊娠期阴道少量出血，色淡红，质稀薄，腰腹坠痛。神疲乏力，少气懒言，面色无华，唇甲色白。舌质淡，舌苔薄白，脉沉细。

3. 血热扰胎

妊娠期阴道少量出血，色鲜红，质黏稠，腰腹坠胀疼痛。咽干口渴，心烦少寐，大便秘结，小便短赤。舌质红，舌苔薄黄或干，脉滑数。

4. 跌仆伤胎

妊娠期外伤，阴道少量出血，腰酸，少腹坠胀。舌淡红，苔薄白，脉滑。

【穴位贴敷治疗】

［处方1］

方药：熟地黄60g，炒蚕沙45g，党参30g，当归30g，生地黄30g，杜仲30g，续断30g，桑寄生30g，地榆30g，砂仁30g，阿胶30g，煅紫石英10g，煅赤石脂10g，煅龙骨10g，植物油700g，黄丹300g。

取穴：腰阳关、命门、关元（图3-15）。

腰阳关，在脊柱区，第4腰椎棘突下凹陷中，后正中线上。

命门，在脊柱区，第2腰椎棘突下凹陷中，后正中线上。

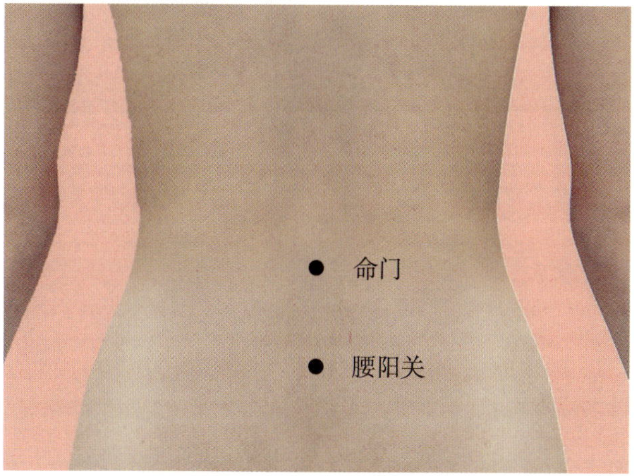

▲ 图 3-15　腰阳关、命门

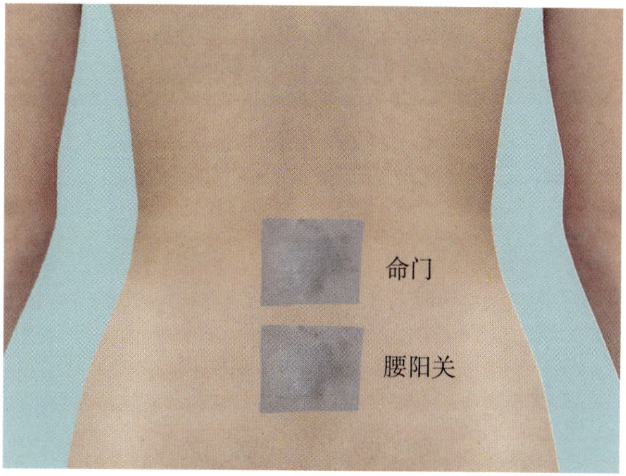

▲ 图 3-16　腰阳关、命门贴敷

关元，在下腹部，脐中下 3 寸，前正中线上。

用法：紫石英、赤石脂、龙骨研成细末，其余药物按膏药的制作方法与植物油一同熬至滴水成珠时用黄丹收膏，撒入前三者的粉末拌匀，装瓶密封。用时取膏药适量，烘热，涂于牛皮纸或棉布上，分别贴于穴位处。每周换药 1 次（图 3-16）。

主治：先兆流产属肾虚不固者。

［处方 2］

方药：菟丝子 15g，枸杞子 15g，熟地黄 15g，桑寄生 15g，覆盆子 15g，续断 15g，党参 15g，阿胶 10g，苍术、白术各 10g，益智仁 9g，黄芪 9g，升麻 9g。

取穴：神阙、肾俞、命门（图 3-17）。

用法：将上述药物放入砂锅内加水浸泡，按中药煎制方法煎煮，去渣取液。将药液与面粉调和成糊状，趁热敷于穴位处。每日 2 次（图 3-18）。

主治：先兆流产属肾虚不固者。

［处方 3］

方药：党参 15g，熟地黄 15g，黄芪 15g，白术 10g，白芍 10g，杜仲 10g，阿胶 10g，当归 10g，桑寄生 10g，桂圆肉 10g，陈皮 6g，炙甘草 6g，红枣 6g，蜂蜜适量。

取穴：神阙、足三里。

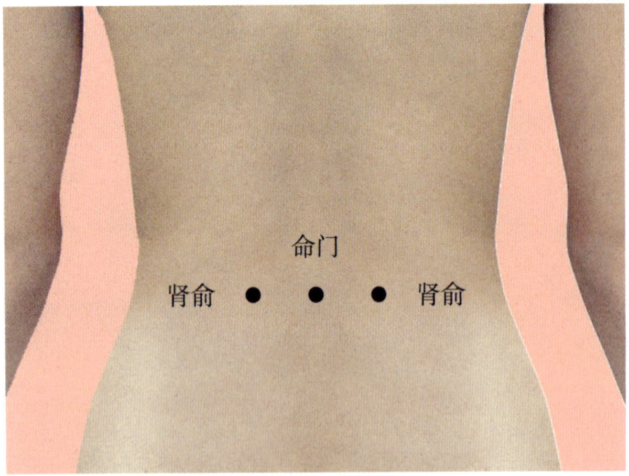

▲ 图 3–17 命门、肾俞

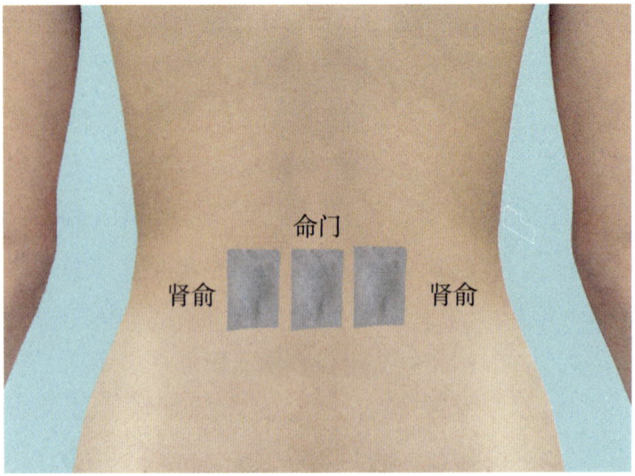

▲ 图 3–18 命门、肾俞贴敷

用法：上述药物研成细末，用蜂蜜调成糊状，取适量涂于穴位上，盖以纱布，胶布固定。每3日换药1次。

主治：先兆流产属气血虚弱者。

［处方4］

方药：阿胶10g，艾叶10g，食盐50g。

取穴：神阙。

用法：艾叶研成细末，阿胶烊化，将艾叶末混入阿胶中拌匀成糊状，涂于牛皮纸或棉布上，贴于穴位处。食盐炒热后装入布袋内，热敷穴位处。注意不可过热，防止烫伤皮肤，每日2次。

主治：先兆流产属气血虚弱者。

［处方5］

方药：熟地黄15g，山药15g，苎麻根15g，白芍9g，山栀9g，黄芩炭6g，黄连6g，炙甘草6g。

取穴：气海。

用法：将上述药物放入砂锅内加水浸泡，按中药煎制方法煎煮，去渣取液。将药液与面粉调和成糊状，趁热敷于穴位处。每日1次。

主治：先兆流产属血热扰胎者。

［处方6］

方药：太子参15g，山药15g，熟地黄15g，菟丝子10g，阿胶10g，藕节炭10g，生地黄10g，黄芩6g，炒白芍6g，乌梅6g，石斛6g，五味子6g。

取穴：子宫。

用法：将上述药物放入砂锅内加水浸泡，按中药煎制方法煎煮，去渣取液。将药液与面粉调和成糊状，趁热敷于穴位处。每日1次。

主治：先兆流产属血热扰胎者。

［处方7］

方药：黄芪25g，当归25g，党参15g，菟丝子15g，生地黄10g，熟地黄10g，续断10g，桑寄生10g，阿胶10g，艾叶炭10g，白芍10g，砂仁6g，川芎6g，植物油500g，黄丹250g。

取穴：关元、血海（图3–19）。

关元，在下腹部，脐中下3寸，前正中线上。

血海，在股前区，髌底内侧端上2寸，股内侧肌隆起处。

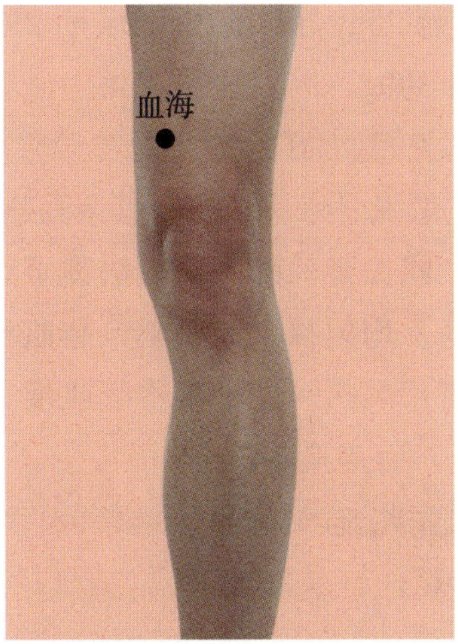

▲ 图3–19　血海

用法：将上述药物研成细末，与植物油一同按膏药的制作方法熬至滴水成珠时用黄丹收膏，装瓶密封。用时取膏药适量，烘热，涂于牛皮纸或棉布上，分别贴于穴位处，每3日换药1次（图3–20）。

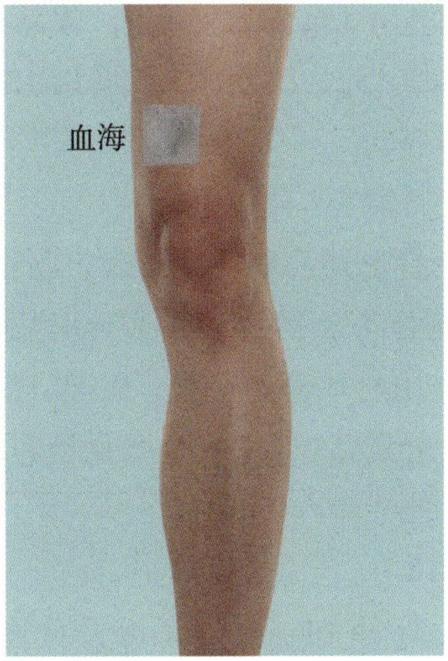

▲ 图3–20　血海贴敷

主治：先兆流产属跌仆伤胎者。

［处方8］

方药：煅龙骨50g，当归50g，炒黄芩50g，益母草50g，生地黄50g，炙黄芪25g，炒白术

25g，肉苁蓉25g，白芍25g，续断25g，植物油700g，黄丹300g。

取穴：关元、命门。

用法：煅龙骨水飞成末，其余药物研成细末，与植物油一同按膏药的制作方法熬至滴水成珠时用黄丹收膏，均匀拌入龙骨粉，装瓶密封。用时取膏药适量，烘热，涂于牛皮纸或棉布上，分别贴于穴位处。每周换药1次。

主治：先兆流产。

［处方9］

方药：熟地黄90g，党参60g，酒炒当归60g，酒炒黄芩40g，山药40g，白术40g，酒炒川芎15g，酒炒白芍15g，陈皮15g，紫苏梗15g，香附15g，杜仲15g，续断15g，贝母15g，植物油700g，黄丹300g。

取穴：肾俞。

用法：将上述药物研成细末，与植物油一同按膏药的制作方法熬至滴水成珠时用黄丹收膏，装瓶密封。用时取膏药适量，烘热，涂于牛皮纸或棉布上，分别贴于穴位处。每周换药1次。

主治：先兆流产。

［处方10］

方药：杜仲10g，白芍10g，黄连3g，饴糖适量。

取穴：神阙。

用法：将上述药物研成细末，饴糖熬水，二者搅拌成糊状，取适量涂于穴位上，盖以纱布，胶布固定。每周换药1次。

主治：先兆流产。

【附记】

孕妇发现自己有先兆流产迹象时，需尽快到医院检查，以明确病因和胎儿的状况。适合保胎时应在医生的指导下进行保胎治疗；如查明胎儿已死亡或难免流产，应尽早终止妊娠，防止出血及感染。保胎期间，戒怒戒悲，不要有思想顾虑和精神负担。注意卧床休息，严禁性生活，避免不必要的阴道检查，以减少对子宫的刺激。合理饮食加强营养，避免风寒侵袭，起居以平和为上。

十、产后尿潴留

【概述】

产后尿潴留是指女性产后8小时尚不能正常排尿而使膀胱内潴留大量尿液，是产后常见的并发症之一。临床表现为产后膀胱区有阵发性收缩性疼痛和高度尿意，但不能排尿。下腹中部隆起，膀胱充胀。现代医学认为，主要原因是第二产程滞产。胎儿产出时压迫膀胱及盆底的时间过长，产生暂时性神经支配障碍，以及会阴切口的疼痛反射、膀胱尿道口水肿等因素。本病在中医学属“癃闭”范畴。

【临床表现】

以女性生产后小便排出困难甚至点滴不出为主症。

【辨证分型】

1. 肾气不足

产后小便不通或点滴而出，小腹酸胀，腰膝乏力，头晕耳鸣。舌质淡，舌苔白润，脉沉细。

2. 中气虚弱

产后小便不通或点滴而出，小腹胀满，少气懒言，不思饮食。舌质淡，舌苔薄白，脉细弱。

【穴位贴敷治疗】

［**处方 1**］

方药：艾叶 60g，菖蒲 30g，肉桂 15g。

取穴：神阙。

用法：将上述药物研成细末，炒热后装入布袋内，热敷穴位处。注意热敷时药包不可过热，防止烫伤皮肤。每日 1 次。

主治：产后癃闭属肾气不足者。

［**处方 2**］

方药：韭菜 60g，葱白 30g，食盐 100g。

取穴：神阙。

用法：韭菜捣烂填于穴位中，食盐炒热后装入布袋内，热敷穴位处。注意热敷时药包不可过热，防止烫伤皮肤，每日 2 次。

主治：产后癃闭属肾气不足者。

［**处方 3**］

方药：党参 30g，当归 15g，川芎 9g，柴胡 9g，升麻 9g。

取穴：关元。

用法：将上述药物研成细末，与植物油一同按膏药的制作方法熬至滴水成珠时用黄丹收膏，装瓶密封。用时取膏药适量，烘热，涂于牛皮纸或棉布上，分别贴于穴位处。每日或隔日换药 1 次。

主治：产后癃闭属中气虚弱者。

［**处方 4**］

方药：麝香 0.3g，血竭 1g。

取穴：神阙。

用法：将上述药物研成细末，填于脐中，胶布固定。每日 1 次。

主治：产后癃闭。

［**处方 5**］

方药：磁石 5g，商陆 5g，麝香 0.1g。

取穴：关元。

用法：将磁石、商陆研成细末后与麝香混合均匀，取适量铺于穴位上，胶布固定。每日 1 次。

主治：产后癃闭。

［处方 6］

方药：姜皮 15g，葱白 30g，食盐适量。

取穴：神阙。

用法：姜皮切末，葱白捣烂与姜皮、食盐一同炒热后填于脐中，盖以纱布，用热水袋或炒热的盐粒袋热敷，注意热敷时不可过热，防止烫伤皮肤。每日 1 次。

主治：产后癃闭。

［处方 7］

方药：冬葵子 3g，滑石 3g，栀子 3g，田螺 3 只，葱白适量。

取穴：肾俞。

用法：冬葵子、滑石、栀子研成细末，田螺与葱白捣烂成泥状，二者混合均匀，取适量涂于穴位上，盖以纱布，胶布固定。每日 1 次。

主治：产后癃闭。

【附记】

产后癃闭是可以采取措施预防的，最好的方法是产妇在产后 6～8 小时主动排尿。排尿时应放松心情，排除顾虑，集中注意力于小便上。如果不习惯在床上排尿可坐起来试一试。此外，热水熏蒸或冲洗尿道口周围、小腹区域按摩、流水声音诱导都可以帮助排尿。若采取以上方法仍旧无法排尿，应及时进行导尿，防止因尿潴留而引起感染。

第4章 男科疾病

一、遗精

【概述】

遗精是指在非性交的情况下精液自行泄出的现象，有生理性与病理性的不同，这种现象并无规律可言。在梦境中遗精者为“梦遗”；无梦而遗，甚至清醒时精液自行滑出者为“滑精”。有梦而遗往往是清醒时滑精的初起阶段，梦遗、滑精是遗精轻重不同的两种证候。中医学认为遗精多由肾虚精关不固，或心肾不交，或湿热下注所致。现代医学可见于包茎、包皮过长、尿道炎、性神经衰弱、慢性前列腺炎、慢性消耗性疾病等。

【临床表现】

频繁遗精，或梦遗，或滑精，每周2次以上。伴见头晕目眩、神疲乏力、精神不振、腰膝酸软等。

【辨证分型】

1. 湿热下注

遗精频繁，或尿后有白色液体外流，小便黄赤，热涩不爽，可伴有小腹及阴部胀痛，口苦口渴，心烦眠差。舌红，苔黄腻，脉濡数。

2. 肝火亢盛

多为梦遗，阳器易举，伴有烦躁易怒，胸闷不舒，面红目赤，口苦咽干，小便短赤。舌红苔黄，脉弦数。

3. 脾肾阳虚

初期常见梦遗，逐渐转为滑精频作，同时头昏目眩，腰膝酸软，梦多眠差，夜尿频多，或见阳痿早泄，畏寒肢冷，神倦无力。舌淡苔白，脉沉细或细弱。

4. 阴虚火旺

频发遗精，多梦或无梦，性欲亢进，或伴有血精，或见早泄，头晕耳鸣，心悸，神疲乏力，腰酸膝软，五心烦热，或伴有盗汗。舌质红，舌苔少，脉细数或弦。

5. 心肾不交

多为梦遗，且失眠健忘，心悸心烦，精神不振，头晕耳鸣，小便黄少，微有灼热感。舌质红，脉细数。

【穴位贴敷治疗】

［处方 1］

方药：鲜紫花地丁 30g。

取穴：神阙。

用法：将紫花地丁捣烂成泥状，填于脐中，盖以纱布，胶布固定。每日 1 次。

主治：遗精属湿热下注者。

［处方 2］

方药：川楝子 10g，龙骨 10g，牡蛎 10g，川芎 100g，当归 100g，赤芍 100g，白芷 100g，细辛 50g，发团 30g，麻油适量，黄丹适量。

取穴：气海、关元。

用法：将川楝子、龙骨、牡蛎研成细末；其余药物按膏药的制作方法麻油熬制，黄丹收膏。用时将药末掺入膏中，取适量涂于穴位上，盖以纱布，胶布固定。

主治：遗精属湿热下注者。

［处方 3］

方药：黄柏 20g，知母 20g，茯苓 20g，酸枣仁 20g，五倍子 50g，蜂蜜适量。

取穴：神阙。

用法：将上述药物研成细末，用蜂蜜调成糊状，制成药饼，放于穴位上，盖以纱布，胶布固定。每日 1 次，10 次为 1 个疗程。

主治：遗精属肝火亢盛者。

［处方 4］

方药：川椒 50g，韭菜子 20g，附片 20g，肉桂 20g，蛇床子 20g，独头蒜 200g，麻油、黄丹各适量。

取穴：曲骨、神阙、关元（图 4–1）。

曲骨，在下腹部，当前正中线上，耻骨联合上缘的中线处。

神阙，在脐区，脐中央。

关元，在下腹部，脐中下 3 寸，前正中线上。

用法：将川椒、韭菜子、附片、肉桂、蛇床子研成细末，与独头蒜一同捣成泥状，浸入麻油中，按膏药的制作方法熬至滴水成珠时用黄丹收膏，装瓶密封。用时取膏药适量，烘热，涂于牛皮纸或棉布上，分别贴于穴位处。用艾条在膏药上回旋灸 10 分钟，每日 1 次（图 4–2）。

主治：遗精属脾肾阳虚者。

［处方 5］

方药：牡蛎 30g，芡实 30g，龙骨 30g，沙苑子 30g，补骨脂 20g，五味子 20g，龟甲 20g，菟丝子 15g，米醋适量。

取穴：涌泉。

用法：上述药物研成细末，用米醋调成糊状，取适量涂于穴位上，盖以纱布，胶布固定。每日 1 次，7 次为 1 个疗程。

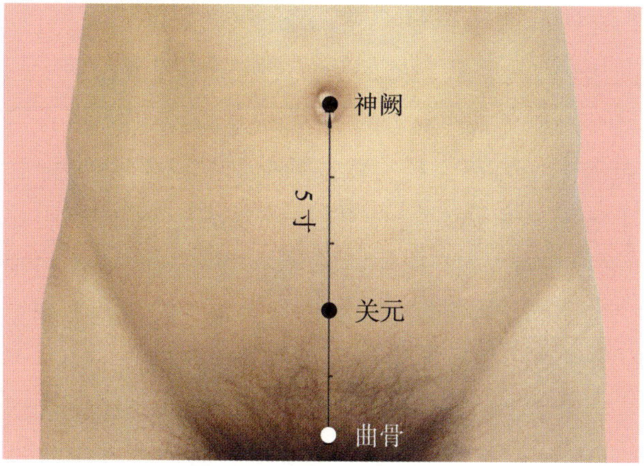

▲ 图 4-1 曲骨、神阙、关元

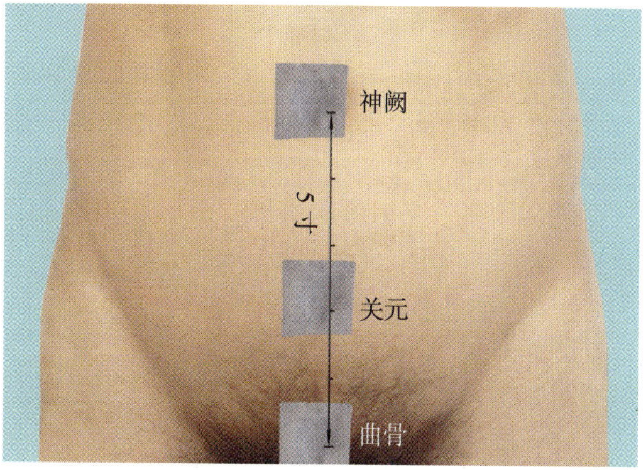

▲ 图 4-2 曲骨、神阙、关元贴敷

主治：遗精属脾肾阳虚者。

［处方 6］

方药：芒硝 30g。

取穴：劳宫（图 4-3）。

劳宫，在掌区，横平第 3 掌指关节近端，第 2、3 掌骨之间偏于第 3 掌骨。

用法：将芒硝装入纱布袋内，放入手心握紧，任其自然熔化。每日 2 次，10 次为 1 个疗程（图 4-4）。

主治：遗精属阴虚火旺者。

［处方 7］

方药：生地黄 20g，白芍 20g，川芎 20g，酒炒黄柏 20g，蜜炒知母 20g，姜汁炒黄连 20g，栀子 20g，炮姜 20g，山萸肉 20g，煅牡蛎 20g，麻油适量，黄丹适量。

取穴：肾俞。

用法：将上述药物研成细末，与麻油一同按膏药的制作方法熬至滴水成珠时用黄丹收膏，装瓶密封。用时取膏药适量，烘热，涂于牛皮纸或棉布上，分别贴于穴位处。每日或隔日换药 1 次。

主治：遗精属阴虚火旺者。

［处方 8］

方药：黄连 10g，肉桂 10g，养心安神膏适量。

取穴：膻中。

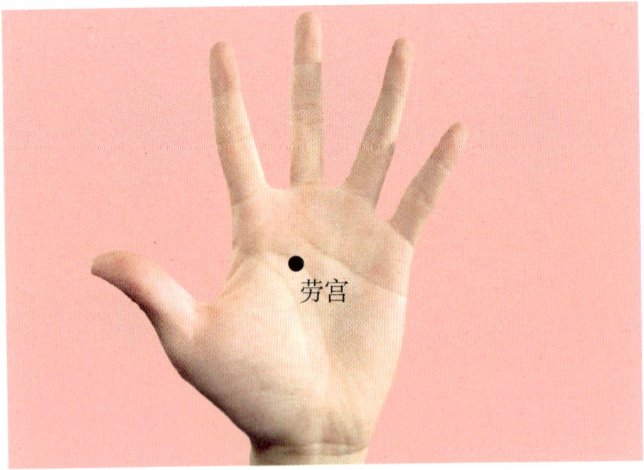

▲ 图 4-3　劳宫

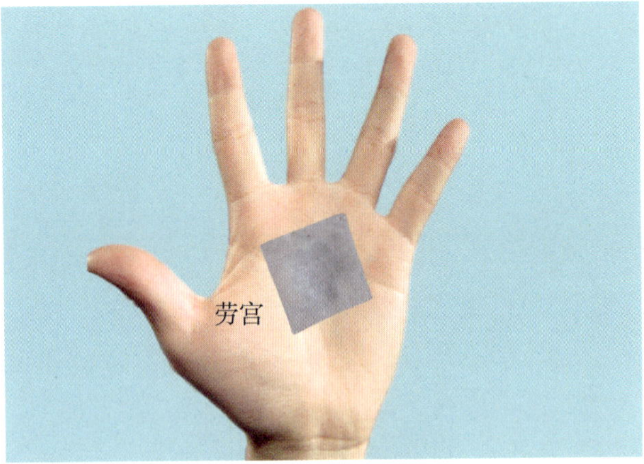

▲ 图 4-4　劳宫贴敷

用法：将黄连与肉桂研成细末，掺入养心安神膏中，取适量涂于穴位处，盖以纱布，胶布固定。每日 1 次，10 次为 1 个疗程。

主治：遗精属心肾不交者。

［处方 9］

方药：桑螵蛸 30g，远志 30g，龙骨 30g，当归 30g，茯苓 30g，党参 30g，龟甲 20g，米醋适量。

取穴：涌泉。

用法：上述药物研成细末，用米醋调成糊状，取适量涂于穴位上，盖以纱布，胶布固定。每日 1 次，7 次为 1 个疗程。

主治：遗精属心肾不交者。

［处方 10］

方药：金樱子 10g，芡实 6g，煅牡蛎 10g，刺猬皮 10g，硫黄 6g。

取穴：神阙。

用法：上述药物研成细末，用清水调成糊状，取适量填于脐中，盖以纱布，胶布固定。用炒热的盐粒袋热敷，每日 1 次，每次 30 分钟。

主治：遗精属肾阳虚者。

［处方 11］

方药：金樱子 10g，芡实 6g，煅牡蛎 10g，刺猬皮 10g，龟板 3g，女贞子 3g，墨旱莲 3g。

取穴：神阙。

用法：上述药物研成细末，用清水调成糊状，取适量填于脐中，盖以纱布，胶布固定。用炒热的盐粒袋热敷，每日1次，每次30分钟。

主治：遗精属肾阴虚者。

［处方12］

方药：金樱子10g，牡蛎15g，芡实20g，莲子肉10g，益智仁10g，白蒺藜10g。

取穴：关元、气海、肾俞。

用法：将上述药物研成细末。用棉布制成两个20cm×20cm的布袋，内铺薄棉花。将药末均匀地撒在棉花上，布袋封口后，日夜系于下腹及腰部，每5日更换药末1次。5～7次为1个疗程。

主治：遗精。

【附记】

遗精的预防保健很重要，勿把生理现象视为疾病，增加精神负担。成人未婚或婚后久别1～2周出现1次遗精，遗精后并无不适，属于生理现象，千万不要为此忧心忡忡。确诊此病后不要过分紧张，注意消除杂念，戒除手淫，积极对症治疗相关疾病。遗精时不要中途忍精，不要用手捏住阴茎阻止精液流出，以免败精潴留精宫，变生他病。遗精后不要受凉，更不要用冷水洗涤，以防寒邪乘虚而入。适当参加体育活动以增强体质，陶冶情操。少进食茶、咖啡、葱蒜等辛辣刺激性物品。不用烫水洗澡，睡时宜屈膝侧卧位，被褥不宜过厚，内裤不宜过紧。

二、前列腺增生

【概述】

前列腺增生是老年男性常见的疾病，又称为良性前列腺增生、前列腺肥大，主要是由于前列腺的平滑肌组织、纤维组织和腺体组织细胞极度生长与增多，引起前列腺体积增大。临床表现为排尿异常，膀胱受压迫刺激可产生尿频、尿急、夜尿增多等症状；尿路阻塞可产生排尿无力、尿线变细、排尿不尽等症状；梗阻严重时可因受凉、饮酒、憋尿时间过长或感染等导致尿液无法排出而发生急性尿潴留。

【临床表现】

急性前列腺炎多发于20—40岁青壮年，临床先出现寒战、高热，继而出现尿频、尿急、尿痛，甚则尿血，会阴部胀痛，严重者可致尿潴留。

慢性前列腺炎表现为轻度的尿频、尿急、尿

痛，终尿有白色分泌物滴出，会阴、腰骶、小腹及外生殖器刺痛及坠胀感，性功能障碍。

【辨证分型】

1. 湿热下注

前列腺增大，小便点滴不通，或量极少而短赤灼热，涩痛不已，小腹胀满，口苦口黏，或口渴不欲饮，兼见大便秘结。舌质红，苔黄腻，脉数或滑数。

2. 肺热壅盛

前列腺增大，小便不畅，或如细线，或点滴不通，咽干喘咳，烦渴欲饮，呼吸急促，或有咳嗽。舌红，苔薄黄，脉数。

3. 肝郁气滞

前列腺增大，小便不通或通而不畅，阴部隐痛不适，情志抑郁，口苦易怒，胁腹胀满。舌红，苔薄黄，脉弦。

4. 下焦瘀阻

前列腺增大，小便点滴而下，或尿如细线，甚则阻塞不通，小腹胀满疼痛。舌质紫暗，或有瘀点，脉涩。

5. 中气不足

前列腺增生，小腹坠胀，时欲小便而不得出，或量少不畅，兼见脱肛，神倦纳少，气短而语声低细。舌质淡苔薄白，脉细弱。

6. 肾阳虚衰

前列腺增大，小便不通或自行流出而不能控制，夜尿多，面色发白，腰膝冷痛，阳痿或滑精。舌质淡，脉沉弱。

7. 肾阴亏少

前列腺肥大，时欲小便而不得尿，尿道灼热，虚烦少寐，潮热盗汗，头晕耳鸣遇劳即发。舌质红，苔少，脉细数。

【穴位贴敷治疗】

［处方 1］

方药：巴豆 15g，黄连 15g，葱白适量。

取穴：神阙。

用法：将上述药物研成细末，葱白榨汁，二者混合成糊状，制成药饼，置于脐上，用艾条灸。

主治：前列腺增生属湿热下注者。

［处方 2］

方药：皂矾 10g，黄药子 10g。

取穴：神阙。

用法：将上述药物研成细末，取适量填于穴位中，盖以纱布，徐徐滴入清水使药物在脐中溶化吸收。每日 1 次。

主治：前列腺增生属湿热下注者。

［处方 3］

方药：大蒜 1 枚，栀子 3g，食盐适量。

取穴：神阙。

用法：将上述药物一同捣烂成糊状，取适量填于穴位中，盖以纱布，胶布固定。隔日 1 次。

主治：前列腺增生属肺热壅盛者。

［处方 4］

方药：生姜 30g，葱白 20g，豆豉 20g，穿山甲（代）15g，盐 3g，大蒜 2 头，黄酒适量。

取穴：神阙。

用法：将上述药物一同捣烂成糊状，制成药饼，烘热后贴于穴位上，胶布固定。

主治：前列腺增生属肺热壅盛者。

［处方 5］

方药：皂角 15g，半夏 10g，麝香 0.3g，面粉、生姜、黄酒各适量。

取穴：神阙。

用法：皂角与半夏研成细末，与麝香、面粉拌匀，生姜榨汁，用黄酒、生姜汁将面粉与药末调成糊状，制为药饼。用时敷于穴位上并用胶布固定，热水袋或炒热的盐粒袋热敷，注意热敷时不可过热，防止烫伤皮肤。每日 1 次。

主治：前列腺增生属肝郁气滞者。

［处方 6］

方药：生甘遂 9g，冰片 6g。

取穴：中极（图 4–5）。

中极，在下腹部，脐中下 4 寸，前正中线上。

用法：将上述药物研成细末，加入适量面粉，用清水调成糊状，取适量涂于穴位上，盖以纱布，胶布固定。用热水袋或炒热的盐粒袋热敷，每日 1 次（图 4–6）。

主治：前列腺增生属下焦瘀阻者。

［处方 7］

方药：麝香 0.3g，血竭 1g。

取穴：神阙。

用法：将上述药物研成细末，填于脐中，胶

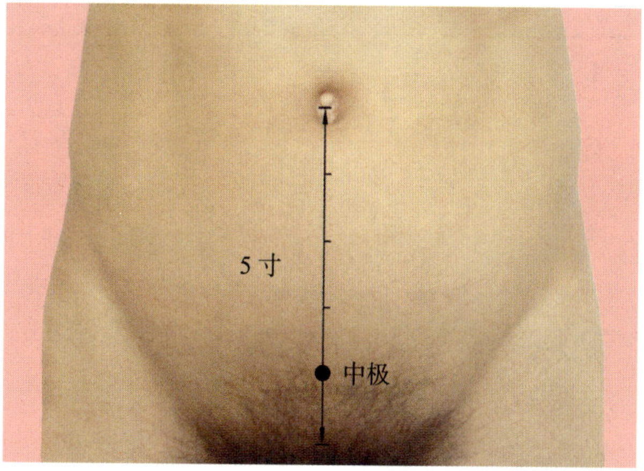

▲ 图 4–5 中极

布固定。每日 1 次。

主治：前列腺增生属下焦瘀阻者。

［处方 8］

方药：党参 30g，当归 15g，川芎 9g，柴胡 9g，升麻 9g。

取穴：会阴。

用法：将上述药物研成细末，与植物油一同按膏药的制作方法熬至滴水成珠时用黄丹收膏，装瓶密封。用时取膏药适量，烘热，涂于牛皮纸或棉布上，分别贴于穴位处。每日或隔日换药 1 次。

主治：前列腺增生属中气不足者。

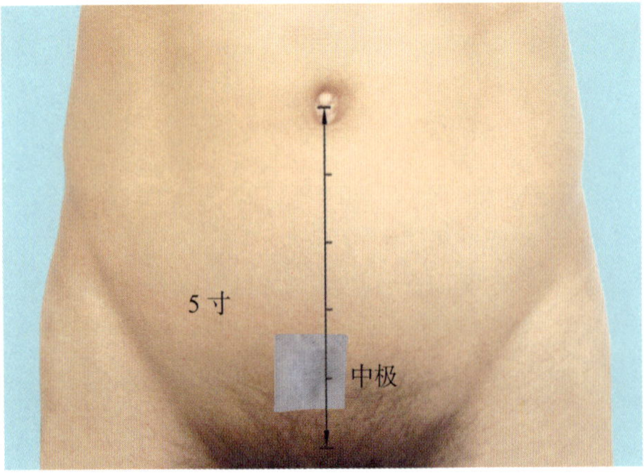

▲ 图 4-6　中极贴敷

［处方 9］

方药：艾叶 60g，石菖蒲 30g。

取穴：神阙。

用法：将上述药物研成细末，炒热后装入布袋内，热敷穴位处。注意热敷时药包不可过热，防止烫伤皮肤。每日 1 次。

主治：前列腺增生属中气不足者。

［处方 10］

方药：①大蒜 120g，芒硝 30g；②大黄 150g，食醋 200ml。

取穴：肾俞、膀胱俞。

用法：大蒜与芒硝一同捣烂成糊状，取适量敷于穴位处。大黄与食醋调和成糊状，取适量敷于穴位处。两种方法轮换使用。

主治：前列腺增生属肾阳虚衰者。

［处方 11］

方药：白胡椒 5g，麝香 1g。

取穴：神阙。

用法：将上述药物研成细末，混匀后填入穴位中，盖以纱布，胶布密封固定。1 周后取下，每 2 周贴敷 1 次。

主治：前列腺增生。

【附记】

中老年男性可从以下几方面改善前列腺增生的症状：①适量饮水，不憋尿；②适度参加体育锻炼，避免久坐，同时注意休息，避免过度劳累；③清淡饮食，减少辛辣刺激，忌烟忌酒；④及时治疗膀胱炎、尿路结石等对本病有影响的疾病。

三、鞘膜积液

【概述】

鞘膜积液，中医学称“水疝”，是指鞘膜腔内有过多的液体存留，超过正常量而形成囊肿者，其概念包括鞘膜积水、鞘膜积血、鞘膜积脓和鞘膜乳糜肿。鞘膜积液的病因较多，炎症、外伤、肿瘤等阴囊和睾丸病变均可引起本病，临床以睾丸鞘膜积液最为常见。主要表现为阴囊下坠不适，皮肤紧张，皮面发亮，触之光滑有囊性感。

【临床表现】

阴囊下坠不适，肿胀、疼痛，皮肤紧张，皮面发亮，触之光滑有囊性感。

【辨证分型】

1. 水湿内结

阴囊渐肿，状如水晶，不红不热，触之有囊性感，伴有隐痛。舌苔薄白，脉濡缓。

2. 寒湿积聚

阴囊坠胀，阴茎隐缩，腰腹泛冷，下腹不适，恶寒喜暖。舌淡苔白，脉沉滑。

3. 湿热蕴结

起病势急，阴囊肿胀，皮肤潮湿泛红，睾丸或附睾肿痛，可伴有身热心烦，胸闷口苦，小便短赤。舌红苔黄腻，脉弦滑或弦数。

4. 肾虚水泛

病势较缓，阴囊肿胀，状如水晶，日久不消，小腹冷痛伴腰酸膝软，溲清便溏。舌质淡，苔薄白，脉细弱无力。

5. 虫积阻络

有丝虫病感染史，或见下肢象皮肿，阴囊肿大，皮色青紫，粗糙增厚无弹性，触之压痛。舌体淡胖，色紫暗，舌苔白腻，脉沉滑。

【穴位贴敷治疗】

［处方1］

方药：汉防己15g，川芎15g，小茴香15g，川椒15g，艾叶15g，白矾10g。

取穴：阿是穴。

用法：白矾研成细末，其余药物放入砂锅内加水浸泡，按中药煎制方法煎煮，去渣取液，药液中加入白矾，待热度适宜时用纱布或棉花蘸取药液，敷于患处。每日 2～3 次。

主治：鞘膜积液。

［处方 2］

方药：五倍子 30g，枯矾 30g，肉桂 10g。

取穴：阿是穴。

用法：将上述药物放入砂锅内加水浸泡，按中药煎制方法煎煮，去渣取液。用纱布蘸取药液，趁热湿敷于患处。注意药液温度，以免烫伤皮肤，每日 2 次，每次 30 分钟。

主治：鞘膜积液。

［处方 3］

方药：肉桂 30g，冰片 10g，鸡蛋 1 枚。

取穴：阿是穴。

用法：上述药物研成细末，用鸡蛋清调成糊状，取适量涂于患处，纱布包扎固定。每日 1 次。

主治：鞘膜积液。

［处方 4］

方药：金银花 15g，蝉蜕 15g，紫苏叶 9g。

取穴：阿是穴。

用法：将上述药物放入砂锅内加水浸泡，按中药煎制方法煎煮，去渣取液。用纱布蘸取药液，趁热湿敷于患处。注意药液温度，以免烫伤皮肤，每日 2 次，每次 30 分钟。

主治：小儿鞘膜积液。

［处方 5］

方药：生石膏 15g，煅牡蛎 15g，鸡蛋 1 枚。

取穴：阿是穴。

用法：上述药物研成细末，用鸡蛋清调成糊状，取适量涂于患处，纱布包扎固定。每日 1 次，每次 8 小时。

主治：小儿鞘膜积液。

［处方 6］

方药：煅牡蛎 12g，干地龙 8g，麻油适量。

取穴：阿是穴。

用法：上述药物研成细末，用麻油调成糊状，取适量涂于患处，纱布包扎固定。

主治：小儿鞘膜积液。

［处方 7］

方药：母丁香 15g。

取穴：神阙。

用法：将丁香研成细末，取适量填于脐中，盖以纱布，胶布固定，隔日换药 1 次。

主治：继发性鞘膜积液。

【附记】

鞘膜积液患者在治疗过程中应注意保暖，适当锻炼身体，增强体质。不宜过度劳累，防止用力负重，必要时可使用阴囊托带兜起阴囊，以利积液吸收。注意阴部卫生，保持阴茎及阴囊清洁，防止感染。饮食上忌辛辣生冷之物，忌烟限酒。此外，若诊断为继发性鞘膜积液，应积极治疗原发病灶，并根据原发病灶的部位而采取相应的预防护理措施。

第5章　儿科疾病

一、小儿发热

【概述】

发热是儿科最常见的病症，引起小儿发热的原因很多，主要有感染和非感染两大类因素，常见的有积食、风寒、受惊吓等。按发热的缓急、病程长短可分为急性发热、长期发热。按发热的程度分为低热、中等热、高热、超高热。儿科最多见者为急性发热，大多由急性细菌或病毒感染所致。如果没有其他明显症状或已知病因，腋温39.5℃以下是安全温度，可以按照本章节介绍的方法处理，若温度高于39.5℃或患儿精神萎靡不振，终日昏睡露睛则需立即送往医院救治。

【临床表现】

急性发热：起病急，病情在2周以内。

长期发热：持续发热在2周以上者。

低热：口温37.5～38℃。

中等热：口温38～39℃。

高热：口温39～41℃。

超高热：口温41℃以上。

【辨证分型】

1. 风寒表热

身热，无汗或少汗，恶风寒，呵欠多睡，喘息略急促，或鼻塞流涕，或喷嚏连作。舌苔薄白，脉浮紧，指纹浮现，色淡红或鲜红。

2. 伤暑发热

身热，手足微热或不温，无汗或自汗，喘促口渴，神昏欲睡。舌质红，苔薄白，脉浮数或洪数，指纹深红或紫暗。

3. 内热蕴炽

身热，喜揭衣被，烦躁神昏，口鼻干燥，大便不通，小便热赤，严重者身见斑疹。舌质红，舌苔干燥起刺，脉洪数，指纹紫黑或透关射甲。

4. 阴虚潮热

午后潮热，过夜则凉，如潮汐有定期。困倦少力，大小便正常。舌质红，舌苔少津，脉细数，指纹淡红。

【穴位贴敷治疗】

［处方1］

方药：薄荷30g，大黄15g，当归15g，赤芍15g，甘草15g，炒僵蚕6g，滑石30g，甘草10g，麻油500g，黄丹250g。

取穴：膻中（图5-1）。

膻中，在胸部，横平第4肋间隙，前正中线上。

用法：滑石、甘草研成细末，其余药物与植物油一同按膏药的制作方法熬至滴水成珠时加入滑石及甘草末，拌匀后用黄丹收膏，装瓶密封。用时取膏药适量，烘热，涂于牛皮纸或棉布上，贴于穴位处。每日或隔日换药1次（图5-2）。

主治：小儿风寒表热。

［处方2］

方药：金银花10g，连翘10g，板蓝根10g，薄荷10g，黄芩10g，生石膏15g，葱白适量。

取穴：劳宫、大椎（图5-3和图5-4）。

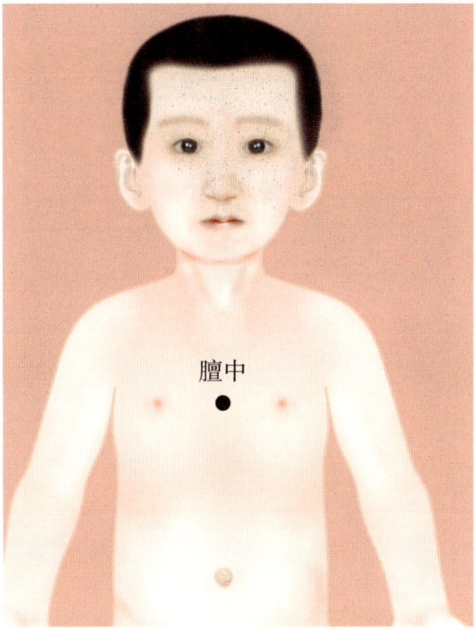

▲图5-1 膻中

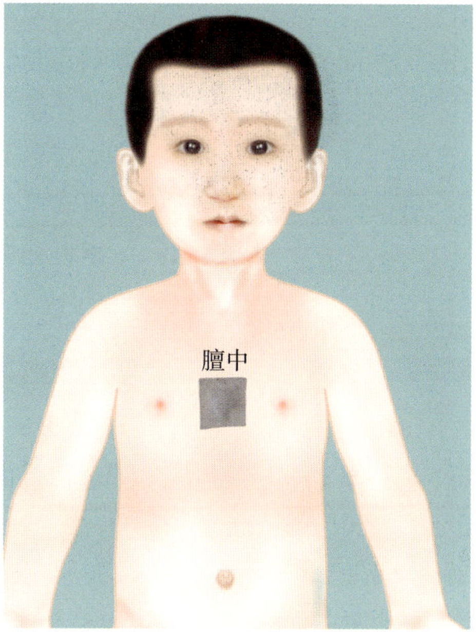

▲图5-2 膻中贴敷

劳宫，在掌区，横平第3掌指关节近端，第2、3掌骨之间偏于第3掌骨。

大椎，在脊柱区，第7颈椎棘突下凹陷中，后正中线上。

用法：上述药物研成细末，葱白捣烂，二者调和成糊状。取适量涂于穴位上，盖以纱布，胶布固定，热退后揭除（图5-5和图5-6）。

主治：小儿风寒表热。

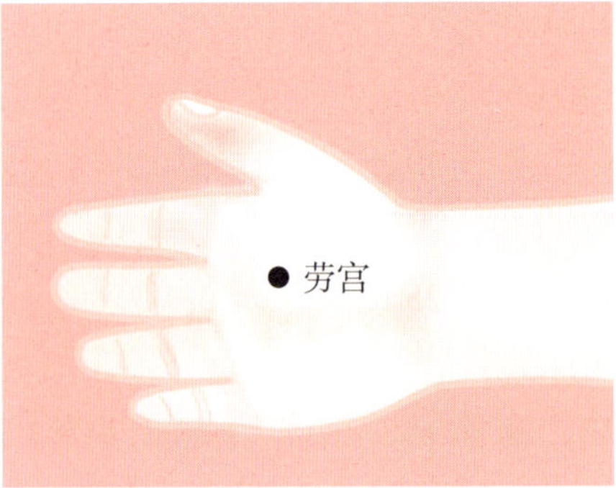

▲ 图5-4 劳宫

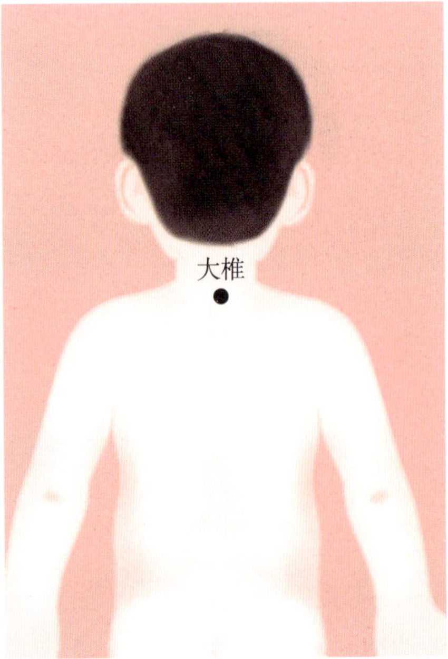

▲ 图5-3 大椎

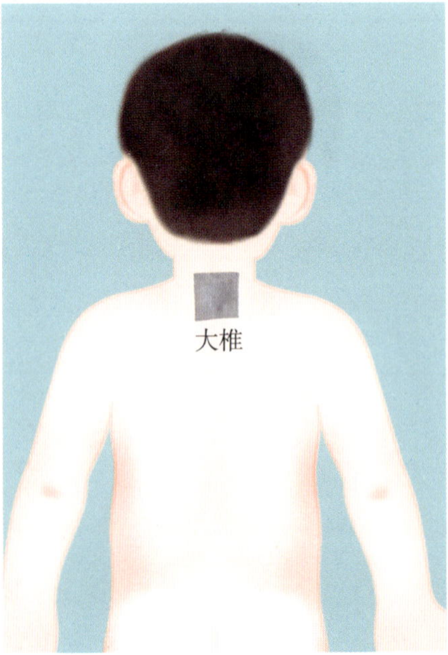

▲ 图5-5 大椎贴敷

［**处方 3**］

方药：生石膏 50g，青蒿 50g，蒲公英 20g，黄芩 10g，蝉衣 2 个。

取穴：大椎、肺俞、涌泉（图 5–7 和图 5–8）。

大椎，在脊柱区，第 7 颈椎棘突下凹陷中，后正中线上。

肺俞，在脊柱区，第 3 胸椎棘突下，后正中线旁开 1.5 寸。

涌泉，在足底，屈足卷趾时足心最凹陷处。

用法：上述药物研成细末，用清水调成糊状，取适量涂于穴位上，盖以纱布，胶布固定，热退后揭除（图 5–9 和图 5–10）。

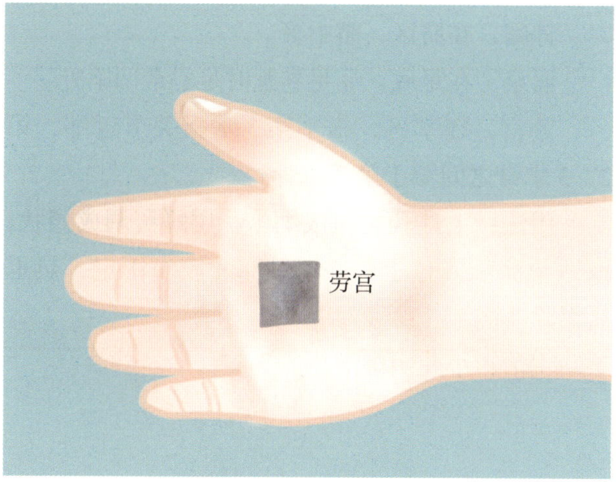

▲ 图 5–6　劳宫贴敷

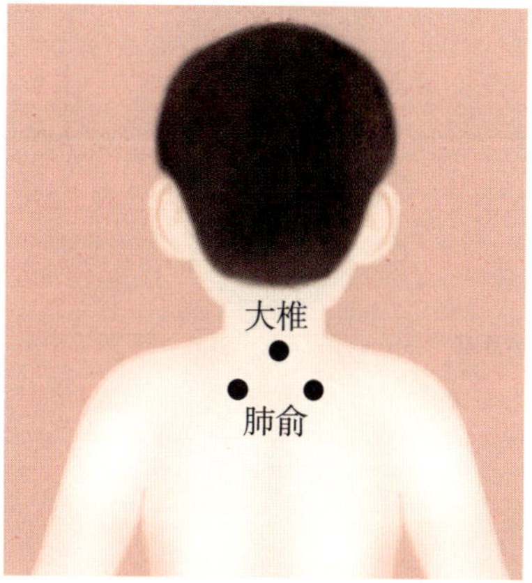

▲ 图 5–7　大椎、肺俞

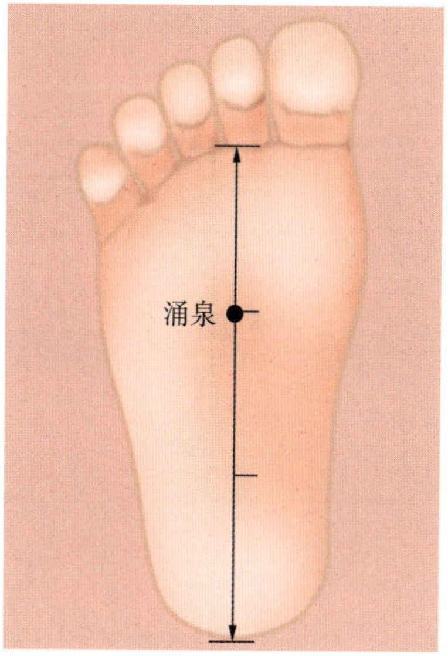

▲ 图 5–8　涌泉

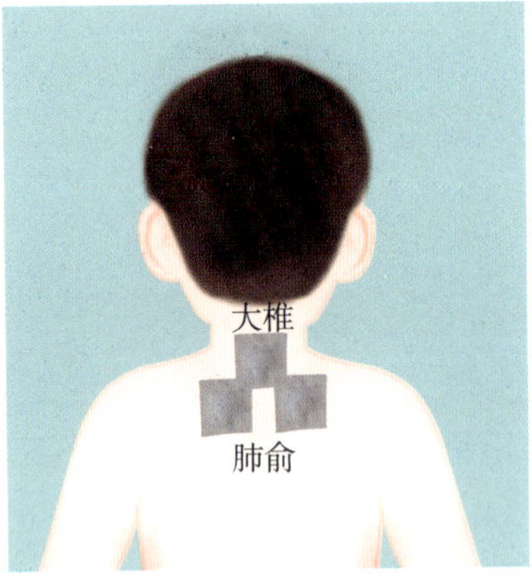

▲ 图 5-9　大椎、肺俞贴敷

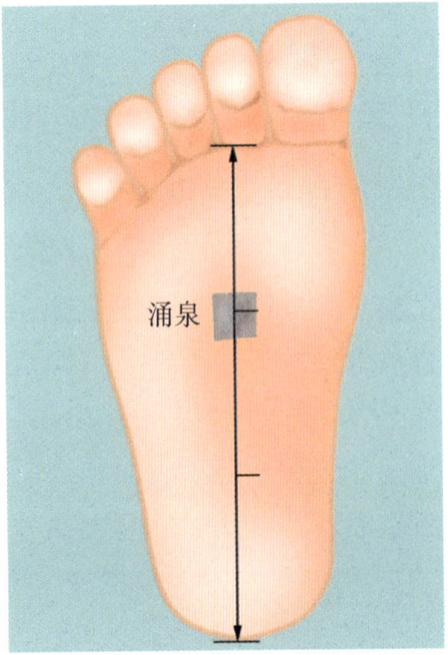

▲ 图 5-10　涌泉贴敷

主治：小儿伤暑发热。

［处方 4］

方药：生石膏 15g，生栀子 15g，绿豆 30g，鸡蛋 1 枚。

取穴：劳宫、膻中、涌泉。

用法：上述药物研成细末，用鸡蛋清调成糊状，取适量涂于穴位上，盖以纱布，胶布固定，热退后揭除。

主治：小儿内热蕴炽。

［处方 5］

方药：山栀子 10g，地骨皮 5g，钩藤 3g，蜂蜜适量。

取穴：神阙、涌泉、劳宫（图 5-11）。

神阙，在脐区，脐中央。

涌泉，在足底，屈足卷趾时足心最凹陷处。

劳宫，在掌区，横平第 3 掌指关节近端，第 2、3 掌骨之间偏于第 3 掌骨。

用法：上述药物研成细末，用蜂蜜调成糊状，取适量涂于穴位上，盖以纱布，胶布固定，热退后揭除（图 5-12）。

主治：小儿阴虚潮热。

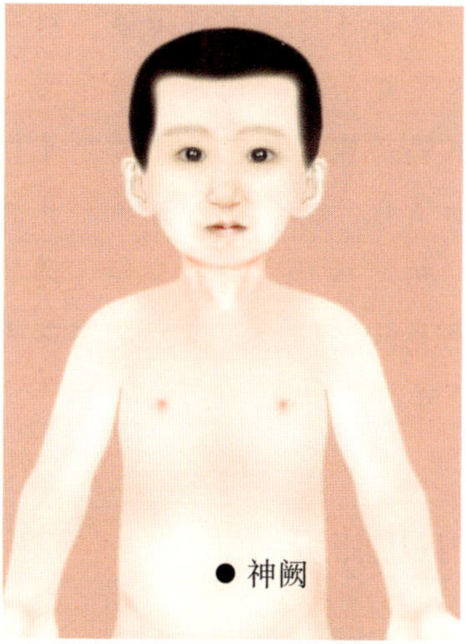

▲ 图 5-11 神阙

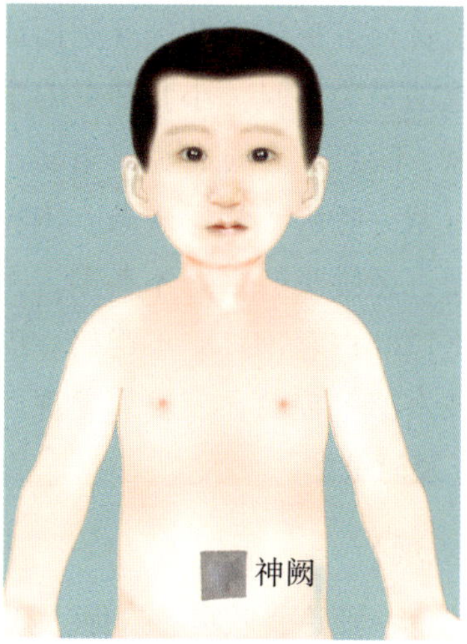

▲ 图 5-12 神阙贴敷

［处方 6］

方药：生山栀 10g，白酒适量。

取穴：涌泉、内关（图 5-13）。

涌泉，在足底，屈足卷趾时足心最凹陷处。

内关，在前臂前区，腕掌侧远端横纹上 2 寸，掌长肌腱与桡侧腕屈肌腱之间。

用法：生山栀研碎用白酒浸泡 1～3 小时，去渣取液，将药液与面粉调和成糊状，制成硬币大小的药饼，分别贴于穴位处，胶布固定（图 5-14）。

主治：小儿发热。

［处方 7］

方药：蒲公英 10g，板蓝根 10g，香薷 5g，桔梗 5g，麻黄 3g。

取穴：神阙。

用法：上述药物研成细末，用清水调成糊状，取适量填于穴位中，盖以纱布，胶布固定，热退后揭除。

主治：小儿发热。

【附记】

小儿发热初起要根据最近发生的事情判断原因，可能与着凉、受热、伤食、流行病、幼儿急疹等有关。若患儿精神状态良好，玩乐自如，饮食二便正常就没有问题；若体温超过 39℃或患儿

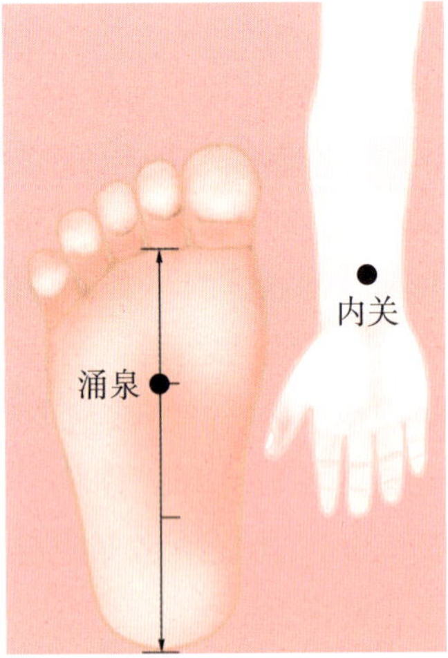

▲ 图 5-13 涌泉、内关

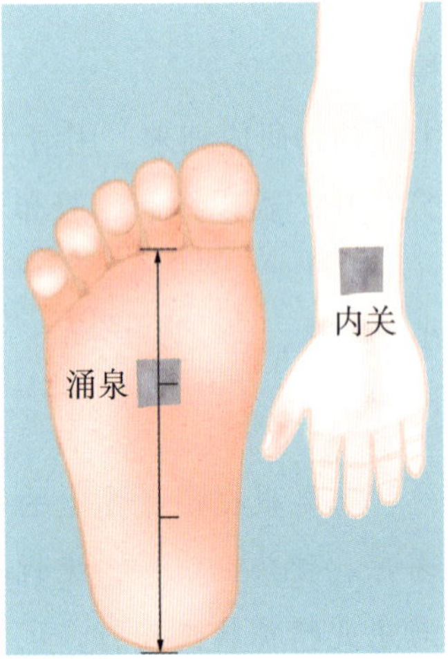

▲ 图 5-14 涌泉、内关贴敷

精神萎靡，手脚冰凉，大汗淋漓，则应稍加处理后，立刻送医院治疗。切忌不辨原因的随意使用退热药、感冒药或其他药物。如小儿伴有食积症状，应先助消化，忌食生冷油腻。此外，小儿发热切不可见热就捂汗，房间应经常通风，避免闷热潮湿，患儿只要保持腹背和脚暖即可，鼓励患儿多呼吸新鲜空气。

二、小儿肺炎

【概述】

肺炎是儿科最常见的呼吸道疾病，常因为小儿感冒、气管炎等疾病向肺部迁延而成，以细菌和病毒引起的最为多见。小儿肺炎的主要表现为发热、咳嗽、喘急，有时有鼻翼扇动，严重者可出现口唇青紫、呼吸衰竭等现象。体弱的新生儿反应能力差，患肺炎时症状不典型，无发热或咳嗽，但可见口吐白色泡沫、不吃奶、皮肤及面色灰白、四肢发凉等症状，家长如发现以上症状应特别警惕，及时就医。

【临床表现】

起病较急，发热、咳嗽、气促、鼻扇、痰鸣，或有轻度发绀。病情严重时，喘促不安，烦躁不宁，面色灰白，发绀加重，或高热持续不退。禀赋不足患儿，常病程迁延。新生儿患本病时，可出现不乳，口吐白沫，精神萎靡等症状。

【辨证分型】

1. 风寒闭肺

发热恶寒，鼻塞流涕，咳嗽气喘，痰白清稀，无汗，口不渴。舌苔薄白，脉浮紧而数，指纹色青。

2. 风热犯肺

发热汗出，咳嗽气喘，鼻翼扇动，烦渴胸痛，痰黄稠。舌质红，苔黄少津，脉数，指纹色紫红。

3. 痰热扰肺

高热喘急，咳嗽痰多，喉中痰声重浊，鼻翼扇动，面色青灰，烦躁不安，甚者神昏谵语。大便干结，小便黄赤，舌质红，舌苔厚浊黄腻，脉滑数、指纹色青紫在气关以上。

4. 肺阴不足

低热汗出，干咳少痰，咽干喉痛，口唇色红。舌质红，苔薄白少津，脉细数，指纹色红。

5. 脾肺气虚

低热汗出，咳声无力，神疲倦怠，四肢不温，食少便溏。舌质淡，舌苔薄白，脉细弱，指纹色淡白。

【穴位贴敷治疗】

［处方 1］

方药：白芥子 10g，甘遂 6g，细辛 3g，吴茱萸 3g，桔梗 3g，白酒适量。

取穴：膻中、肺俞。

用法：上述药物研成细末，用白酒调成糊状，取适量涂于穴位上，盖以纱布，胶布固定。每日 1 次。

主治：小儿肺炎属风寒闭肺者。

［处方 2］

方药：黄连 5g，黄芩 5g，大黄 5g，泽兰 5g，薄荷 5g，茶叶适量。

取穴：膻中、大椎。

用法：上述药物研成细末，用茶水调成糊状，取适量涂于穴位上，盖以纱布，胶布固定。每日 1 次。

主治：小儿肺炎属风热犯肺者。

［处方 3］

方药：天花粉 10g，黄柏 10g，乳香 10g，没药 10g，樟脑 10g，大黄 10g，生南星 10g，白芷 10g，食醋适量。

取穴：膻中、肺俞。

用法：上述药物研成细末，用食醋调成糊状，取适量涂于穴位上，盖以纱布，胶布固定。每日 1 次。

主治：小儿肺炎属痰热扰肺者。

［处方 4］

方药：栀子 15g，鱼腥草 15g，石膏 15g，大黄 10g，黄芩 10g，瓜蒌 6g，杏仁 6g，莱菔子 6g。

取穴：膻中、涌泉。

用法：上述药物研成细末，用清水调成糊状，取适量涂于穴位上，盖以纱布，胶布固定。每日 1 次。

主治：小儿肺炎属痰热扰肺者。

［处方 5］

方药：黄柏 10g，五倍子 10g，桑叶 10g，扁豆 10g。

取穴：神阙。

用法：上述药物研成细末，用清水调成糊状，取适量填于穴位中，盖以纱布，胶布固定。每日 1 次。

主治：小儿肺炎属肺阴不足者。

［处方 6］

方药：茯苓 10g，黄芪 10g，麦冬 10g，白术 6g，沙参 6g，党参 6g，炙甘草 3g，蜂蜜适量。

取穴：神阙。

用法：上述药物研成细末，用蜂蜜调成糊状，取适量填于穴位中，盖以纱布，胶布固定。每日 1 次。

主治：小儿肺炎属脾肺气虚者。

［处方 7］

方药：白芥子 15g，面粉适量。

取穴：肺俞。

用法：白芥子研成细末，与面粉一同用清水调成糊状，取适量涂于穴位上，盖以纱布，胶布固定。每日 1 次，每次 10～15 分钟。

主治：小儿肺炎啰音久不消失者。

［处方 8］

方药：神曲 30g，麦冬 15g，黄芪 15g，沙参 10g，生白术 10g，陈皮 10g，枳壳 6g，防风 6g，甘草 6g，植物油 500g，黄丹 250g。

取穴：神阙。

用法：将上述药物研成细末，与植物油一同按膏药的制作方法熬至滴水成珠时用黄丹收膏，装瓶密封。用时取膏药适量，烘热，涂于牛皮纸或棉布上，分别贴于穴位处。隔日换药 1 次。

主治：小儿肺炎后期调理。

［处方 9］

方药：木香 10g，丁香 10g，吴茱萸 10g，麝香 3g，白酒适量。

取穴：神阙。

用法：上述药物研成细末，用白酒调成糊状，取适量填于穴位中，盖以纱布，胶布固定。每日 1 次。

主治：小儿肺炎伴腹胀。

【附记】

小儿肺炎起病急、进展快、变化多，病情可危及生命。其初起症状与感冒相似，家长应掌握这两种儿科常见病的辨别知识。一般来说，肺炎发热体温多在38℃以上，易持续不退；小儿呼吸急促，胸腔能听到细小水泡音，多有咳喘并常引起呼吸困难；精神状态差且饮食量明显下降；常烦躁、哭闹不安，伴随有睡眠异常。对患儿的护理应注意保持室内空气新鲜，饮食上适当补充水分，给予富于营养且易吸收的食物。若患儿出现高热不退、神昏嗜睡、面色青灰等异常现象，应及时就医，以免贻误病情，危及生命。

三、小儿疳积

【概述】

疳积多见于1—5岁儿童，是疳证与积滞的合称。疳证是指多种原因导致的小儿脾胃受损、气液耗伤，表现为肚腹胀大、青筋外露、面黄发枯、羸瘦萎靡；积滞是指因内伤饮食，气滞不行所形成的乳食内积，脾胃受损，表现为纳呆腹胀、大便不调、呕吐腹泻。值得注意的是，随着生活水平的不断提高，小儿疳积的产生原因已由过去的营养不良逐渐变成了营养失衡。家长可针对患儿的症状选择性的用药。

【临床表现】

形体明显消瘦，肚腹膨胀明显，甚者青筋暴露，面色萎黄无华，毛发稀疏如穗，精神不振，或易烦躁激动，睡眠不宁，或伴动作异常，食欲不振，或多食多便，舌淡，苔薄腻，脉细数。

【辨证分型】

1. 乳食积滞

面黄少华，毛发枯槁，腹部胀满，烦躁多啼，夜寐不安。伤乳者吃奶减少，呕吐乳块，口中有乳酸臭味；伤食者不思饮食，恶心呕吐，口中酸臭。大便秽浊，小便黄浊或如米泔，可伴有低热。舌质红，苔厚腻，脉滑数，指纹色紫红。

2. 脾虚食滞

面色萎黄，形体消瘦，腹部暴青，毛发枯槁，厌食腹胀，夜寐不安，困倦喜卧。大便完谷不化，小便黄浊或如米泔。舌淡红，苔白腻，脉细而滑，指纹淡滞。

3. 气血两亏

面色萎黄或苍白，形体消瘦，皮肤干枯有皱纹，毛发枯黄稀疏，精神萎靡，睡时露睛，大便完谷不化。舌淡红苔薄，脉沉细，指纹色淡。

【穴位贴敷治疗】

［处方 1］

方药：山楂 20g，麦芽 15g，陈皮 12g，木香 12g，莱菔子 10g，姜黄 6g，鸡内金 6g，砂仁 3g。

取穴：中脘、胃俞（图 5–15 和图 5–16）。

中脘，在上腹部，脐中上 4 寸，前正中线上。

胃俞，在脊柱区，第 12 胸椎棘突下，后正中线旁开 1.5 寸。

用法：上述药物研成细末，用清水调成糊状，取适量涂于穴位上，盖以纱布，胶布固定。每日 1 次（图 5–17 和图 5–18）。

主治：小儿疳积属乳食积滞者。

［处方 2］

方药：白术 30g，枳实 15g，焦山楂 15g，大黄 10g，食醋适量。

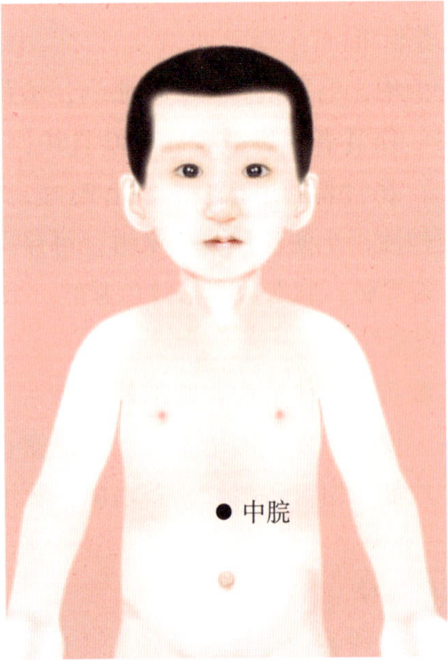

▲ 图 5–15 中脘

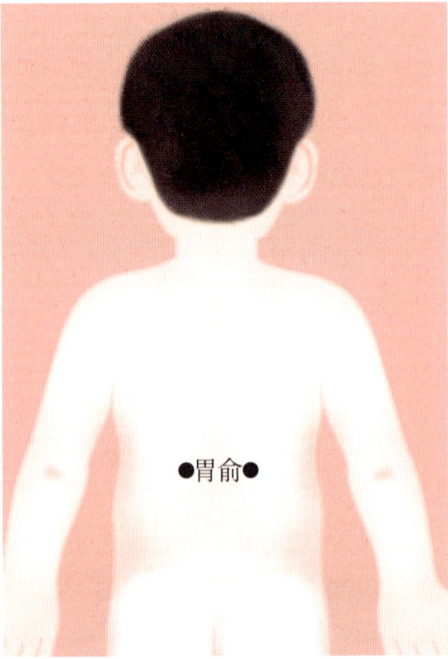

▲ 图 5–16 胃俞

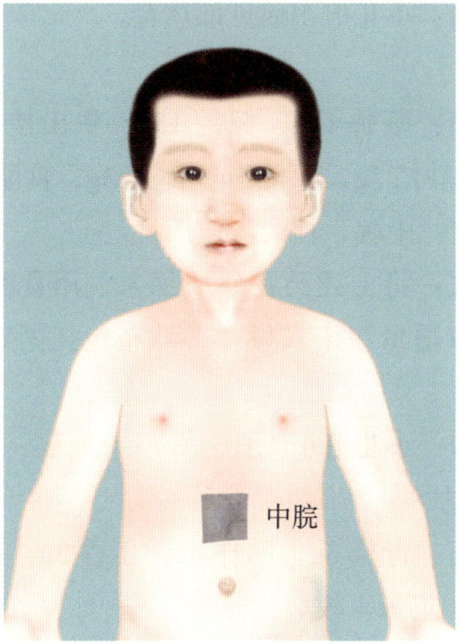

▲ 图 5-17　中脘贴敷

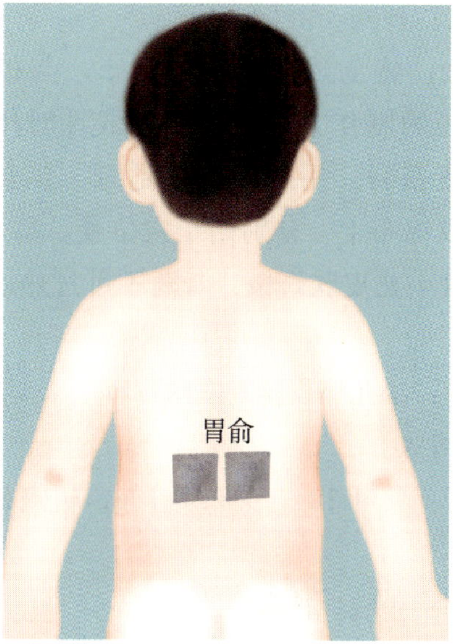

▲ 图 5-18　胃俞贴敷

取穴：神阙。

用法：上述药物研成细末，用食醋调成糊状，取适量涂于穴位上，盖以纱布，胶布固定。每日1次。

主治：小儿疳积属脾虚食滞者。

［处方3］

方药：粟米30g，黍米30g，红枣15g，黄芪15g，杏仁10g，生栀子10g。

取穴：神阙。

用法：红枣去核，与粟米、黍米一同蒸熟，黄芪、杏仁、生栀子研成细末，将上述药物混匀捣烂如泥状，取适量涂于穴位上，盖以纱布，胶布固定。每日1次。

主治：小儿疳积属脾虚食滞者。

［处方4］

方药：黄芪12g，茯苓12g，白术12g，山楂12g，麦芽12g，谷芽12g，神曲12g，陈皮12g，厚朴12g，槟榔12g，益智仁12g，砂仁12g，山药12g，莪术12g，使君子12g，川楝子12g，鸡内金12g，炙甘草12g，植物油500g，黄丹250g。

取穴：神阙。

用法：将上述药物研成细末，与植物油一同按膏药的制作方法熬至滴水成珠时用黄丹收膏，装瓶密封。用时取膏药适量，烘热，涂于牛皮纸或棉布上，分别贴于穴位处。每周换药1次，注意小儿皮肤娇嫩，膏药不可过热以免烫伤皮肤。

主治：小儿疳积属气血两亏者。

［处方5］

方药：艾叶10g，吴茱萸10g，胡椒5g，白酒适量。

取穴：中脘、神阙。

用法：将艾叶、吴茱萸捣烂，与胡椒、白酒一同炒热，装入布袋内趁热敷于胃脘和腹部，每日1次。注意小儿皮肤娇嫩，热敷温度应适宜，以免烫伤皮肤。

主治：小儿疳积症见虚寒者。

［处方6］

方药：生栀仁10g，荷叶10g，桃仁5g，芒硝5g，葱白5g，樟脑3g，鸡蛋1枚，蜂蜜适量。

取穴：神阙、涌泉。

用法：将上述药物研成细末，用鸡蛋清和等量蜂蜜调成糊状，取适量涂于穴位上，纱布包扎固定。每日1次。

主治：小儿疳积症见郁热者。

［处方7］

方药：藿香10g，佩兰10g，焦山楂10g，木香10g，砂仁5g，蔻仁5g，冰片3g，食醋适量。

取穴：中脘、神阙。

用法：将上述药物研成细末，用食醋调和成糊状，取适量涂于穴位上，纱布包扎固定。每日1次。

主治：小儿疳积厌食。

［处方8］

方药：青黛6g，厚朴6g，丁香3g，芒硝3g，冰片1g，鸡蛋1枚。

取穴：内关、神阙。

用法：将上述药物研成细末，用鸡蛋清调和成糊状，取适量涂于穴位上，纱布包扎固定。每日1次。

主治：小儿疳积厌食。

［处方9］

方药：砂仁10g，白扁豆10g，莱菔子10g。

取穴：劳宫。

用法：将上述药物研成细末，用蜂蜜调和成糊状，取适量涂于穴位上，纱布包扎固定。每日1次。

主治：小儿疳积。

［处方 10］

方药：桃仁 5g，杏仁 5g，南瓜子仁 5g，薄荷 5g，冰片 3g，鸡蛋 1 枚。

取穴：内关、中脘。

用法：将上述药物研成细末，用鸡蛋清调成糊状，取适量涂于穴位上，纱布包扎固定。每日 1 次。

主治：小儿疳积。

【附记】

新生儿提倡母乳喂养，小儿的喂养应遵循先稀后干，先素后荤，先少后多，先软后硬，定时定量的原则，注意营养搭配。疳积患儿须忌零食，如豆制品、糕饼、果仁及巧克力、奶糖，以免胀气。挑疳积、捏积、按摩都是有益于恢复的辅助疗法，家长可适当选择运用。鼓励患儿经常户外活动，多晒太阳以增强体质，忌滥服各种补品、补药。

四、小儿腹痛

【概述】

小儿腹痛是儿科常见病症，凡胸骨以下、脐两旁及耻骨以上的部位发生疼痛均可统称腹痛。引起小儿腹痛的原因较多，家长应学会通过疼痛的时间、性质、伴随的症状结合腹痛发生前后的生活事件进行判断，切不可随意使用止痛药。常见的小儿腹痛包括寒实腹痛、食积腹痛、寄生虫痛、疝气痛、急性阑尾炎、肠梗阻及胃肠生长痛（习惯性腹痛）等。器质性原因引起的腹痛应及时就医，功能性腹痛可参照本病辨证治疗。

【临床表现】

以胸骨以下，脐两旁及耻骨联合以上部位发生疼痛为主症。

【辨证分型】

1. 寒实腹痛

腹痛遇寒则增，得温则减，腹部紧张，喜屈膝弯腰，可见鼻塞流涕，浑身不适，头痛头晕。二便正常，舌苔薄白，脉浮紧，指纹浮现，色青红。

2. 食积腹痛

腹痛腹胀，不思饮食，恶心呕吐，口中酸臭。大便秽浊，或稀或干，可伴有低热。舌质红，苔厚腻，脉滑数，指纹色紫红。

3. 寄生虫痛

腹痛以脐周最为严重，可在饥饿或进食刺激性食物后突然出现，面色苍白，冷汗出，常伴有呕吐。疼痛从每日数次至隔日发作不定，有时可自行缓解甚至消失，腹痛过后活动如常。二便及舌脉正常。

4. 胃肠生长痛

一般进食后疼痛，发作固定，时间不超过10分钟，发作时可闻及肠鸣，腹部稍硬，间歇期腹部柔软正常，精神良好。饮食、二便及舌脉均正常。

【穴位贴敷治疗】

［处方 1］

方药：淡豆豉 10g，葱白 5g，生姜 5g，食盐适量。

取穴：神阙。

用法：淡豆豉与葱白、生姜一同捣烂成泥状，取适量填于穴位中，食盐炒热后装入布袋内，热敷穴位处。

主治：小儿寒实腹痛。

［处方 2］

方药：艾叶 10g，吴茱萸 10g，胡椒 5g。

取穴：神阙。

用法：上述药物研成细末，填于穴位中，盖以纱布，胶布固定，每日 1 次。

主治：小儿寒实腹痛。

［处方 3］

方药：焦山楂 12g，炒谷芽 12g，陈皮 9g，芍药 9g，丁香 6g，木香 6g，沉香 6g，小茴香 6g，香附 3g。

取穴：阿是穴、胃俞。

用法：上述药物研成细末，用清水调成糊状，取适量涂于穴位上，盖以纱布，胶布固定。每日 1 次。

主治：小儿食积腹痛。

［处方 4］

方药：生香附 15g，槟榔 10g，皂荚 2 个，食盐适量。

取穴：阿是穴。

用法：将上述药物研成细末，与食盐一同炒热后装入布袋内，热敷痛处，冷却后继续炒热再敷。

主治：小儿寄生虫痛。

［处方 5］

方药：百部 10g，苦楝皮 10g，雷丸 10g，乌梅 5g，蜂蜜适量。

取穴：阿是穴。

用法：将上述药物研成细末，用蜂蜜调和成泥状，制成枣核大小的药丸，临睡前纳入肛门内。

主治：小儿寄生虫痛。

［**处方 6**］

方药：葱白 10g，莱菔子 10g，生姜 10g。

取穴：阿是穴。

用法：上述药物一同捣烂后取适量涂于穴位上，盖以纱布，胶布固定。用热水袋或炒热的盐粒袋热敷，每日 1 次。

主治：小儿腹痛。

【附记】

治疗小儿腹痛最重要的是积极寻找病因，切忌随便的采取措施。盲目的按摩可加重肠套叠或刺激寄生虫体；随意热敷则会促进炎症化脓处破溃穿孔，加重病情；而滥用止痛药则会掩盖疼痛的性质，延误医生的诊断和救治。

一般来说，疝气痛患儿可见站立或用力排便时腹股沟内出现肿胀物，或一侧阴囊肿大；肠梗阻患儿可在腹部摸到包块，且伴随频繁呕吐、排气及大便不通；急性阑尾炎患儿的腹痛起于上腹部，经数小时转移并固定于右下腹，可伴随低热、冷汗、腹部肌肉紧张，拒绝按揉。出现上述情况时，家长应带患儿及时就医。

五、小儿泄泻

【概述】

小儿脾胃娇嫩，无论是感寒伤暑还是饮食不当都可导致泄泻，表现为大便次数增多，粪质稀薄如水，或夹有不消化乳食，或夹有黏液；轻者精神和饮食尚好，重者可见低热、腹胀、尿少，精神萎靡或烦躁不安等症状。本病夏秋季节高发，以婴幼儿多见，年龄愈小，发病率愈高。

【临床表现】

以大便次数增多，粪质稀或如水样，带有不消化食物或黏液为主症。

【辨证分型】

1. 风寒泄泻

大便清稀，夹有泡沫，小便不利，可伴有鼻塞流涕，肠鸣腹痛。舌质淡红，苔薄白，脉浮紧，指纹淡红或色青。

2. 湿热泄泻

大便如蛋花样或如水柱，粪色深黄而臭，或见少量黏液，小便短少，可伴有低热烦躁，食欲不振，疲倦乏力。舌质红，舌苔黄腻，脉滑数，指纹色紫。

3. 伤食泄泻

大便稀溏，夹带未消化食物残渣，气味酸臭，便前腹痛，泻后痛减，腹胀不思饮食，或有呕吐。舌苔厚腻，脉滑实，指纹多滞。

4. 脾虚泄泻

大便稀溏，时轻时重，好发于进食后，面色萎黄，形体消瘦，昏睡露睛，或见口角流涎。舌质淡，苔薄白，脉弱，指纹色淡。

5. 阳虚泄泻

大便清稀，久泻不止，病程反复，精神萎靡，四肢不温，昏睡露睛。舌质淡，苔薄白，脉弱，指纹色淡。

【穴位贴敷治疗】

［**处方 1**］

方药：干姜 20g，高良姜 20g，葱白 20g，川椒 20g，吴茱萸 20g。

取穴：神阙。

用法：葱白捣烂，其余药物研成细末，二者调成糊状，取适量涂于穴位上，盖以纱布，胶布固定。用热水袋或炒热的盐粒袋热敷，泻止则停。

主治：小儿风寒泄泻。

［**处方 2**］

方药：独头蒜 1 枚，葱白适量。

取穴：涌泉。

用法：大蒜与葱白捣烂贴于涌泉处，纱布包扎固定，皮肤泛红后取下。每日 1 次。

主治：小儿风寒泄泻。

［**处方 3**］

方药：绿豆 10g，白头翁 10g，马齿苋 10g，冰片 3g，鸡蛋 1 枚。

取穴：劳宫、神阙。

用法：上述药物研成细末，用鸡蛋清调成糊状，取适量涂于穴位上，盖以纱布，胶布固定。

主治：小儿湿热泄泻。

［**处方 4**］

方药：藿香 12g，葛根 12g，陈皮 12g，白芷 6g，半夏 6g，泽泻 6g，薄荷 6g，樟脑 3g，茶叶末适量。

取穴：神阙。

用法：上述药物研成细末，用茶水调成糊状，取适量填于穴位中，盖以纱布，胶布固定。每日 1 次。

主治：小儿湿热泄泻。

［**处方 5**］

方药：滑石粉 5g，胡椒 5g，鸡内金 3g。

取穴：中脘、神阙、脾俞（图 5–19）。

中脘，在上腹部，脐中上 4 寸，前正中线上。

神阙，在脐区，脐中央。

脾俞，在脊柱区，第 11 胸椎棘突下，后正中线旁开 1.5 寸。

用法：上述药物研成细末，用清水调成糊状，取适量涂于穴位上，盖以纱布，胶布固定。每日 1 次（图 5–20）。

主治：小儿伤食泄泻。

［处方 6］

方药：车前子 6g，肉桂 6g，丁香 3g，胡椒 3g。

取穴：神阙。

用法：上述药物研成细末，填于脐中，胶布固定，用热水袋或炒热的盐粒袋热敷，每日 1 次。

主治：小儿脾虚泄泻。

［处方 7］

方药：苍术 6g，吴茱萸 6g，丁香 6g，肉桂 3g，木香 3g，胡椒 2g，枳壳 2g，冰片 1g。

取穴：神阙。

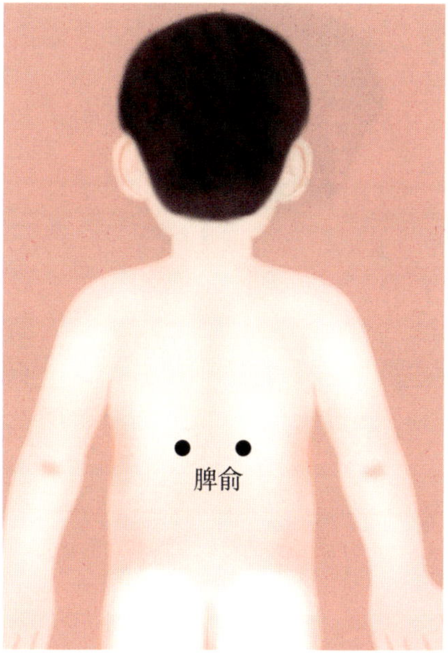

▲ 图 5–19　脾俞

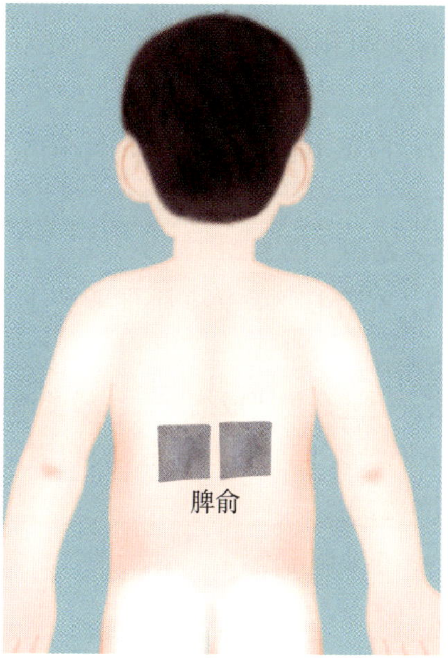

▲ 图 5–20　脾俞贴敷

用法：上述药物研成细末，用清水调成糊状，取适量填于穴位中，盖以纱布，胶布固定。每日1次。

主治：小儿脾虚泄泻。

［处方 8］

方药：丁香、肉桂、吴茱萸、麝香。

取穴：神阙。

用法：上述药物研成细末，用清水调成糊状，取适量填于穴位中，盖以纱布，胶布固定。每日1次。

主治：小儿阳虚泄泻。

［处方 9］

方药：白芷 10g，干姜 10g，吴茱萸 10g，蜂蜜适量。

取穴：命门（图 5-21）。

命门，在脊柱区，第 2 腰椎棘突下凹陷中，后正中线上。

用法：上述药物研成细末，用蜂蜜调成糊状，取适量涂于穴位上，盖以纱布，胶布固定。每日1次（图 5-22）。

主治：小儿阳虚泄泻。

【附记】

新生儿提倡母乳喂养，逐步添加辅食，不要进食难以消化的食物。家长应教给幼儿良好的卫生习惯，饭前便后要洗手消毒。发生腹泻后要少量多次的饮水，以补充丢失的体液。给予富有营养且易吸收的食物，减少乳食，避免因脂肪不吸收反增病情。排便次数增多对臀部皮肤刺激性加大，因此小儿每次便后都要用清水冲洗臀部及会阴，勤换尿布。当出现不能正常饮食，频繁呕吐、泄泻，便中带血或高热寒战，神志异常时，应及时就医。

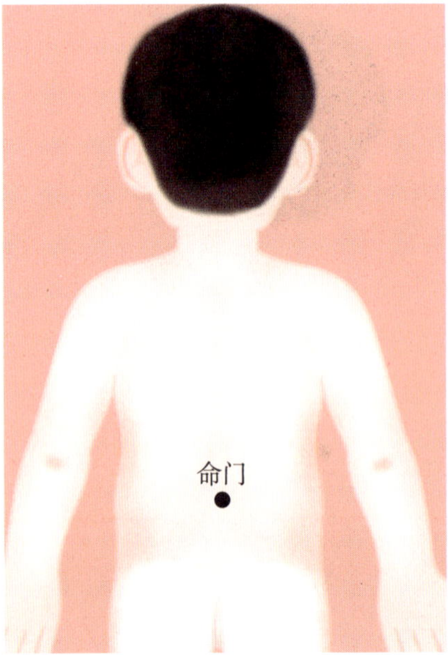

▲ 图 5-21　命门

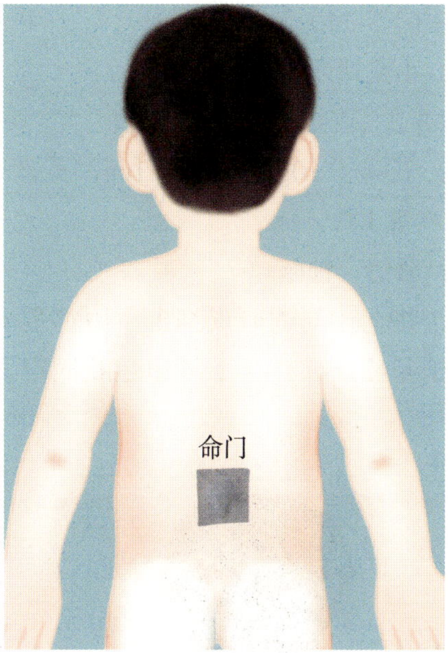

▲ 图 5-22 命门贴敷

六、小儿遗尿

【概述】

小儿遗尿俗称尿床，表现为小儿在睡梦中不自觉的排尿，醒后方知。3 岁以下的小儿发育尚未健全，排尿的正常习惯也未养成，受到精神刺激或游戏过度可发生遗尿，这并不属病态。若超过 3 岁，特别是 5 岁以后，每周都出现熟睡中遗尿，则视为遗尿症。

【临床表现】

睡中尿床，数夜或每夜 1 次，甚至一夜数次。

【辨证分型】

1. 肾阳不足

睡中尿出，醒后方知，神疲乏力，精神倦怠，喜温喜卧，四肢不温。大便多稀溏，小便清长。舌质淡，苔薄白，脉沉弱。

2. 脾肺气虚

睡中尿出，醒后方知，食欲不振，少气懒言，面色苍白，动则汗出。舌质淡，苔薄白，脉细弱。

【穴位贴敷治疗】

［处方 1］

方药：覆盆子 30g，金樱子 30g，菟丝子 30g，五味子 30g，山萸肉 30g，补骨脂 30g，桑螵蛸 30g，丁香 15g，肉桂 15g，仙茅 15g，植物油 500g，黄丹 250g。

取穴：神阙。

用法：将上述药物研成细末，与植物油一同按膏药的制作方法熬至滴水成珠时用黄丹收膏，装瓶密封。用时取膏药适量，烘热，涂于牛皮纸或棉布上，分别贴于穴位处。每周换药 1 次。

主治：小儿遗尿属肾阳不足者。

［处方 2］

方药：桂枝 12g，五味子 12g，牡蛎 12g，金樱子 12g，独头蒜 1 枚。

取穴：腰阳关、涌泉（图 5-23）。

腰阳关，在脊柱区，第 4 腰椎棘突下凹陷中，后正中线上。

涌泉，在足底，屈足卷趾时足心最凹陷处。

用法：将上述药物研成细末，大蒜捣烂，二者调成糊状，取适量涂于穴位上，纱布包扎固定，每日 1 次（图 5-24）。

主治：小儿遗尿属肾阳不足者。

［处方 3］

方药：五味子 10g，五倍子 10g，菟丝子 6g，乌梅 3g，鸡蛋 1 枚。

取穴：命门、神阙。

用法：将上述药物研成细末，用鸡蛋清调成糊状，取适量涂于穴位上，纱布包扎固定，每日 1 次。

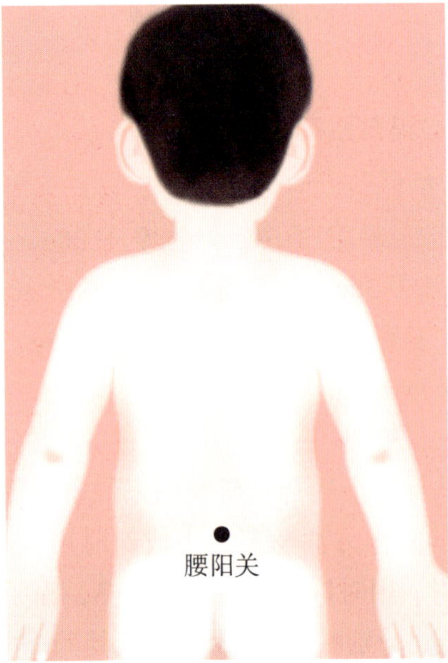

▲图 5-23　腰阳关

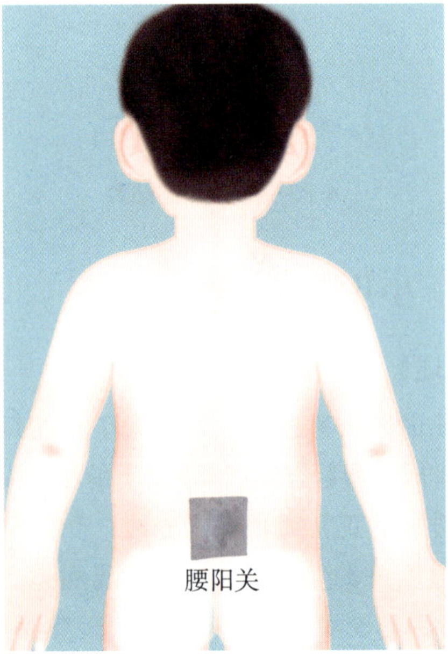

▲图 5-24　腰阳关贴敷

主治：小儿遗尿属肾阳不足者。

［处方4］

方药：硫黄30g，甘草30g，白术20g，黄芪20g，白矾10g。

取穴：神阙。

用法：将上述药物研成细末，填于穴位中，胶布固定。

主治：小儿遗尿属脾肺气虚者。

［处方5］

方药：益智仁3g，丁香3g，龙眼肉3g，八角茴香1个，生姜适量。

取穴：神阙。

用法：上述药物研成细末，生姜捣烂与药末混匀后制成药饼。将药饼贴于穴位处，胶布固定。用热水袋或炒热的盐粒袋热敷，每日1次。

主治：小儿遗尿属脾肺气虚者。

［处方6］

方药：白芍10g，白及10g，白术10g，白矾3g，葱白适量。

取穴：关元、涌泉（图5-25）。

关元，在下腹部，脐中下3寸，前正中线上。

涌泉，在足底，屈足卷趾时足心最凹陷处。

用法：上述药物研成细末，葱白捣烂，二者混合成糊状，取适量涂于穴位上，纱布包扎固定，每日1次（图5-26）。

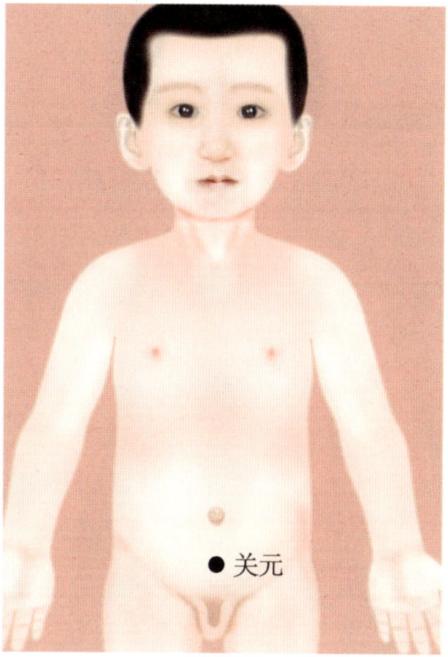

▲ 图5-25 关元

主治：小儿遗尿属脾肺气虚者。

［处方7］

方药：丁香3g，米饭适量。

取穴：神阙。

用法：丁香研成细末，加入米饭一同捣烂，二者混合均匀后制成药饼。将药饼贴于穴位处，胶布固定。

主治：小儿遗尿。

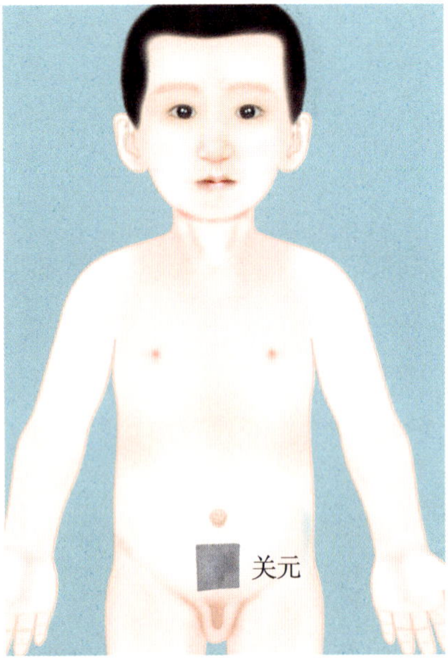

▲ 图 5-26 关元贴敷

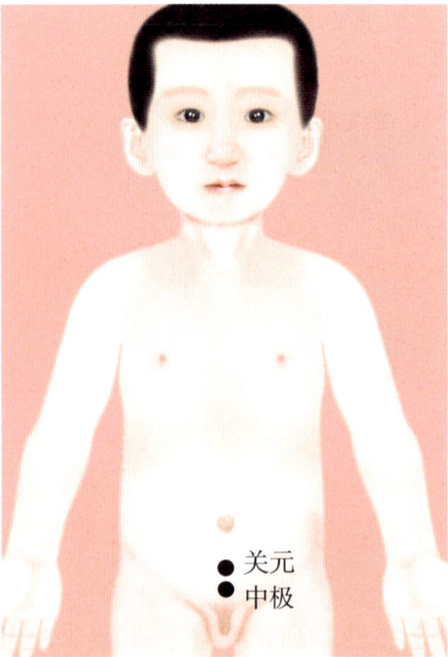

▲ 图 5-27 中极、关元

［处方 8］

方药：桑螵蛸 10g，葱白适量。

取穴：中极、关元（图 5-27）。

中极，在下腹部，脐中下 4 寸，前正中线上。

关元，在下腹部，脐中下 3 寸，前正中线上。

用法：桑螵蛸研成细末，与葱白一同捣烂成糊状，取适量涂于穴位上，纱布包扎固定。隔日 1 次（图 5-28）。

主治：小儿遗尿。

［处方 9］

方药：硫黄 30g，葱白 120g，食盐 300g。

取穴：神阙、肾俞（图 5-29）。

神阙，在脐区，脐中央。

肾俞，在脊柱区，第 2 腰椎棘突下，后正中线旁开 1.5 寸。

用法：硫黄研成细末，与葱白一同捣烂成糊状，取适量涂于穴位上。食盐炒热后装入布袋内，热敷穴位处。注意热敷时药包不可过热，防止烫

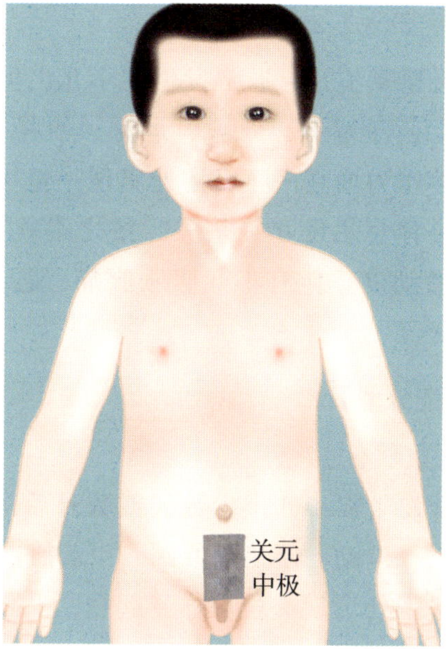

▲ 图 5-28　中极、关元贴敷

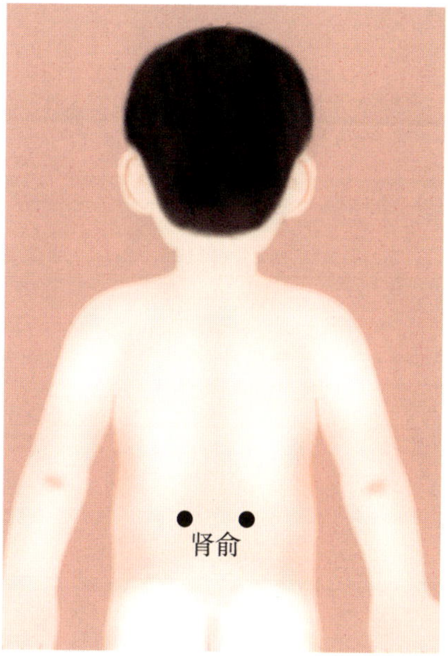

▲ 图 5-29　肾俞

伤皮肤（图 5-30）。

主治：小儿遗尿。

［处方 10］

方药：川续断 30g，狗脊 30g，女贞子 30g，党参 20g，茯苓 20g，甘草 6g。

取穴：涌泉。

用法：将上述药物放入砂锅内加水浸泡，按中药煎制方法煎煮，去渣取液。将药液与面粉调和成糊状，制成药饼趁热敷于穴位处。每日 1 次，注意热敷时药包不可过热，防止烫伤皮肤。

主治：小儿遗尿。

【附记】

家长应让有遗尿症状的小儿养成良好的作息和卫生习惯。白天避免过度兴奋或剧烈运动，以免入睡过深不易醒；晚餐不宜过咸，晚餐后避免喝水，睡前应小便以排空膀胱。小儿遗尿后家长切不可斥责，应消除患儿的精神负担，鼓励其配合治疗。

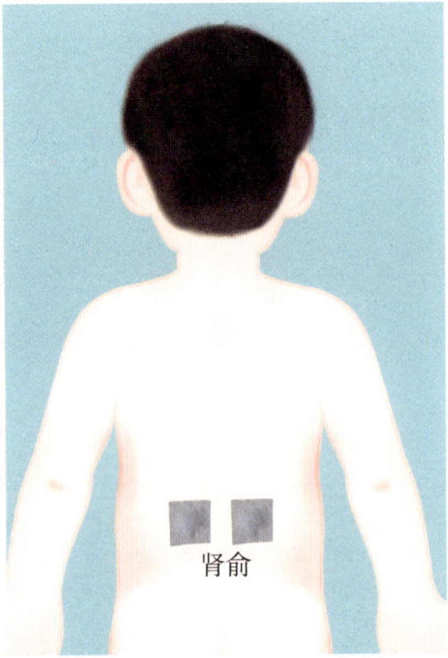

▲ 图 5-30　肾俞贴敷

七、小儿疝气

【概述】

小儿疝气又称“小肠气”“脱肠”，是儿科泌尿手术中常见的疾病，以男童多见，表现为阴囊坠胀、肿大，按之柔软有弹性，小儿哭闹、运动及努力解便后肿物增大，平卧休息后肿物即逐渐缩小至完全消失。小儿疝气还可影响消化系统，患儿会出现腹胀、腹痛、便秘、厌食等。

【临床表现】

先天禀赋不足，通常发生在小儿出生数天或数月后，由于啼哭、咳嗽、运动、便秘等原因，引起腹腔压力增高，腹股沟处出现一包块样鼓起物，平卧休息后缩小或消失。按之柔软有弹性，有一定活动度。伴有小儿腹胀腹痛、恶心厌食，哭闹不安。

【辨证分型】

先天禀赋不足

通常发生在小儿出生数天或数月后，由于啼哭、咳嗽、运动、便秘等原因，引起腹腔压力增高，腹股沟处出现一包块样鼓起物，平卧休息后缩小或消失。按之柔软有弹性，有一定活动度。伴有小儿腹胀腹痛、恶心厌食，哭闹不安。

【穴位贴敷治疗】

［处方 1］

方药：淡豆豉 15g，葱白 5g，生姜 5g，食盐适量。

取穴：神阙、气海（图 5-31）。

神阙，在脐区，脐中央。

气海，在下腹部，脐中下 1.5 寸，前正中线上。

用法：将淡豆豉、葱白、生姜一同捣烂，敷

于穴位处，面积可扩展至小腹区域，纱布包扎固定。食盐炒热后热敷上述区域（图 5-32）。

主治：小儿疝气。

［处方 2］

方药：麝香 1g，阿魏 9g，芒硝 6g，蜂蜜适量。

取穴：阿是穴。

用法：将阿魏、芒硝烊化溶于蜂蜜中，取适量涂于牛皮纸或棉布上，均匀撒入麝香粉，贴于穴位处，隔日一换。

主治：小儿疝气。

［处方 3］

方药：吴茱萸 10g，丁香 6g，苍术 3g，白胡椒 3g，葱白适量。

取穴：神阙。

用法：将葱白捣烂，其余药物研成细末，二者混合均匀，取适量填于穴位中，盖以纱布，胶布固定，每日 1 次。

主治：小儿疝气。

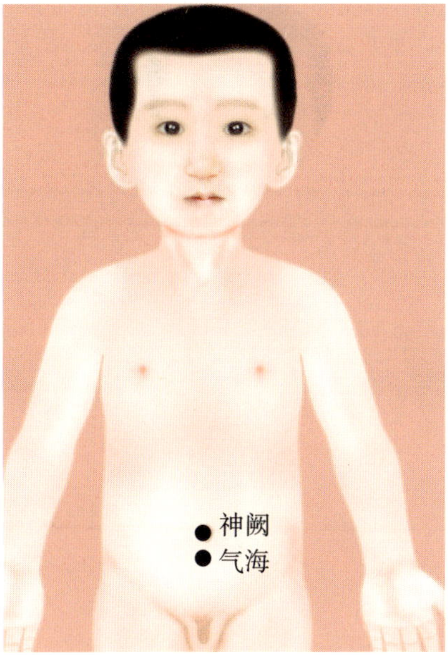

▲ 图 5-31　神阙、气海

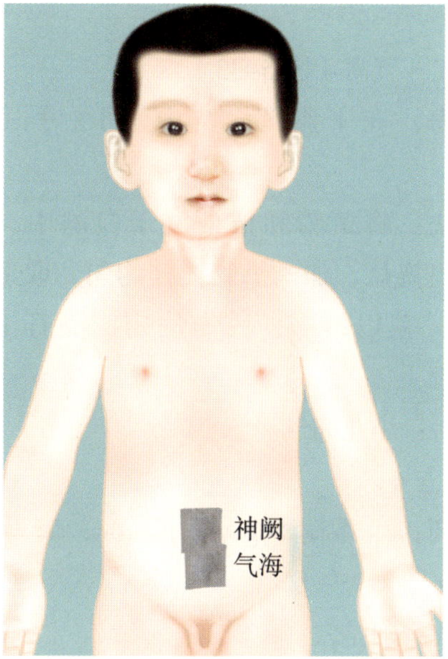

▲ 图 5-32　神阙、气海贴敷

［处方 4］

方药：小茴香 5g，川楝子 5g，橘核 5g，荔枝核 5g，延胡索 5g，吴茱萸 5g，食醋适量。

取穴：神阙。

用法：上述药物研成细末，用食醋调成糊状，取适量填于穴位中，盖以纱布，胶布固定，每日 1 次。

主治：小儿疝气。

［处方 5］

方药：黄精 10g，桔梗 10g，樟脑 2g，白酒适量。

取穴：气海（图 5-33）。

气海，在下腹部，脐中下 1.5 寸，前正中线上。

用法：将黄精和桔梗浸于白酒中，1～2 小时后取出捣烂，加入樟脑搅拌均匀，取适量涂于穴位上，盖以纱布，胶布固定，隔日 1 次（图 5-34）。

主治：小儿疝气。

［处方 6］

方药：生香附 10g，木瓜 10g，紫苏叶 10g，橘红 10g。

取穴：阿是穴。

用法：将上述药物放入砂锅内加水浸泡，按中药煎制方法煎煮，去渣取液。将药液与面粉调和成糊状，趁热敷于穴位处。注意热敷时药包不可过热，防止烫伤皮肤，每日 1 次。

主治：小儿疝气。

［处方 7］

方药：丁香 10g，肉桂 3g。

取穴：神阙。

用法：将上述药物研成细末，取适量填于穴位中，盖以纱布，胶布固定。隔日换药 1 次。

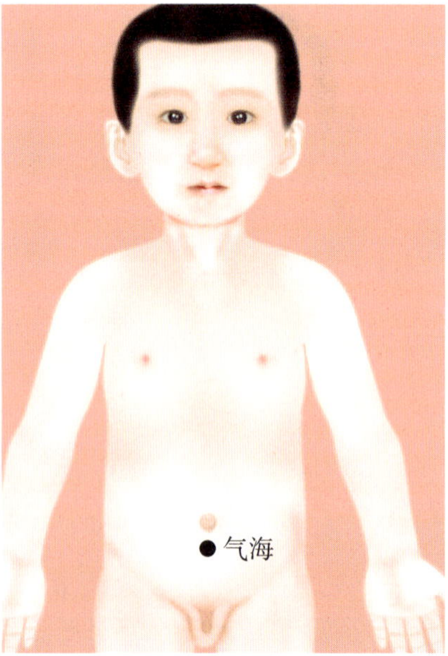

▲ 图 5-33　气海

主治：小儿疝气。

［处方 8］

方药：牡蛎 50g，鸡蛋 1 枚。

取穴：阿是穴。

用法：牡蛎研成细末，用鸡蛋清调成糊状，临睡前取适量涂于疝气突起处，次日清早洗净。每日 1 次。

主治：小儿疝气。

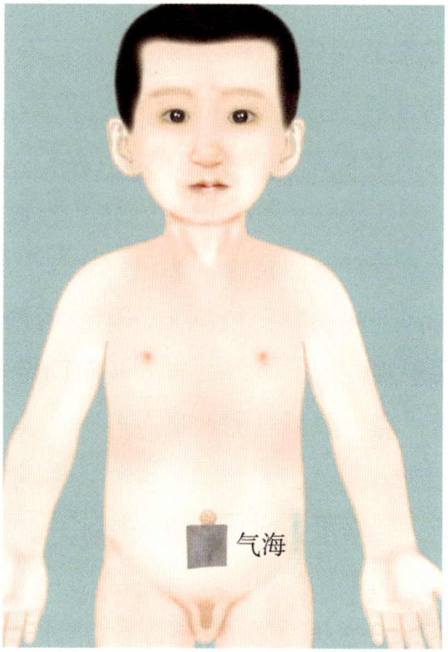

▲ 图 5-34 气海贴敷

【附记】

小儿出现疝气后，应多休息，尽量避免运动过量或站立过久。日常注意保暖、避风寒，减少感冒咳嗽的概率。生活中还应多吃些富含营养，具有补气润肠作用的食物，避免便秘加重疝气的症状。虽然小儿疝气具有可复性，但也有发生嵌顿的情况。疝气嵌顿可引起腹部剧痛及肠梗阻、肠坏死等并发症，严重者危及生命。若发现小儿哭闹不安，肿块无法纳回应及时就医，及早进行彻底治疗。

八、惊风

【概述】

惊风又称“惊厥”，是小儿常见的一种危急重症，临床以抽搐、昏迷为主要表现，好发于 1—5 岁小儿，年龄越小，发病率越高。惊风发病有急有缓、表现不一，一般分为急惊风和慢惊风两种，搐、搦、颤、掣、反、引、窜、视可概括惊风的主要临床表现。现代医学中颅内感染性疾病、电解质紊乱、癫痫、高热、缺钙等引起的抽搐均属于本病范畴。

【临床表现】

急惊风：突然发病，出现高热、神昏、惊厥、喉间痰鸣、两眼上翻、凝视或斜视，可持续几秒至数分钟。严重者可反复发作甚至呈持续状态而危及生命。

慢惊风：具有呕吐、腹泻、脑积水、佝偻病等病史，起病缓慢，病情较长，面色苍白，嗜睡无神，抽搐无力，时作时止，或两手颤动，筋惕肉瞤，脉细无力。

【辨证分型】

1. 急惊风

(1) 气营两燔：骤然起病，高热烦躁，神昏惊厥，四肢拘急，双睛斜视，颈项强直。舌质红绛，舌苔黄糙，脉数有力。

(2) 痰热生风：起病突然，呼吸急促，牙关紧闭，喉中痰鸣有声，壮热神昏，四肢抽搐。舌质红，舌苔黄腻，脉浮数或弦滑。

(3) 肝风内动：起病迅速，高热烦躁，继而神昏抽搐，项背痉挛，角弓反张，四肢多动。舌质红，舌苔微黄，脉弦滑。

(4) 湿热疫毒：起病急骤，壮热神昏，双目直视，肢体拘挛，大便腥臭或夹脓血。舌质红，苔黄厚，脉滑数。

2. 慢惊风

(1) 木克脾土：抽搐阵发，手足震颤，昏睡露睛，形神疲惫，面色萎黄，不思饮食，大便稀薄。舌质淡，舌苔薄白，脉细弱。

(2) 脾肾阳虚：肢体震颤，手足不温，精神萎靡，喜卧嗜睡，面色苍白，冷汗频出，大便稀溏，小便清冷。舌质淡，舌苔薄白，脉沉细无力。

(3) 阴虚风动：肢体拘挛，手足蠕动，精神疲惫，手足心热，面色潮红。舌质红绛，少苔少津，脉细数。

【穴位贴敷治疗】

［处方 1］

方药：生栀子 6g，桃仁 3g，杏仁 3g，白酒适量。

取穴：劳宫、涌泉。

用法：上述药物研成细末，用白酒调成糊状，取适量涂于穴位上，盖以纱布，胶布固定。

主治：急惊风属气营两燔者。

［处方 2］

方药：胆南星 10g，巴豆 6g，冰片 2g。

取穴：涌泉。

用法：上述药物研成细末，用清水调成糊状，取适量涂于穴位上，盖以纱布，胶布固定。

主治：急惊风属痰热生风者。

［处方 3］

方药：大黄 45g，胆南星 30g，全蝎 30g，牛蒡子 15g，黑丑（牵牛子）15g，半夏 15g，枳实 15g，朱砂 12g，巴豆 12g，猪牙皂 10g，麝香 3g，植物油 500g，黄丹 250g。

取穴：肺俞、神阙。

用法：除麝香外其他药物研成细末，与植物油一同按膏药的制作方法熬至滴水成珠时用黄丹收膏，装瓶密封。用时取膏药适量，烘热，涂于牛皮纸或棉布上，均匀撒入适量麝香粉，分别贴于穴位处。

主治：急惊风属痰热生风者。

［处方 4］

方药：绿豆 30g，吴茱萸 10g，生附子 5g，食醋适量。

取穴：涌泉。

用法：绿豆磨粉，吴茱萸与附子研成细末，二者用食醋调和成糊状，取适量涂于穴位上，纱布包扎固定。

主治：小儿急惊风。

［处方 5］

方药：鲜地龙 3～5 条，鸡蛋 1 枚。

取穴：囟会（图 5–35）。

用法：鲜地龙捣烂成泥状，加入鸡蛋清搅拌均匀后取适量涂于囟会，纱布包扎固定（图 5–36）。

主治：小儿急惊风。

［处方 6］

方药：皂角 6g，细辛 3g，生半夏 3g，干姜 3g，薄荷 1g。

取穴：内迎香（图 5–37）。

内迎香，在鼻孔内，当鼻翼软骨与鼻甲交界的黏膜处。

用法：将上述药物研成细末，用细管吹入鼻内少许，出嚏为佳。

主治：小儿急惊风。

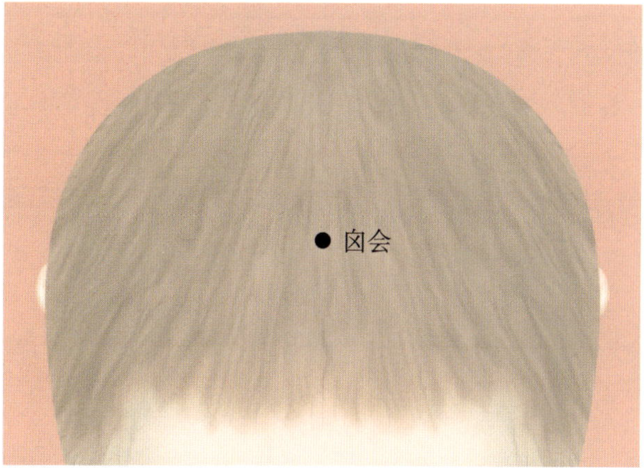

▲ 图 5–35 囟会

［处方7］

方药：薏苡仁15g，党参10g，炙黄芪10g，熟附子10g，炙甘草10g，炒白芍10g，制首乌10g，白茯苓10g，焦白术10g，陈皮10g，木瓜10g，干姜3g。

取穴：关元。

用法：将上述药物放入砂锅内加水浸泡，按中药煎制方法煎煮，去渣取液。将药液与面粉调和成糊状，制成药饼后趁热敷于穴位处，纱布包扎固定。注意不可过热，防止烫伤皮肤，每日1次。

主治：慢惊风属木克脾土者。

［处方8］

方药：党参6g，黄芪6g，白术6g，白芍6g，陈皮6g，半夏6g，天麻6g，桂枝6g，川乌6g，地龙6g，天南星6g，丁香6g，朱砂1g，甘草6g，红枣5g，生姜3g。

取穴：神阙。

用法：生姜切碎，红枣去核捣烂，其余药物研成细末后炒热。将药物与姜枣混匀装入布袋内，热敷穴位处。注意热敷时药包不可过热，防止烫

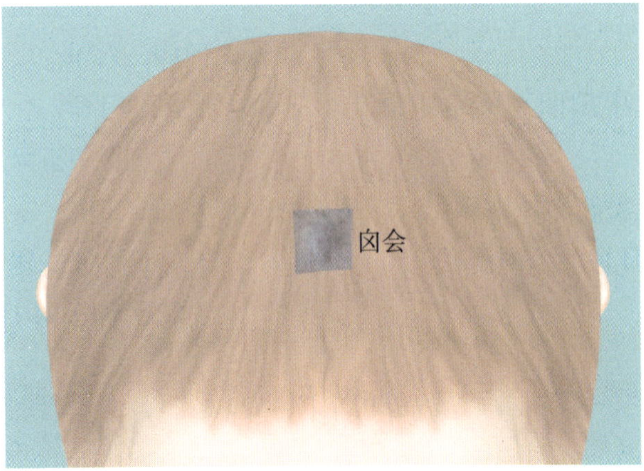

▲图5-36　囟会贴敷

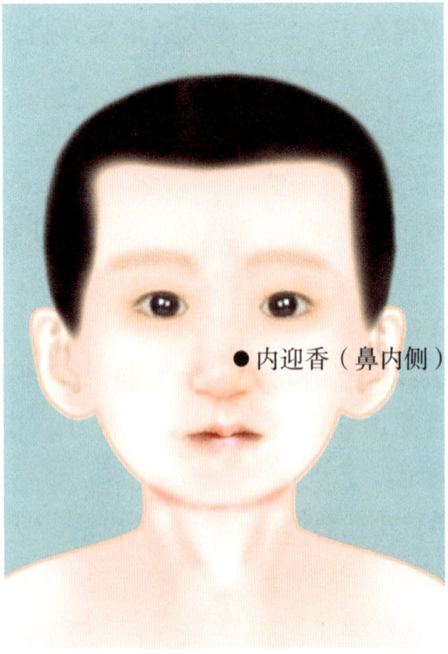

▲图5-37　内迎香

伤皮肤，每日 1 次。

主治：慢惊风属木克脾土者。

［处方 9］

方药：蝉蜕 7 个，全蝎 5 条，僵蚕 5 条，蜈蚣 1 条，樟脑 3g。

取穴：神阙。

用法：上述药物研成细末，取适量填入穴位中，盖以纱布，胶布固定。每日 1 次。

主治：小儿慢惊风。

［处方 10］

方药：菊花 30g，菖蒲 20g，牛黄 3g，黄连 3g，白芍 3g，薄荷 3g，樟脑 1g。

取穴：神阙、涌泉。

用法：上述药物研成细末，用清水调成糊状，取适量涂于穴位上，盖以纱布，胶布固定。每日 1 次。

主治：小儿惊风。

【附记】

引起小儿惊风的原因很多，有发热者多为感染性疾病所致，如脑膜炎、细菌性菌痢、病毒性肺炎；不伴有发热者可见于癫痫、缺钙、电解质紊乱、食物中毒等。无论何种原因引起，发作时都应让患儿在平地侧卧，这样有利于分泌物排出，同时避免气管堵塞；松开小儿衣带，使其保持血液循环和呼吸的畅通；可将毛巾或手绢折叠数层垫于小儿上下牙之间，防止小儿咬伤舌头。抽搐发作时一不可强行按压或拉扯小儿肢体，以免扭伤筋骨；二不可喂食喂水，以免进入呼吸道。平时应积极治疗原发疾病，加强体育锻炼，保障饮食营养，提高小儿的抗病能力。

九、痄腮

【概述】

痄腮又称“大头瘟”“ 蛤蟆瘟”，是以发热、耳下腮部肿胀疼痛为主要表现的传染性疾病。一般腮肿先见于一侧，继而见于另一侧，也有些患者是两侧同时肿大；肿大边缘不清，按之有弹性，伴随张口不利，咀嚼疼痛；严重者可伴随其他腺体和中枢神经系统受累。痄腮以冬春季节多见，好发于儿童。现代医学称之为流行性腮腺炎，由病毒引起。

【临床表现】

发热、耳下非化脓性肿胀、疼痛，发病 1～2 日后波及对侧，或两侧同时发病，患部疼痛，咀嚼时加剧。一般预后良好，但有时可并发脑炎、睾丸炎或卵巢炎，后两种并发症可能导致成年后不孕不育。

【辨证分型】

1. 风热上侵

耳下腮部酸胀疼痛，边缘不清，无热或微热，咽红。舌质红，苔薄白或薄黄，脉浮数。

2. 热毒蕴结

耳下腮部疼痛拒按，漫肿无边，高热烦躁，咽肿口渴，咀嚼困难。舌红苔黄，脉滑数。

3. 毒犯肝经

耳下腮部红肿发热，高热烦渴，嗜睡，可见神昏或惊厥，睾丸肿大。舌质红绛，舌苔黄燥，脉滑数或洪数。

【穴位贴敷治疗】

［处方 1］

方药：夏枯草 50g，连翘 50g，川芎 50g，板蓝根 30g，栀子 30g，白及 20g，薄荷 20g，蜂蜜适量。

取穴：阿是穴。

用法：将上述药物研成细末，用蜂蜜调成糊状后捏成药饼，将药饼敷于穴位处，纱布包扎固定，每日 1 次。

主治：痄腮属风热上侵者。

［处方 2］

方药：青黛 15g，吴茱萸 6g，冰片 1g，米醋适量。

取穴：阿是穴、涌泉。

用法：将上述药物研成细末，用米醋调成糊状，取适量涂于穴位上，盖以纱布，胶布固定。每日 1 次。

主治：痄腮属风热上侵者。

［处方 3］

方药：赤小豆 30g，青黛 30g，大黄 15g，芒硝 15g，鸡蛋 1 枚。

取穴：阿是穴。

用法：上述药物研成细末，用鸡蛋清调成糊状，取适量涂于穴位上，干后再涂，不拘次数。

主治：痄腮属热毒蕴结者。

［处方 4］

方药：黄连 30g，硼砂 30g，冰片 3g，鸡蛋 1 枚。

取穴：阿是穴。

用法：上述药物研成细末，用鸡蛋清调成糊状，取适量涂于穴位上，盖以纱布，胶布固定，每日 2～3 次。

主治：痄腮属热毒蕴结者。

［处方 5］

方药：黄连 10g，大黄 10g，吴茱萸 10g，胆南星 6g。

取穴：涌泉。

用法：上述药物研成细末，用清水调成糊状，取适量涂于穴位上，盖以纱布，包扎固定 6 小时。

主治：痄腮属热毒蕴结者。

［处方 6］

方药：吴茱萸 10g，虎杖 10g，紫花地丁 10g，胆南星 3g，食醋适量。

取穴：涌泉。

用法：上述药物研成细末，用食醋调成糊状，取适量涂于穴位上，盖以纱布，胶布固定。每日 1 次。

主治：痄腮。

［处方 7］

方药：鲜马齿苋适量。

取穴：阿是穴。

用法：将马齿苋洗净，捣烂成糊状后敷于患处，每日 1 次。亦可用鲜蒲公英、大青叶、仙人掌肉代替马齿苋，水分过多者，可稍挤压以去除多余水分。

主治：痄腮。

［处方 8］

方药：鲜蜂胶适量。

取穴：阿是穴。

用法：将蜂胶置于文火上烘烤，待松软后趁热贴于肿痛处，隔日取下。注意热敷的温度，防止烫伤皮肤。

主治：痄腮。

【附记】

小儿痄腮后先要进行隔离，避免传染给其他儿童。患儿需卧床休息，家长应保证居室空气流通。饮食上以易咀嚼和消化的流质、半流质为主，鼓励患儿多喝水、多漱口。注意不要吃刺激性的食物和酸性食物，尽量避免刺激腺体分泌导致疼痛加重。患儿的饮食用具、衣物被褥等要定期消毒。家长还应高度警惕本病的并发症，如脑膜炎、睾丸炎、急性胰腺炎。如果患儿出现高热神昏，头痛呕吐，或睾丸肿胀等症状，须及时就诊，以免延误病情。

十、鹅口疮

【概述】

鹅口疮又称雪口病，在新生儿及婴幼儿中发病率较高，多见于早产儿、营养不良、体质衰弱、慢性腹泻和长期使用广谱抗生素或肾上腺皮质激素的小儿。本病为白色念珠菌感染所致，主要表现为口腔黏膜上出现白色乳凝块样物，逐渐融合成片，面积大小不一，不易擦除，剥落后迅速再生。若治疗不及时可蔓延累及咽部、食管、气管，影响呼吸和饮食，甚至可能继发其他细菌感染，造成败血症。

【临床表现】

初起可见口内及舌面有散在白屑，严重时舌面或舌尖有米粒大溃烂，或伴有上下齿龈红肿，吮乳困难、哭闹不安。

【辨证分型】

1. 心脾郁热

口腔内白屑满布，不易擦除，周围黏膜色红。小儿面赤唇红，口臭涎多，口干喜饮。舌质红，苔薄白或薄黄，脉滑数，指纹色紫。

2. 虚火上炎

口腔内白屑稀疏散布，不易擦除，反复发作或迁延难愈。小儿面白颧红，可有低热，口干不渴。舌嫩红少苔，脉细数，指纹色青红。

【穴位贴敷治疗】

［**处方 1**］

方药：五倍子适量，冰片适量。

取穴：阿是穴。

用法：五倍子与冰片分别研成细末，按 4：1 的比例混合，装瓶备用。用时以棉签蘸取适量涂于患处，每日 3～5 次。

主治：鹅口疮属心脾郁热者。

［**处方 2**］

方药：生半夏 6g，黄连 3g，栀子 3g，食醋适量。

取穴：涌泉。

用法：将上述药物研成细末，用食醋调成糊状，取适量涂于穴位上，纱布包扎固定，每日 1 次。

主治：鹅口疮属心脾郁热者。

［**处方 3**］

方药：玄明粉 6g，青黛 8g，冰片 1g，血竭 0.5g，薄荷脑 0.5g。

取穴：阿是穴。

用法：将上述药物研成细末，装瓶备用。用时以棉签蘸取适量涂于患处，每日 3～5 次。

主治：鹅口疮属心脾郁热者。

［**处方 4**］

方药：干姜 6g，黄柏 6g。

取穴：阿是穴。

用法：将上述药物研成细末，装瓶备用。用

时以棉签蘸取适量涂于患处，每日 3～5 次。

主治：鹅口疮属虚火上炎者。

［处方 5］

方药：吴茱萸 6g，肉桂 3g，食醋适量。

取穴：涌泉。

用法：吴茱萸研成细末，用食醋调成糊状，每晚睡前取适量涂于穴位上，纱布包扎固定，次日清晨取下。

主治：鹅口疮属虚火上炎者。

［处方 6］

方药：板蓝根 15g，金银花 15g，菊花 15g，甘草 10g，防风 10g。

取穴：阿是穴。

用法：将上述药物放入砂锅内加水浸泡，按中药煎制方法煎煮，去渣取液。用时以棉签蘸取药液涂于患处，每日 3～5 次。

主治：鹅口疮。

［处方 7］

方药：莱菔子 10g，白芥子 10g，地肤子 10g，鸡蛋 1 枚。

取穴：涌泉。

用法：将上述药物炒至微黄，研成细末，用鸡蛋清调成糊状，取适量涂于穴位上，纱布包扎固定，每日 1 次。

主治：鹅口疮。

【附记】

鹅口疮是可以预防的，对早产儿及体弱的小儿要经常查看口腔有无白屑，注重小儿口腔卫生。每次喂乳前后均应洗手并清洁乳头，对于奶嘴、奶瓶等食具应定期消毒。婴儿喂奶后可再喂一些温开水，以利于口腔清洁。幼儿饮食应注意多补充富含维生素 B、维生素 C 的食物，少吃过烫、过咸、过硬的食物，以免损伤口腔黏膜。患处用药时手上力度要轻柔，用量宜少，次数宜勤，用药后最好禁饮禁食 15～20 分钟，以利于药物吸收。注意密切观察病情变化，若发现白屑有向咽喉部发展的趋势，应及时就诊，以免发生呼吸困难等并发症。

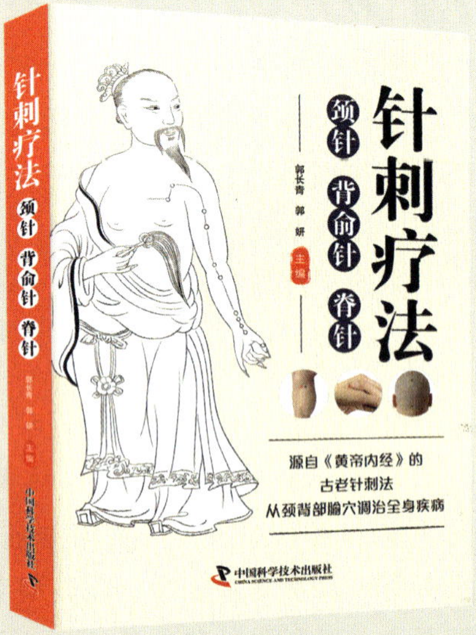

主编：郭长青 郭 妍

定价：49.80 元

颈针疗法是指针刺颈部穴位以治疗全身疾病的方法，是在《黄帝内经》刺法的基础上，通过临床实践发展起来的，主要用于治疗神经系统疾病。

背俞针疗法是指针刺背俞穴以治疗全身疾病的方法。《黄帝内经》直接以脏腑冠名背俞穴，提示了其与脏腑经脉的特殊关系。该法适应证广泛，尤其对心慌、气短、胃痛、阳痿、痛经、月经不调、腹痛、腹泻等内脏病疗效较好。

脊针疗法是针刺夹脊穴以治疗全身疾病的方法。该法治疗范围很广，对呼吸系统、消化系统、生殖泌尿系统疾病均有较好疗效。